1 MONTH OF
FREE
READING

at

www.ForgottenBooks.com

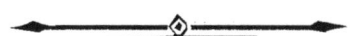

By purchasing this book you are eligible for one month membership to ForgottenBooks.com, giving you unlimited access to our entire collection of over 1,000,000 titles via our web site and mobile apps.

To claim your free month visit:
www.forgottenbooks.com/free1027244

ISBN 978-0-331-20450-6
PIBN 11027244

THÉRAPEUTIQUE CLINIQUE

LES MÉDICAMENTS
USUELS

PAR

Le Dr Alfred MARTINET
Ancien interne des hôpitaux de Paris.

Deuxième édition, revue et augmentée.

PARIS

MASSON ET Cie, ÉDITEURS
LIBRAIRES DE L'ACADÉMIE DE MÉDECINE
120, BOULEVARD SAINT-GERMAIN (VIe)

1906

PRÉFACE

———

Sydenham avait coutume de dire que tous les agents médicamenteux d'une thérapeutique utile pouvaient tenir dans la pomme de sa canne ; nous pensons qu'encore à l'heure actuelle, en dépit de tous les progrès, réalisés par l'art de guérir, il est une quinzaine de substances qui peuvent suffire à *presque* toute la thérapeutique médicamenteuse, qui sont en tout cas *indispensables* à la thérapeutique courante et qu'il faut de toute nécessité connaître et *bien* connaître.

L'arsenal thérapeutique s'enrichit tous les jours et de façon tellement rapide que la clinique et le laboratoire peinent à séparer le bon grain de l'ivraie, qu'ils n'y parviennent pas toujours et que le praticien s'y perd. Que ce dernier se tienne au courant, qu'il essaie « les médicaments nouveaux », rien de plus légitime, rien de plus recommandable, mais à la condition qu'il ait bien en mains les « médicaments usuels », qui ont fait leurs preuves et résisté à l'épreuve définitive du temps et qui bien connus ne lui donneront aucun déboire et suffiront le plus souvent à son action.

Exposer clairement, simplement, pratiquement tout ce qu'il est nécessaire de savoir des « médicaments vraiment usuels », tel était, tel est encore notre programme à la fois très humble et très présomptueux.

A ce point de vue le titre de cette deuxième édition « les médicaments usuels » répond mieux a notre dessein; le corps même de l'ouvrage y répond mieux aussi, en ce que nous avons pu réparer deux omissions graves de la première édition, savoir augmenter celle-ci de l'étude de l'*antipyrine* et de la *belladone* qui, de toute évidence, rentrent dans la catégorie de ces armes thérapeutiques nécessaires dont on doit connaître à fond le maniement.

Nous avons enfin mis au courant des recherches les plus récentes le chapitre consacré au « sérum antidiphtéritique » et apporté quelques modifications à l'exposé de l'arsenic.

Nous remercions le public médical de l'accueil qu'il a bien voulu faire à ce volume et lui serons reconnaissant des remarques, observations, critiques et conseils qu'il voudra bien nous soumettre à l'occasion de cette deuxième édition.

Dʳ MARTINET.

Septembre 1905

LES
MÉDICAMENTS USUELS

ARSENIC

HISTORIQUE

On peut dire que l'action thérapeutique de l'arsenic à été reconnue dans tous les pays et à toutes les époques. Dès la plus haute antiquité les Chinois employaient comme purgatif de l'eau ayant séjourné dans des vases en arsenic (?) nous estimons, à l'heure actuelle que cette action purgative n'est obtenue qu'avec des doses toxiques; les Indous employaient contre certaines fièvres rebelles les pilules de Tanjore, à base d'arsenic; les Grecs utilisaient pour panser leurs blessures et soigner les affections cutanées, les cadmies ou vapeurs condensées des fourneaux où ils préparaient le cuivre et le bronze au moyen de minerais arsenicaux. Dioscoride réglementa l'emploi de l'arsenic en médecine; au premier siècle de notre ère, il l'ordonnait à l'état de sulfures ou d'acide arsénieux, seul ou associé aux balsamiques ou aux résineux, aux malades atteints d'asthme, de bronchites chroniques ou ayant du pus dans la poitrine; Pline recommandait chez les malades souffrant d'asthme et de toux opiniâtre les vapeurs arsenicales résultant de la combustion de l'orpiment avec du bois de cèdre.

L'emploi thérapeutique de l'arsenic semble s'être perpétué pendant quelques siècles puis tomba en discrédit au moyen âge, en revanche jamais peut-être son emploi à titre toxique ne fut aussi florissant; il entrait dans la composition du

fameux poison des Borgia, dans l'acqua Toffana, de sinistre
mémoire qui était probablement de l'acide arsénieux dissous
dans de l'eau distillée de cymbalise et additionné d'alcoolat
de cantharides; il entrait encore dans l'acquetta de Peruzia
dont le mode de préparation était, paraît-il, le suivant : « on
tuait un porc, on l'ouvrait, on saupoudrait l'intérieur d'arsenic et on l'abandonnait à la putréfaction; les liquides recueillis jouissaient d'une toxicité considérable ». Il en fut encore
certainement fait un large usage au xviiie siècle; il semble que
c'était la base de la « poudre à succession » de la Brinvil-
liers. De nos jours, c'est encore le poison le plus habituellement employé; dans sa statistique qui s'étend de 1835 à 1885,
et qui porte sur 1.759 cas, Brouardel indique 836 empoisonnements par l'arsenic, près de 50 p. 100; des procès tout
récents semblent indiquer que c'est encore le plus en usage.

A peu près délaissé donc, comme agent médicamenteux,
pendant plus d'un millénaire, l'arsenic fut tiré de l'oubli au
xviiie siècle, par Pearson et Fowler en Angleterre, Harless
en Allemagne et employé dès lors plus ou moins empiriquement. Au xixe siècle, en France Cazenave, Trousseau et
Pidoux, Bondin, Germain Sée et Gubler assurèrent à la
médication arsenicale une place définitive dans la thérapeutique.

L'introduction thérapeutique de l'acide cacodylique et des
cacodylates par M. le Dr Danlos et M. le Professeur Gautier
(1899) a été pour la médication arsenicale l'occasion d'un véritable renouveau et les travaux nombreux dont ce corps a été
depuis l'objet, nous ont quelque peu éclairés sur le mécanisme intime de son action et l'on peut admettre *qu'à doses
thérapeutiques, l'arsenic est un excitant des fonctions cellulaires*, qu'il est, de ce fait un excitant de la reproduction
rapide des tissus, en particulier des globules rouges; il excite
l'appétit, active la digestion, améliore la nutrition, favorise
l'engraissement.

L'action cytogène de l'arsenic semble bien démontrée pour les globules blancs et les globules rouges.

C'est sur les *globules rouges* que l'action est le plus manifeste. Tous les observateurs sont d'accord sur ce point : l'administration de doses thérapeuthiques d'arsenic (soit inférieures à 1 centigramme, acide cacodylique et méthyl-arsinique excepté) élève considérablement le nombre des globules rouges. L'action est surtout évidente avec le cacodylate et le méthyl-arsinate de soude : Widal et Merklen auraient observé chez une chlorotique, en quelques heures, l'*élévation du nombre des globules rouges* de 1 178 000 à 2 821 000, après injection de cacodylate de soude.

Besredka aurait fait la même constatation pour les *globules blancs*.

L'action élémentaire de l'arsenic se réduirait en dernière analyse à la substitution de ce métalloïde au phosphore dans les noyaux cellulaires, dans les éléments nerveux en particulier. Le phosphore déplacé se retrouverait à l'état de combinaison organique dans les urines (Selmi). Et cette substitution serait précédée d'une transformation de l'arsenic administré en composé organique de même modalité que les nucléines phosphorées auxquelles il va se substituer, ladite transformation s'opérant dans les globules blancs (Besredka). Quoi qu'il en soit de la réalité de ce mécanisme, M. A. Gautier a retiré du corps thyroïde normal des nucléines arséniées.

En tout état de cause, *le processus de multiplication cellulaire déterminé par la médication arsenicale, paraît aujourd'hui rigoureusement démontré au moins pour les globules rouges et les globules blancs.* Sans doute aussi, faut-il admettre avec M. Danlos, une mise en activité des réserves globulaires.

L'arsenic améliore la nutrition cellulaire et détermine l'accroissement du poids du corps.

L'action sur la nutrition est celle qui a soulevé le plus de controverses. La question de l'excrétion de l'urée a été l'objet des discussions les plus vives, et mit aux prises un moment Germain Sée, Lolliot, Nothnagel et Rossbach. Elle semble aujourd'hui tranchée, tout au moins pour l'acide cacodylique

Presque tous les auteurs actuels sont d'accord pour admettre une *stimulation manifeste de l'appétit* et une *augmentation évidente du poids du corps* sous l'influence des injections de cacodylate ou de méthyl-arsinate de soude.

Collet, qui a fait une étude attentive des modifications urinaires, a signalé une augmentation générale des éléments éliminés (urée, acide urique, phosphates, chlorures), l'augmentation portant principalement sur le taux de l'urée, que Dalché a vu doubler en certains cas, en sorte que le rapport azoturique, $\dfrac{\text{Azote de l'urée}}{\text{Azote total}}$, ou coefficient d'utilisation azotée, s'est élevé de 73 et 80 à 88 et 94. D'où une amélioration considérable de la nutrition cellulaire, se traduisant objectivement par l'accroissement du poids du corps.

L'arsenic exerce sur l'organisme une action stimulatrice générale.

De cette stimulation des fonctions cellulaires et de l'accroissement du nombre des globules rouges d'une part, de la stimulation de la nutrition d'autre part, résultent :

1° Un aspect plus vigoureux, une teinte plus rosée, une apparence meilleure ;

2° Un accroissement des forces et de la résistance à la fatigue ;

3° Une circulation plus énergique, une hématose plus parfaite.

En somme, le résultat global est une *stimulation générale de l'organisme et de ses différentes fonctions* (digestion, circulation, respiration, nutrition), une *excitation plus particulière de l'assimilation et de l'hématose.*

L'arsenic peut déterminer des accidents toxiques aigus ou chroniques.

L'ACTION TOXIQUE des composés arsenicaux (acide cacodylique excepté), peut se résumer ainsi : *à doses toxiques, l'arsenic détruit les cellules, et altère la nutrition.* L'action physiologique le faisait pressentir.

Dans sa FORME AIGUE, elle se manifeste :

1° Par des *phénomènes directs*, dus à l'action caustique de la préparation arsenicale sur les muqueuses avec lesquelles elle entre en contact : action sur la bouche et le pharynx, salivation, sécheresse et irritation de la gorge : action sur l'estomac, sensation de brûlure, crises gastriques douloureuses, nausées, vomissements ; action sur l'intestin, coliques, diarrhée parfois sanguinolente, dysentériforme ;

2° Par des *phénomènes d'élimination* : éruptions diverses, vésiculeuses, papuleuses, purpuriques ; salivation ; rougeur et gonflement des yeux ;

3° Par des *phénomènes de diffusion : hémorragies diverses* (hémoptysies, épistaxis, melœna, purpura), en rapport avec la dégénérescence granulo-graisseuse aiguë, voire la nécrose des cellules hépatiques, rénales, cardiaques, etc. ; et comme conséquence de ces dégénérescences, de ces nécroses viscérales, la dépression des forces, les irrégularités, les intermittences cardiaques, l'anurie, la cyanose, le refroidissement, la mort.

Dans sa FORME CHRONIQUE, outre les phénomènes précédents, plus ou moins atténués, on constate surtout des phénomènes nerveux : *troubles de la sensibilité et paralysies.*

L'épidémie récente d'arsenicisme chronique de Manchester, due à des bières sophistiquées, a attiré à nouveau l'attention sur ces troubles, dont le caractère insidieux peut égarer longtemps le clinicien.

Ils débutent généralement au niveau des membres inférieurs par de l'engourdissement, des fourmillements avec

L'arsenic est surtout indiqué en cas de ralentissement des échanges nutritifs et d'affaiblissement de l'état général.

Nous ne retiendrons que les *indications du cacodylate de soude et du méthyl-arsinate de soude*. Elles se résument ainsi :

Le cacodylate de soude et le méthyl-arsinate sont surtout indiqués dans les maladies résultant d'un ralentissement des échanges nutritifs, d'un affaiblissement de l'état général, et en première ligne dans la *tuberculose pulmonaire* ; encore est-il quelques distinctions utiles à faire.

Le traitement méthyl-arsinique donne les *meilleurs résultats* dans la tuberculose pulmonaire au 1ᵉʳ et au 2ᵉ degré, avec ou sans hémoptysies, tant que l'organisme lutte encore ; dans les formes scrofuleuses et arthritiques.

Il paraît donner des *résultats indifférents* dans la tuberculose chronique à la troisième période.

Il donne des *résultats franchement mauvais* dans les formes éréthiques de la tuberculose et dans la granulie.

Il est logique aussi de l'employer dans l'*anémie*, dans la *convalescence des maladies* (rhumatismes, bronchites, pleurésies, maladies infectieuses, etc.), et surtout au décours de la grippe, cette maladie si tuberculisante.

Enfin des tentatives, sinon absolument démonstratives, au moins très encourageantes, autorisent à en essayer l'administration dans *le paludisme, M. Gautier considère le méthyl-arsinate comme le spécifique des fièvres paludéennes.* Billet (de Constantine), a en effet communiqué 9 cas de paludisme réfractaires aux sels de quinine et rapidement guéris par le méthyl-arsinate. L'asthme constitutionnel, les dermatoses, la neurasthénie et les états neurasthéniformes ont été en quelques cas améliorés par l'emploi de l'arsenic organique.

M. Danlos et Saalfeld, de Berlin, ont employé avec succès l'arsycodyle dans le traitement du psoriasis.

Ce que nous avons dit de la non-toxicité de l'acide cacodylique et du méthyl-arsinate de soude, en restreint singulièrement les contre-indications. Cependant, une observation de Ν. Mercklen, relative à l'apparition d'accidents des plus graves (vomissements incoercibles, état cholériforme des plus inquiétants), après deux injections de 5 centigrammes de cacodylate de soude chez un individu atteint de cancer du foie, autorise à admettre, jusqu'à plus ample informé, l'*insuffisance hépatique comme une contre-indication au moins relative.*

COMMENT IL FAUT PRESCRIRE L'ARSENIC

CACODYLATE DE SOUDE

La médication cacodylique est de date ancienne.

L'acide cacodylique (κακος, mauvais, désagréable) fut découvert en 1760, par Louis Cadet de Gassicourt, ancien apothicaire, et il fut longtemps connu sous le nom de « liqueur fumante de Cadet ». Dès 1843, Bunsen considère le radical cacodyle comme un métal comparable au cyanogène ; dans l'un comme dans l'autre de ces radicaux, les éléments constituants ont perdu la plupart de leurs propriétés primitives pour en acquérir de nouvelles.

Rabuteau reprenant cette idée, la développa avec une ampleur à laquelle on peut ajouter les recherches les plus récentes. Constatant par des expériences variées l'étonnante innocuité du cacodyle, il écrivait : « L'élimination rapide de l'acide cacodylique ne suffit pas pour expliquer ce résultat, il faut faire intervenir d'autres idées qui sont relatives à la constitution chimique ».

Il établissait la série suivante :

$$As \begin{cases} OH \\ OH \\ OH \\ O'' \end{cases} \qquad As \begin{cases} CH^3 \\ OH \\ OH \\ O'' \end{cases} \qquad As \begin{cases} CH^3 \\ CH^3 \\ OH \\ O'' \end{cases} \qquad As \begin{cases} CH^3 \\ CH^3 \\ CH^3 \\ O'' \end{cases}$$

| Acide arsénique | Acide monono-méthyl arsénique | Acide di-méthyl arsénique (acide cacodylique) | Acide tri-méthyl arsénique |

et remarquant que l'acide arsénique est très toxique, l'acide monométhylarsénique beaucoup moins toxique, l'acide diméthylarsénique infiniment moins toxique, il pensait que l'acide triméthylarsénique devait l'être moins encore et que l'innocuité des termes de cette série allait croissant avec le nombre des radicaux CH^3. Cette conception théorique mériterait d'être contrôlée par des expériences relatives à l'acide triméthylarsénique.

Enfin il constatait que « l'arsenic est rivé dans la molécule d'acide cacodylique aussi intimement que dans la molécule des arseniens quaternaires et de même que ceux-ci, cet acide ne donne aucun résultat ni avec l'appareil de Marsh, ni même avec la pile ».

Nous ne relatons que pour mémoire le travail considérable présenté par Rabuteau à la Société de Biologie en 1882, relatif au pouvoir toxique de l'acide cacodylique et à la théorie chimique sus-mentionnée.

M. Péraldi, dans sa thèse, cite un fait susceptible de mettre en lumière l'ancienneté un peu oubliée de l'emploi de l'acide cacodylique en thérapeutique. Dans le manuel de toxicologie de Draggendorf, traduction française de E. Ritter, édition 1876, page 53, annotation n° 6, on lit : « Jackheim de Darmstadt a introduit dans la thérapeutique l'usage de l'acide cacodylique, dont on peut ingérer par jour 0,20 à 0,25 gramme sans inconvénient. L'usage continué pendant quelque temps amène cependant, suivant Reinz, des accidents (*Deutsch. arch. f. Klin. méd.*, t. I, p. 235. Voy. Choinse, Thèse de Dorpath, 1859 et Lebahn, *Wirck. die u. der Cacodylsaure Rostock*, 1868) ».

Ces constatations, d'un intérêt historique réel, n'enlèvent rien au mérite des expérimentateurs récents qui ont tiré du néant une substance parfaitement oubliée et en ont si bien démontré la puissance thérapeutique, qu'elle semble à tout jamais à l'abri d'une semblable aventure.

C'est sans contestation possible à MM. Danlos et Armand

Gautier que revient l'honneur, d'avoir réintroduit, en 1899, dans la thérapeutique, cet agent si puissant.

L'acide cacodylique a des propriétés tout a fait distinctes des composés arséniques minéraux.

Le cacodylate de soude se présente sous forme de cristaux blancs, inodores, d'une saveur légèrement acide. Il est très soluble dans l'eau et dans l'acool, insoluble dans l'éther. La *déliquescence grande* nous obligera à le garder dans des flacons bouchés à l'émeri et paraffinés et à avoir recours à des formules particulières pour l'obtention de pilules dont la conservation soit facile.

Au point de vue chimique, il représente de l'acide arsénique dans lequel deux oxhydriles ont été remplacés par deux radicaux méthyles. L'acide arsénique étant triacide, l'acide cacodylique sera monoacide et pourra donner, avec les bases, des sels bien définis et cristallisés dont le mieux connu et le plus employé est le cacodylate de soude.

$$O = As \begin{cases} OH \\ OH \\ OH \end{cases} \qquad O = As \begin{cases} OH \\ CH^3 \\ CH^3 \end{cases} \qquad O = As \begin{cases} ONa \\ CH^3 \\ CH^3 \end{cases}$$

Acide arsénique. Acide cacodylique. Cacodylate de soude.

Il renferme 54 p. 100 de son poids d'arsenic ; 1 gramme d'acide cacodylique correspond à 0,715 gramme d'acide arsénieux, mais les *propriétés générales, tant chimiques que biologiques, de l'arsenic sont complètement modifiées dans l'acide cacodylique, en sorte que les réactifs généraux de l'arsenic ne peuvent plus le déceler, de même qu'il a presque complètement perdu sa toxicité.*

Le *cacodylate de soude* en solution ne doit donner aucun précipité :

1° Par un mélange de sel ammoniac, d'ammoniaque et de sulfate de magnésie (absence d'arseniates) ;

2° Par une solution de nitrate d'argent (absence de chlore) ;

3° Par un excès d'eau de chaux (absence d'oxalates) ;

4° Une solution de cacodylate de soude ne doit pas décolorer le permanganate de potasse (absence de composés non oxydés du cacodyle).

La méthode hypodermique est la méthode de choix; les voies buccale et rectale sont cependant acceptables.

Quant au *mode d'administration*, on se trouve en présence de deux opinions : l'une, intransigeante, représentée surtout par). A. Gautier, qui rejette absolument toute autre voie que la voie hypodermique sous prétexte que « donner le cacodylate en pilules ou en lavements, c'est déformer le traitement, et le rendre plus ou moins inactif, ou même nuisible », par suite de la transformation possible dans le conduit gastro-intestinal de l'acide cacodylique en oxyde de cacodyle toxique, que décèlerait l'odeur alliacée que prennent la peau, l'haleine, les urines des individus ainsi traités; l'autre, opportuniste en quelque sorte, représentée par la plupart des cliniciens, Danlos, Barth, Dalché, Renaut, Grasset entre autres, qui, tout en faisant de la *méthode hypodermique la méthode de choix*, ne refusent pas aux malades qui ne peuvent s'y soumettre le bénéfice de l'administration stomacale ou rectale, en considérant que les inconvénients invoqués ne sont pas du même ordre de grandeur que les effets thérapeutiques utilisables. Nous nous rallions pleinement à cette deuxième opinion que l'on peut formuler ainsi : *la méthode hypodermique est la méthode de choix pour l'administration du cacodylate de soude; les voies buccale et rectale doivent être considérées comme méthodes d'exception et réservées aux cas où la méthode hypodermique est d'une application impossible (situation éloignée du médecin, pusillanimité du malade, etc.).*

). A. Gautier a proposé la formule suivante pour les *injections hypodermiques* :

Cacodylate de soude pur	6 gr. 40
Alcool phéniqué au 10°	X gouttes
Eau distillée	100 cc.

Le mieux sera de s'adresser à une préparation titrée de bonne marque, livrée en ampoules contenant la dose nécessaire à une injection, et qui donnera toutes garanties quant au titrage, quant à la pureté, quant à la conservation et quant à la stérilisation.

Les injections, peu douloureuses, seront pratiquées selon la technique générale des injections hypodermiques, basée sur la triade aseptique (stérilisation de la peau, de la solution, de la seringue). On pourra les faire soit dans le muscle, soit dans le tissu cellulaire sous-cutané.

Bien que la toxicité de l'acide cacodylique soit quasi nulle, il sera prudent de débuter par des doses faibles, soit 25 milligrammes à 5 centigrammes et de s'élever graduellement jusqu'à *dix centigrammes, dose qu'on doit considérer comme une bonne moyenne* à ne dépasser qu'exceptionnellement. Il ne semble pas qu'il y ait avantage appréciable à employer des doses plus fortes.

Quoique A. Gautier déclare que « le cacodylate de soude peut être employé plusieurs années sur les mêmes personnes sans que l'accoutumance s'établisse », la plupart des cliniciens ont adopté la *méthode intermittente*, séries de 8 à 10 injections séparées par des repos de huit jours, sans attendre l'apparition des phénomènes de saturation.

L'action du cacodylate semble être soulignée par l'administration d'iodures ou de sirop iodotannique.

Dans les cas où on sera obligé de s'adresser à *l'administration par voie buccale*, on pourra l'administrer en *solution aqueuse* à prendre au milieu des repas. On prescrira, par exemple :

Cacodylate de soude	50 centigrammes
Essence de menthe	10 grammes
Eau distillée	90 »

Une cuiller à café renferme 0,025 gramme de cacodylate de soude ; on en prescrira une ou deux dans un verre de boisson au milieu de chacun des principaux repas.

On pourrait encore adopter la formule de Danlos :

Cacodylate de soude	1 gramme
Essence de menthe.	10 »
Rhum . . . . ⎰	
Sirop simple . . . . ⎱	ââ 40 grammes
Eau distillée.	60 »

La déliquescence du produit rend difficile sans enrobage la fabrication des *pilules ;* cependant, on aura un produit d'une suffisante conservation en associant à la dose désirée de cacodylate de soude un poids égal d'un mélange composé à parties égales de matière résineuse (colophane ou benjoin) et de poudre inerte. On formulera, par exemple :

Cacodylate de soude	o gr. o2
Benjoin. . . . . ⎰	
Poudre de réglisse. . . . . ⎱	ââ o gr. o1
Alcool à 90°.	I goutte

F. s. a. pour une pilule, n° 20.

En prendre 1 ou 2 au milieu des repas du midi et du soir.

L'*administration rectale* est des plus simples. On injectera huit à dix jours de suite, avec des intervalles de repos d'une semaine, une ou deux cuillers à café d'une solution aqueuse à o,5o ou 1 p. 100 (soit 25 milligrammes à 10 centigrammes de substance active) dans une ou deux cuillers à soupe d'eau bouillie ; on ajoutera, si besoin est, deux ou trois gouttes de laudanum.

Il est certain que l'administration par les voies digestives de cacodylate de soude donne lieu fréquemment, surtout chez les enfants, à une odeur alliacée de l'haleine, et la raison pour laquelle elle n'a jamais été constatée par certains observateurs, tels Grasset, nous échappe. A. Gautier l'attribue à la transformation du cacodylate de soude en oxyde de cacodyle et autres dérivés analogues qu'il estime très toxiques ; mais il semble bien qu'il en ait exagéré l'importance, car aucun cas d'intoxication sérieuse relevant de cette cause n'a été signalé (l'odeur alliacée n'est pas mentionnée dans le cas de Mursey), et souvent des enfants pré-

sentant cette odeur alliacée n'en tirent pas moins un grand
bénéfice de la médication cacodylique. D'autre part son explication même ne peut être acceptée que comme une hypothèse, car suivant la remarque de M. Danlos. M. Gautier n'a
publié à l'appui de son dire. aucune expérience. Dans la critique si serrée qu'il en a faite. M. Danlos a au contraire publié
plusieurs expériences qui semblent porter à cette théorie un
coup sensible Danlos. Congrès de médecine de 1900 .

M. Rocaz. qui en a étudié l'administration *chez les enfants*
et la préconise fort. indique les doses maxima suivantes :
1 centigramme par trois années d'âge et par vingt-quatre
heures, soit 1 centigramme à trois ans. 2 à six. 3 à neuf. 4 à
douze, etc. Cette dose nous parait trop faible ; nous l'avons
couramment employée chez des enfants de six à douze ans à
des doses de 3 à 10 centigrammes. sans constater jamais de
phénomènes d'intolérance que l'odeur alliacée sus-mentionnée qui ne nous a pas paru être une contre-indication absolue à son emploi. M. Josias l'emploie couramment dans son
service d'enfants aux doses quotidiennes de 0.10 a 0.15
centigrammes.

MONOMÉTHYL-ARSINATE DE SOUDE

*Le monométhyl-arsinate de soude a sensiblement les mêmes
propriétés que le cacodylate, il n'en a pas les mêmes inconvénients. Toutefois il est plus toxique.*

La question du mode d'administration de l'arsenic organique a été singulièrement simplifiée par l'introduction dans
la matière médicale du *methyl-arsinate de soude* qui jouit de
propriétés thérapeutiques sensiblement identiques en nature
et en grandeur à celles du cacodylate de soude dont il ne
diffère que par la perte d'un radical méthylique CH .

$$O = As {\scriptstyle {-OH \atop -OH} \atop OH} \qquad O = As {\scriptstyle {-ONa \atop CH} \atop CH} \qquad O \quad As {\scriptstyle {ONa \atop ONa} \atop CH}$$

Acide arsénique   Cacodylate de soude   Methyl-arsinate de soude

Le cacodylate est un di-méthyl-arsinate de soude et l'arrhénal est un mono-méthyl-arsinate de soude. Il nous semblerait
rationnel de substituer aux dénominations de cacodylate de
soude et d'arrhénal, celles de di-méthyl-arsinate de soud e
et de monométhyl-arsinate de soude qui ont le grand avantage de rappeler la constitution chimique de ces deux
corps.

Le méthyl-arsinate de soude contient 34 p. 100 de son
poids d'arsenic métalloïdique répondant à 45 p. 100 d'acide
arsénieux.

Ses propriétés physico-thérapeutiques, sont, nous l'avons
dit, sensiblement identiques, à celles des cacodylates, sauf
en un point, qui donne justement au mono-méthyl-arsinate de soude une incontestable supériorité, savoir qu'il
peut être indifféremment administré par la voie sous-cutanée ou ingéré par la bouche sans provoquer (au moins à
doses modérées) de troubles digestifs, sans donner en particulier à la peau, à l'haleine, à l'urine et aux selles cette
insupportable odeur alliacée si fréquente dans le traitement
cacodylique.

En somme, *il semble que le méthyl-arsinate de soude ait
tous les avantages du cacodylate de soude sans en avoir
les inconvénients ;* cependant il est juste de dire, que,
conformément à la remarque de Rabuteau, il est plus
toxique que le cacodylate (Laffont, *Ac. des Sc.*, avril 1902),
mais la zone maniable thérapeutique est encore considérable.

*Toutes les propositions précédemment formulées au sujet
du cacodylate, de ses propriétés, de ses indications, peuvent
donc exactement s'appliquer au mono-méthyl-arsinate en les
allégeant simplement des quelques discussions et restrictions
relatives à la transformation possible dans le tube digestif
du cacodylate en substance toxique et au développement de
l'odeur alliacée.*

Au point de vue chimique on obtient le méthyl-arsinate en

faisant réagir l'iodure de méthyle sur l'arsénite de soude, de ce fait le méthyl-arsinate de soude impur peut retenir des traces d'arsenic minéral, d'arsénite de soude en particulier, et on conçoit de suite tout le danger d'une telle impureté. En cas de doute, le praticien aura recours à la réaction suivante : à la solution suspecte de méthyl-arsinate de soude il ajoutera une solution de nitrate d'argent ; si la solution est pure il se formera un précipité blanc soluble dans l'acide acétique ; si elle renferme de l'arsénite de soude, le précipité jaune pâle sera insoluble.

Un procédé très commode, indiqué par Adrian, consiste à laisser tomber quelques gouttes de la solution de mono-méthyl-arsinate de soude à examiner sur une feuille de papier filtre ; on verse également quelques gouttes d'une solution de nitrate d'argent dans le voisinage : la défectuosité du produit provenant soit d'une altération, soit d'une mauvaise fabrication est très nettement indiquée par la formation d'une tache jaune clair à la rencontre des deux solutions sur le papier.

On le prescrira donc comme le cacodylate en se rappelant que le *mode d'administration* hypodermique est le mode de choix. Les observations cliniques publiées jusqu'ici semblent devoir convaincre de l'*opportunité des faibles doses, savoir 2 à 5 centigrammes,* surtout chez les tuberculeux et de l'*administration intermittente.*

Il est encore digne de remarque que, aux doses médicamenteuses, il est souvent toléré, quand le cacodylate ne l'est pas, que les réfractaires à l'arsenic latent pris sous forme d'acide cacodylique ne le sont généralement pas si le même agent est présenté sous la forme méthyl-arsinique, qu'enfin le méthyl-arsinate réussit souvent à donner un nouveau coup de fouet à l'économie quand les cacodylates paraissent avoir épuisé leurs effets par accoutumance ou pour toute autre cause.

COMPOSÉS ARSENICAUX MINÉRAUX

Les composés arsenicaux minéraux trouvent encore leur place dans la thérapeutique.

La non-toxicité du cacodylate de soude et du méthyl-arsinate de soude, la possibilité de les administrer à fortes doses, leur efficacité incontestable amènent à les substituer rationnellement aux préparations arsenicales anciennes. Toutefois il ne faut pas bannir complètement de la pratique journalière les préparations classiques qui, de façon un peu paradoxale, réussissent quelquefois là où le cacodylate et le méthyl-arsinate ont échoué. Sans entrer dans le détail nous rappellerons les principales et leur posologie.

La dose moyenne quotidienne est un milligramme d'acide arsénieux par jour et par année d'âge.

La *liqueur de Fowler*, à base d'arsénite de potasse, contient un centigramme d'acide arsénieux par gramme (XX gouttes), soit un demi-milligramme par goutte. La dose quotidienne selon l'âge sera de V à XXX gouttes diluées dans un véhicule aqueux.

Comby a proposé la formule suivante pour *injection sous-cutanée :*

Acide arsénieux	àà o gr. 10
Carbonate de potasse	
Eau de laurier cerise	o gr. 3o
Eau distillée	10 »

titrée à un centigramme d'acide arsénieux par centimètre cube ; dose quotidienne un quart à une seringue.

On pourrait enfin la prescrire *en lavement* associée à II gouttes de laudanum.

La *liqueur de Pearson*, beaucoup moins usitée en France, à base d'arséniate de soude est titrée à 1 p. 600 ; elle s'emploiera donc à dose six fois plus forte que la liqueur de Fowler.

Enfin la *liqueur de Boudin* est une solution à $\frac{1}{}$ p. 1000 d'acide arsénieux, soit dix fois plus faible que la liqueur de Fowler.

Au surplus, nous trouvons beaucoup plus simple de formuler directement une solution d'arséniate de soude à 1 1/200, 1 1/500, 1 1/1000, 1 1/2000, suivant le cas et de la prescrire de façon à ce que la dose quotidienne d'acide arsénieux reste dans les limites maniables, 0,002 à 0,02 gramme, deux milligrammes à deux centigrammes.

Les *granules de Dioscoride* renferment un milligramme d'acide arsénieux ; on en donne 1 à 10 par jour.

L'*eau de la Bourboule* contient, par litre, 28 milligrammes d'arséniate de soude.

Il nous paraît intéressant, pour finir, de rappeler les doses des composés arsenicaux les plus usités correspondant en arsenic à dix centigrammes de cadodylate de soude, ce tableau mettra en évidence l'innocuité relative de la médication cacodylique :

Doses correspondant en arsenic à 0 gr. 10 de cacodylate de soude.

COMPOSÉS	ÉQUIVALENCE	DOSE MAXIMA QUOTIDIENNE
Acide arsénieux . . .	0 gr. 06	0 gr. 01
Arséniate de soude . .	0 gr. 19	0 gr. 02
Liqueur de Fowler . .	6 gr. 15	1 gramme

Toutefois, ces chiffres sont peut-être sujets à révision car M. Danlos a montré que, « contrairement à l'opinion courante, l'arséniate de soude en solution à 5 p. 100 est indolore en injections hypodermiques ou intramusculaires et se supporte à doses élevées ». Deux de ses malades en ont reçu pendant près d'un mois environ 54 milligrammes par jour en injection sous-cutanée sans le moindre inconvénient (XIIIᵉ Congrès international de médecine, 1900).

ASSOCIATIONS ARSENICALES

Si l'on se rappelle que *l'action globale de l'arsenic est une stimulation générale de l'organisme et de ses différentes fonctions* (*digestion, circulation, respiration, nutrition*), *une excitation plus particulière de l'assimilation et de l'hématose*, on concevra que l'arsenic peut être la base d'associations très heureuses avec les *médicaments vasculaires vaso-dilatateurs en particulier* (*iodures*), qui en multiplieront en quelque sorte l'action et avec les *médicaments divers dits toniques* (fer, phosphates, glycéro-phosphates, kola, quinquina, etc.).

Les iodures activent l'action de l'arsenie et y ajoutent la leur.

L'*association arsenico-iodurée* est d'un emploi relativement fréquent et recommandable chez les artério-scléreux avec troubles circulatoires, œdème malléolaire, dyspnée, etc., ou même après un ictus apoplectique. On pourra la prescrire sous forme intermittente et progressive, par exemple de la façon suivante :

Arséniate de soude.	5 centigrammes
Iodure de sodium	10 grammes
Eau distillée	300 »

Une cuillerée à soupe (2 milligrammes et demi d'arséniate de soude, 0,50 gramme d'iodure de sodium) à chacun des principaux repas, pendant dix jours ; 2 cuillerées à soupe les dix jours suivants ; repos la troisième période des dix jours.

On obtient souvent ainsi une amélioration manifeste du régime circulatoire, un soulagement du cœur, une diminution de la dyspnée et des œdèmes.

L'arsenic cytogène, le fer hémoglobinogène réalisent la médication hématogène.

Une des associations thérapeutiques les plus rationnelles est celle de l'arsenic et du fer, qui trouve une indication précise dans les anémies avec hypoglobulie et abaissement notable du taux de l'hémoglobine. L'arsenic par son action cytogène, le fer par son action hémoglobinogène remplissent les indications principales de la médication hématogène. La *médication arsenico-ferrugineuse*, si séduisante *a priori*, et à laquelle la clinique a donné tant de fois une sanction éclatante, se trouvera traitée à l'article consacré au fer.

L'arsenic peut être associé aux médicaments dits toniques (phosphates, kola, quinquina, etc.).

Dans les cas de dépression nerveuse manifeste avec artério-sclérose au début, *on pourrait associer à l'arsenic et à l'iodure le glycéro-phosphate de chaux*, par exemple :

Arséniate de soude	o gr. o5 (5 centigr.)
Glycéro-phosphate de chaux	}
Iodure de sodium	} āā 5 grammes
Eau distillée	3oo grammes

Une cuillerée à soupe, matin, midi et soir au moment du repas (chaque cuillerée à soupe renfermant : arséniate de soude 2 milligrammes et demi, glycéro-phosphate de chaux et iodure de sodium, de chaque 0,25 gramme). Cette association est d'autant meilleure que, suivant la remarque de J. Huchard, l'association à l'iodure du glycéro-phosphate semble augmenter considérablement la tolérance et diminuer singulièrement la fréquence et l'acuité des accidents iodiques.

Si l'on vise simplement l'*action tonique générale* on pourra associer l'*arsenic, le quinquina et la kola*, auxquels le sirop d'écorce d'oranges amères pourra fournir un excellent véhicule :

Arséniate de soude.	10 centigrammes
Teinture de kola.	15 grammes
Sirop de quinquina. . . . . ⎰	
Sirop d'écorces d'oranges amères . . . ⎱ ââ 150 »	

Un verre à liqueur au commencement du repas de midi et du soir.

Dans les formules précédentes on pourrait remplacer l'arséniate de soude par une dose appropriée de méthyl-arsinate de soude.

L'association thérapeutique arsenic-phosphore ne doit être réalisée qu'avec prudence.

Une association tentante est celle de l'*arsenic* et du *phosphore*, tous deux ont une action stimulative si manifeste sur le processus de multiplication des éléments cellulaires, qu'il semble que leur association doit être des plus fructueuses, leur synergie étant évidente. Elle est en effet réalisable, et nous en avons donné plus haut un exemple en associant l'arséniate de soude, le glycéro-phosphate de chaux. Les actions sont parallèles et cliniquement, comme l'ont remarqué les auteurs italiens et nous-même, l'action reconstituante de la lécithine est comparable à celle de l'arsenic mais beaucoup plus rapide ; en fait, l'action physiologique élémentaire et l'action clinique globale de l'arsenic et du phosphore sont de même nature, et dans nos observations relatives à l'action dynamogénique générale de l'acide phosphorique nous avons remarqué que cette action inconstante est surtout évidente chez les malades qui avaient antérieurement tiré le plus grand bénéfice de la médication cacodilyque.

On peut donc, on doit donc associer, en certains cas, l'arsenic et le phosphore, mais il faut être bien prévenu que cette association, au moins en certains cas, prédispose aux accidents arsenicaux toxiques, aux polynévrites en particulier. Le fait a été surtout bien observé pour le phosphate de créosote. « J'ai remarqué, dit Tison, que ces accidents de polynévrite se produisaient plus rapidement chez les malades auxquels, en même temps que le phosphate de créosote, on administrait une préparation arsenicale. J'ai observé aussi que ces accidents, très longs à se produire quand on n'administre pas en même temps de préparations arsenicales, avaient lieu plus tôt quand, précédemment, le malade avait pris de l'arsenic. Dans ces conditions, on peut se demander s'il n'y avait pas une certaine incompatibilité entre l'arsenic et le phosphore. Ces deux corps appartiennent à la même famille chimique. Le phosphore, introduit à une certaine dose dans l'organisme, retarderait-il ou empècherait-il l'élimination de l'arsenic ? Autant de questions que je pose sans pouvoir les résoudre. »

En tous cas, l'arsenic, le phosphore, le fer dont l'action peut être quelquefois utile et dont l'emploi successif ou alterné peut rendre les plus grands services dans les cas d'asthénie, d'anémie, de débilité générale, de dénutrition, nous paraissent *presque toujours* contre indiqués pendant les périodes fébriles, dont ils nous ont semblé augmenter l'acuité. Et en règle nous supprimons la liqueur de Fowler, l'acide phosphorique ou le peptonate de fer chez tout malade qui fait une poussée fébrile et c'est, sans doute, à l'occasion des tuberculeux fébriles, que Trousseau proscrivait formellement les préparations ferrugineuses chez les tuberculeux.

BROMURES

Il paraît bien probable que pour les bromures, l'action physiologique puisse être dans une certaine mesure dissociée. *Ils agissent comme bromures, comme composés bromés* et à ce titre ont une action générique, caractéristique, primordiale, fondamentale qui leur est commune, et qu'ils partagent avec le brome, savoir : *une action dépressive du système neuro-musculaire,* des centres en particulier, une diminution de la sensibilité et du pouvoir réflexe ; *ils agissent d'autre part comme sels de potassium, de sodium, d'ammonium* greffant sur l'action primitive du brome des *actions secondaires : dépression de la circulation (potassium), ou stimulation faible de la circulation (ammonium).* En sorte que, à côté de l'indication générale qui leur est commune et qu'ils doivent à leur action élective et prédominante sur le système nerveux, il existe des indications particulières, vasculaires en particulier, qui pourront amener à choisir rationnellement tel ou tel bromure.

La caractéristique des bromures est une action sédative, dépressive de tout le système neuro-musculaire.

Elle se manifeste par des *phénomènes encéphaliques* : langueur intellectuelle, diminution de la puissance d'idéation, de la mémoire, difficulté de la parole ; vertiges, étourdissements, titubation, somnolence, diminution de l'excitabilité réflexe ; en somme diminution de tous les modes d'activité de l'encéphale.

Elle se manifeste par des *phénomènes bulbo-médullaires :* abolition des réflexes pharyngés, laryngés, épiglottiques, conjonctivaux; diminution, voire abolition de la sensibilité du col de la vessie, incontinence d'urine, torpeur des organes génitaux, etc.

On constate enfin une *diminution appréciable* et à haute dose une *suppression de la sensibilité à la douleur*, un émoussement de la sensibilité au contact et à la température.

Et il semble bien, comme l'admettaient Nothnagel et Rossbach que cette « paralysie » graduelle et temporaire du système nerveux s'étende des centres à la périphérie, et que les nerfs périphériques (sensitifs et moteurs) se paralysent plus faiblement et beaucoup plus tard que les centres nerveux. Cliniquement l'observation paraît exacte ; expérimentalement si on lie fortement la racine d'un membre d'un animal soumis au bromure, la sensibilité et les réflexes n'en diminuent pas moins dans ce membre.

Par quel mécanisme agit-il sur le système nerveux ? Quelques physiologistes soutenaient avec Germain Sée que le bromure de potassium est surtout un médicament vasculaire, qu'il excite d'abord le centre vaso-moteur et fait contracter les vaisseaux, d'où anémie consécutive des centres nerveux; l'action cardio-vasculaire serait en quelque sorte primitive, l'action neuro-musculaire secondaire. Ce que nous avons dit plus haut de l'action dépressive neuro-musculaire commune aux bromures et indépendante dans une certaine mesure de l'alcali associé (potassium, sodium, ammonium, camphre) dont l'action cardio-vasculaire est cependant très différente rend cette opinion peu vraisemblable et on doit admettre avec Cl. Bernard que le *bromure de potassium agit primitivement sur la moelle et le cerveau, et secondairement par l'intermédiaire du grand sympathique sur la circulation et le cœur.*

On a même été plus loin et émis une hypothèse à tout le moins curieuse, remarquant que le bromure agit sur l'ensemble des centres nerveux qu'il semble parésier au même degré, on a supposé que *le bromure se substitue au chlorure de sodium* qui existe normalement dans les éléments nerveux et qu'il ralentit les processus chimiques qui entretiennent l'activité de ces organites. Il en résulte que toutes les parties du système nerveux reçoivent en quelque sorte une dose égale de bromure, et que sa présence réfrène l'activité de ces diverses parties sans rompre cependant l'équilibre fonctionnel. A ce titre il est non seulement sédatif ou calmant du cerveau, mais agit encore *comme soporifique ou hypnotique* par diminution de la sensibilité aux stimulis externes.

Quelle que soit la valeur de cette explication, elle s'appuie en tous cas sur une observation clinique sur laquelle nous aurons à revenir, *l'action du bromure est en raison inverse de la richesse en chlorure du régime alimentaire suivi*, comme si les chlorures chassaient les bromures de l'organisme. le maximum d'action étant obtenu avec le régime le plus hypochloruré, dans la pratique, le régime lacté intégral.

Les actions secondaires des différents bromures sont sous la dépendance de la base combinée.

Les autres actions des bromures, actions secondaires si l'on veut mais qui sont thérapeutiquement utilisables sont probablement sous la dépendance de la base combinée, elles varient en tous cas avec cette base.

Le *bromure de potassium* agit surtout comme un *déprimant du cœur :* il affaiblit les contractions cardiaques, ralentit le rythme du cœur, abaisse la pression artérielle. Parallèlement ou consécutivement il ralentit la respiration et la nutrition (diminution du taux de l'urée et du coefficient d'oxydation azotée), il diminue les oxydations.

Rabuteau qui a expérimenté chez les chiens, a constaté que l'injection intraveineuse d'une dose non mortelle de bromure de potassium ralentit le cœur; qu'une dose toxique (1 à 2 grammes) provoque la mort par arrêt du cœur, mais dit-il, « dans cette expérience le bromure de potassium agit comme sel de potassium et non comme bromure car le chlorure de potassium et le nitre agissent de même à hautes doses ».

Cette action secondaire déprimante du cœur est pratiquement utilisable : *le bromure de potassium est un excellent sédatif du cœur* qui trouvera son emploi dans les périodes hypersystoliques des diverses cardiopathies, dans tous les cas d'éréthisme cardio-vasculaire, dans les arythmies nerveuses, dans l'insomnie des cardiaques. Il peut dans ces cas contribuer à ralentir et régulariser le cœur, calmer la dyspnée, diminuer l'angoisse, procurer le repos. En revanche il sera contre-indiqué surtout à dose un peu forte dans les périodes avancées de l'asystolie.

Le *bromure de sodium* a sur le système nerveux les mêmes effets que le précédent, mais il *n'agit que peu ou pas sur la circulation*, il est de ce fait moins toxique. C'est ainsi que répétant l'expérience précitée, Rabuteau a pu injecter dans les veines d'un chien 5 grammes de bromure de sodium sans provoquer autre chose qu'un très léger ralentissement du cœur.

Il devra donc être préféré au précédent dans tous les cas où l'on doit ménager le système cardio-pulmonaire et où l'on peut appréhender des phénomènes toxiques (asthme, affections cardiaques à la période d'eusystolie ou d'hyposystolie, insuffisance de la dépuration urinaire).

Le *bromure d'ammonium* partage l'action dépressive neuro-musculaire des bromures de potassium et de sodium et même pour Brown-Séquard son activité serait presque double de celle du bromure de potassium, mais il s'en différencie nettement quant à son action secondaire sur la circulation et la respiration. Il *agit comme un sel ammoniacal* stimulant diffusible, renforçant les systoles cardiaques, élevant la tension artérielle, rendant la circulation plus active et la respiration plus ample.

Il devrait donc logiquement être préféré dans les cas où tout en recherchant une sédation nerveuse, il y a lieu de craindre une rupture de l'équilibre cardiaque, c'est surtout le cas de la coqueluche et des toux dites réflexes. Il a d'ailleurs été jusqu'ici peu expérimenté hors de la coqueluche où il a donné d'excellents résultats.

Le *bromure de camphre* enfin outre l'action dépressive neuro-musculaire bromurée *diminue le nombre des battements du cœur, diminue le nombre des inspirations et abaisse la température d'une façon régulière.*

Chacune de ces actions a été employée en thérapeutique : Potain s'en est servi avec succès pour combattre les palpitations, les bouffées de chaleur (action sédative sur le cœur), pour calmer certaines dyspnées où l'élément nerveux jouait un rôle important (diminution du nombre des inspirations), pour calmer l'hyperthermie et l'agitation des typhiques (Warren). Ce dernier usage nous paraît peu recommandable.

Les bromures exercent une action irritante sur les muqueuses avec lesquelles ils entrent en contact.

Mentionnons enfin l'*action irritante*, non utilisable, des bromures en solution concentrée sur les muqueuses avec lesquelles ils entrent en contact. A dose massive et concentrée les bromures provoquent de la cuisson et de la sécheresse de la bouche et de la gorge avec diminution de la sécrétion salivaire. Ils donnent à l'estomac une sensation de   . brûlure avec renvois et parfois vomissements et diarrhée.

On évitera ces désagréments en n'employant que des *bro-*

mures purs, vierges d'iodures, en solution suffisamment diluée ou même avec un véhicule eupeptique (sirop d'écorces d'oranges amères).

Les bromures sont indiqués dans tous les cas où il y a lieu de modérer une excitabilité anormale du système nerveux.

L'indication la plus formelle de l'emploi des bromures semble être *l'épilepsie*. L'accord des auteurs est à peu près unanime à ce sujet, s'ils se séparent quant au mode d'emploi. Le bromure de potassium guérit quelquefois, améliore le plus souvent, échoue rarement. Il est difficile d'affirmer son action curative absolue, l'action palliative se traduisant par la fréquence moins grande des accès, et leur moindre acuité n'est pas douteuse. Quel est le mécanisme précis de son action dans ces cas? C'est ce qu'il est difficile de dire, puisqu'à l'heure actuelle, la pathogénie exacte de l'épilepsie n'est pas absolument établie ou que du moins elle ne paraît pas unique. En tous cas l'accord est unanime sur ce point que dans l'épilepsie le bromure doit être longtemps continué, que la durée du traitement est subordonnée à l'intensité et la ténacité des accès, et que les interruptions en doivent être progressives, prudentes, surveillées.

Il est difficile d'énumérer tous les cas dans lesquels les bromures peuvent être indiqués, nous avons à l'occasion de chacun d'eux rappelé quelles pouvaient être leurs indications particulières. D'une façon générale *on les emploiera dans les cas où il y a lieu de modérer une excitabilité anormale du système nerveux*, d'exercer une action sédative neuro-musculaire, bulbo-médullaire ou encéphalique; à ce titre ils rendront souvent les plus grands services comme *hypnotique* et *sédatif mental*.

Il sont recommandables dans les cas d'*insomnies nerveuses* liées au surmenage, à l'idée fixe, à l'hyperidéation. Les *délires divers* alcooliques, pneumoniques, maniaques, satur-

nins, congestifs avec ou sans hallucinations, le somnambu-
lisme, retirent souvent de son administration le plus grand
bénéfice. Ils constituent souvent contre la *migraine* une
médication héroïque.

La plupart des *affections spasmodiques* sous la dépendance d'une exagération de l'excitabilité réflexe neuro-musculaire en indiquent formellement l'emploi : tic douloureux
de la face, convulsions, éclampsie, intoxication par la strychnine, coqueluche, asthme, vomissements incoercibles,
tétanos, laryngite striduleuse, spermatorrhée avec éréthisme
génital, érections post-blennorrhagiques, incontinence
d'urine par hyperesthésie vésicale, vaginisme, œsophagisme, palpitations, cardiopathies nerveuses, etc.

Dans l'*hystérie et la chorée* leur action est inconstante.

Rappelons enfin qu'on pourrait les employer en laryngologie
pour calmer les réflexes pharyngo-laryngés et faciliter
l'examen, ou après l'opération du phimosis pour éviter les
érections si pénibles.

COMMENT IL FAUT PRESCRIRE LES BROMURES

Le bromure de potassium se présente sous l'aspect de
petits cristaux prismatiques rectangulaires et cubiques très
transparents, d'une saveur franchement salée, solubles dans
2 parties d'eau, dans 200 d'alcool, insolubles dans l'éther et
le chloroforme. En sorte que dans une potion on ne l'associera ni à l'alcool, ni à l'éther, ni au chloroforme qui le pré-
cipiteraient, au surplus ces diverses associations sont bien
rarement indiquées, et tout hypothétiques. La solubilité des
autres bromures se rapproche beaucoup de celle du bromure de potassium, sauf cependant le bromure de sodium,
soluble dans 5 parties d'alcool.

Comme les solutions d'iodure, les solutions de bromure
pratiquement pur ne doivent pas se colorer en présence de

l'acide acétique. On dépistera l'iodure qui pourait les adultérer en recherchant la réaction caractéristique des iodures (coloration en bleu d'un mélange à parties égales de la solution suspecte et d'empois d'amidon par l'addition de quelques gouttes d'eau de chlore ou d'acide nitrique fumant). Comme pour l'iodure il est important d'obtenir des bromures pratiquement purs, car il semble bien que les accidents cutanés bromiques soient en grande partie provoqués par les impuretés des bromures.

On pourra *rechercher le bromure dans les liquides organiques, dans l'urine en particulier*, en ajoutant quelques gouttes d'eau de chlore qui mettant le bromure en liberté $(KBr + Cl = KCl + Br)$, colorera le liquide en jaune rouge; pour rendre la réaction plus évidente, on pourra agiter le liquide ainsi traité avec un peu d'éther ou de chloroforme qui dissoudra le brome mis en liberté et viendra fournir à la surface de l'urine (éther) ou au fond (chloroforme) une couche jaune brun rouge, caractéristique.

Ceci permettra d'étudier l'*élimination des bromures*. On constatera ainsi que cette élimination commence quelques minutes après l'absorption du médicament, que la plus grande partie du bromure est éliminée en vingt-quatre et trente-six heures, mais que l'élimination se prolonge pendant plusieurs semaines, un mois, et qu'elle se fait par l'urine, la salive, les larmes, la sueur, le mucus, le lait. *Tout retard dans le début de l'élimination bromurée doit rendre très circonspect dans l'administration des bromures.*

L'action du bromure est en raison inverse de la richesse en chlorure du régime alimentaire suivi.

A ce point de vue le régime suivi a une grande influence sur l'élimination. L'addition de sel aux doses où nous le prenons d'ordinaire (15 à 25 grammes) chasse de l'organisme une quantité considérable de bromure, et c'est là sans doute la raison pour laquelle on est obligé dans les conditions d'alimentation habituelle de donner des doses, parfois énormes, de bromures; dans ces cas la plus grande partie du bromure, éliminée presque d'emblée, traversant l'organisme sans y exercer d'action appréciable est en fait inutilisée; au contraire un régime hypochloruré, régime lacté par exemple, amène une élimination moindre et par conséquent une certaine rétention du bromure, en sorte que des doses moyennes se montrent efficaces là où des doses énormes avaient échoué.

Une autre conclusion pratique sera la suivante : dans les cas de bromisme accentué, le meilleur moyen d'éliminer le bromure le plus rapidement possible sera d'ajouter au régime lacté, après cessation du bromure, 5 grammes de sel par litre de lait.

De cette action de l'hypochloruration sur l'efficacité des bromures, nous pouvons, dans une certaine mesure, conclure comme nous le disions précédemment à une substitution du brome au chlore dans l'organisme.

Administration systématique des bromures dans l'épilepsie.

Л. Gilles de la Tourette a précisé *le mode d'administration des bromures dans l'épilepsie.*

Il propose la formule :

Bromure de potassium	4o grammes
Bromure de sodium	
» d'ammonium	àà 12 »
Benzoate de soude.	
Eau bouillie.	qs p. 1 litre

Le benzoate de soude y est associé comme antiseptique dans le but de prévenir les éruptions bromiques; une cuiller à soupe, soit 15 centimètres cubes, contient un gramme de bromures associés.

Le *moment d'administration* variera suivant que les accès

surviennent au hasard ou qu'on contraire ils se produisent
à heure à peu près fixe. Dans le premier cas la dose quotidienne sera donnée en deux fois ou même en trois fois si la
dose est élevée, dans un demi-verre d'eau sucrée, de tilleul
ou de lait (un épileptique doit d'ailleurs prendre par jour un
litre à un litre et demi de lait), la première fois au moment du
petit déjeuner, la deuxième fois après le dîner ou de préférence au moment du coucher, la troisième fois (s'il y a lieu)
à la fin du repas de midi. Dans le deuxième cas (accès reve-
nant à heure fixe) on donnera les deux tiers de la dose dans
les deux heures environ qui précèdent l'apparition de l'accès.

La *dose journalière* doit être suffisante pour combattre les
accès sans produire de complications, elle sera de 4 à
12 grammes suivant les individus. On aura chance de l'atteindre sans la dépasser en procédant de la manière suivante : augmenter les doses progressivement de 1 gramme
par semaine 1, 2, 3, 4, 5, puis diminuer 5, 4, 3. Si la dose
s'est montrée insuffisante recommencer une série 4, 5, 6, 5, 4;
si la dose est encore insuffisante, nouvelle série 5, 6, 7, 6, 5,
et ainsi de suite.

On reconnaîtra que la dose prescrite a été suffisante à ce
que le malade éprouve une sensation de lourdeur, de fatigue, d'inaptitude physique et intellectuelle légère, de tendance au sommeil. Le *signe de la pupille* permettra d'ailleurs
de suivre les phénomènes d'imprégnation tout en évitant les
accidents d'intoxication : dès qu'on commence à administrer
le bromure, la pupille marque une tendance à la dilatation,
mais réagit cependant normalement à la lumière et à l'accommodation ; si on élève la dose, la mydriase s'accentue,
la pupille, quoique réagissant encore à la lumière et à l'accommodation, devient paresseuse, moins sensible ; à ce
moment *la période d'imprégnation est atteinte*, la dose de bromure qui la produit ne doit pas être dépassée, si elle l'est, la
mydriase atteint le maximum, les pupilles deviennent insen-
sibles à la lumière et à la distance, on est dans la *période*

d'intoxication bromique, qu'il aurait fallu éviter, intoxication qui s'accompagne d'ordinaire d'embarras gastro-intestinal prononcé, d'éruptions cutanées surtout acnéiformes et de dépression physique et même mentale profonde.

Pour ce même auteur la dose suffisante doit être continuée au moins un an après la dernière manifestation épileptique et c'est seulement à ce moment qu'on pourrait commencer à la diminuer, en procédant par séries décroissantes de trois semaines, comme on a fait pour les séries croissantes ; en sorte que dans son ensemble le traitement comporterait une période d'augmentation progressive, une période d'état pendant laquelle on se maintiendrait à la dose suffisante et qui s'étendrait un an après le dernier accès, une période de diminution progressive.

Administration dans les affections non épileptiques.

Dans les autres affections qui relèvent de la médication bromurée, l'administration des bromures ne se prête pas à une telle systématisation, elle est surtout symptomatique, la dose et la durée sont subordonnées à la tolérance individuelle, à l'intensité des symptômes et à leur durée.

La *dose quotidienne* pourra, suivant les cas, aller de 1 à 10 grammes avec une dose moyenne de 2 à 4 grammes dans les cas non épileptiques. *Les enfants* supportent admirablement les bromures qu'on leur prescrira aux doses suivantes comme sédatif, antispasmodique : cinq centigrammes par mois d'âge jusqu'à un an ; 0,40 centigrammes par année d'âge jusqu'à dix ans ; au-dessus de dix ans on pourra adopter les doses qui conviennent à l'adulte.

La solution et le sirop sont les formes pharmaceutiques de choix.

Les deux formes pharmaceutiques de choix sont la solution et le sirop. L'administration en cachets nous paraît peu recommandable à cause de l'instabilité du sel pur, qui s'altère à l'air avec une grande facilité, à cause aussi de l'irritation que provoque le contact du sel avec la muqueuse stomacale.

On emploiera une *solution titrée* à 1 gramme de sel par cuiller à soupe, soit 20 grammes pour 300 grammes d'eau. On a une grande tendance à remplacer le bromure de potassium par un mélange en proportions variables des bromures précédemment énumérés et la raison en est claire. Nous avons rappelé plus haut la formule très rationnelle de Gilles de la Tourette.

Pour les *préparations sirupeuses* on pourra adopter la formule du codex, titrant 1 gramme de bromure par cuiller à soupe :

Bromure de potassium.	5o grammes
Eau distillée	5o »
Sirop d'écorces d'oranges amères. . .	900 »

Le sirop d'écorces d'oranges amères paraît être le véhicule de choix en ce qu'il masque admirablement le goût salé du bromure et en ce que son action tonique antigastralgique combat avec succès l'action dépressive du bromure sur le système nerveux et son action irritante sur l'estomac.

Toutefois chez les enfants le sirop de fleurs d'oranger est généralement préféré. On pourra formuler :

Bromure de potassium . . . . }	
Bromure de sodium . . . . }	ââ 1 gramme
Eau distillée. . . . . {	
Sirop de fleurs d'oranges. . . . . . . ‹	ââ 5o »

Chaque cuiller à café, renferme cinq centigrammes de chacun des bromures, soit dix centigrammes de bromures associés.

ASSOCIATIONS BROMURÉES

Certaines associations bromurées ont pour but d'éviter les accidents bromiques.

A ce point de vue *l'antisepsie intestinale* a été préconisée et N. Ferré a proposé l'emploi du *naphtol et du benzonaphtol*, pendant la période d'administration des bromures; dans le même but on a proposé (Ferré, Gilles de la Tourette) la *benzoate de soude* :

Bromure de potassium	40 grammes
Bromure de sodium	
Bromure d'ammonium	ââ 12 »
Benzoate de soude.	12 »
Eau distillée.	qs p. 1000 gr

Un gramme de polybromure par cuillèr à soupe.

Ces associations diminuent peut-être la fréquence des accidents cutanés, de l'acné bromique en particulier, elles ne les suppriment pas, et il sera bon dans un but prophylactique de donner 2 bains savonneux par semaine aux malades soumis à une médication bromurée intensive, et de veiller à la pureté des bromures administrés.

En tous cas ces associations, sans doute utiles, sont sans action sur les accidents généraux du bromisme qu'on évitera plus sûrement en tâtant avec soin la susceptibilité du malade, en le surveillant attentivement et en n'arrivant que progressivement à la dose suffisante qu'on ne dépassera sous aucun prétexte.

Dans l'épilepsie, Flechsig préconise une cure bromuro-opiacée alternante.

Signalons en passant le *traitement de l'épilepsie* par la méthode de Flechsig, il est basé sur des principes absolument différents de la méthode bromurée pure exposée précédemment et qui est la plus généralement suivie en France. La méthode de Flechsig comprend deux parties : une cure opiacée, une cure bromurée ; elle est basée en somme sur une cure *bromuro-opiacée alternante*. L'opium employé est l'opium brut ; on commence par une dose quotidienne de 1 à 2 centigrammes qu'on porte progressivement et sous une surveillance étroite à 1 gramme ; pendant ce temps, des lavements quotidiens, une alimentation légère et facile, le repos à la chambre contribuent à diminuer et à évacuer les résidus alimentaires toxiques ; le cœur, le rein sont observés avec soin et à la moindre alerte l'opium est diminué, suspendu ou supprimé. Quand on a atteint la dose maximum, l'opium est continué pendant quelques jours à la forte dose de 1 gramme, puis *brusquement* (et Flechsig insiste sur cette cessation brusque, point essentiel pour lui de la méthode) du jour au lendemain l'opium est supprimé et remplacé par le bromure de potassium à la dose de 5 à 8 grammes, continuée pendant deux mois environ.

Pour Flechsig, la cure opiacée serait simplement préparatoire et aurait pour but de rendre plus complète et plus efficace la cure bromurée.

Cette méthode préconisée en Allemagne aurait donné de bons résultats à Bicêtre à M. Seglas.

Association bromuro-arsenicale de Grasset.

M. Grasset réalise dans cette maladie deux intéressantes associations. Dans la *névrose comitiale*, il prescrit une association bromuro-arsénicale :

Arséniate de soude	quinze centigrammes
Bromure de potassium.	100 grammes
Eau distillée	qs p. 1 litre

Il fait prendre cette solution à doses oscillantes de deux à cinq cuillères à soupe par jour et de cinq à deux, en aug-

mentant ou en diminuant de une cuillère à soupe tous les
cinq jours.

Dans l'*épilepsie jacksonnienne* il modifie la formule précédente par addition d'iodure de potassium, soit :

Arséniate de soude.	quinze centigrammes
Iodure de potassium.	3o grammes
Bromure de potassium.	100 »
Eau distillée	qs p. 1 litre

qu'il emploie comme la précédente, s'en tenant toutefois
habituellement à quatre cuillères à soupe comme dose maximum quotidienne.

Mentionnons ici que pour prévenir les accidents d'intoxication ioduro-bromurée, il fait prendre en même temps
que la solution bromurée une quantité égale du sirop suivant :

Borate de soude.	10 grammes
Glycérine.	qs p. solution
Sirop d'écorces d'oranges amères . . .	3oo centimètres cubes

Association iodo-bromuro-chlorurée.

Dans un tout autre ordre de faits on a préconisé (Potain
et Grasset entre autres) l'*association iodo-bromuro-chloru-*
rée, en particulier dans la *tuberculose chronique torpide,*
sans fièvre et sans hémoptysie, avec antécédents lympha-
tiques et adénopathies multiples et dans les adénopathies
trachéo-bronchiques.

On peut formuler avec ces auteurs :

Iodure de sodium.	10 grammes
Bromure de sodium	20 »
Chlorure de sodium	40 »
Eau distillée.	3oo »

une cuillerée à soupe contient (iodure, o gr. 5o, bromure,
1 gramme, chlorure, 2 grammes); on en prescrit une cuillère à soupe dans une tasse de lait le matin et le soir à

quatre heures. Nous trouvons la dose d'iodure trop forte et
la réduisons dans notre pratique à 5 et même quelquefois
4 grammes. Cette association donne souvent des résultats
remarquables. Les sels de sodium doivent être préférés aux
sels de potassium en ce qu'ils n'ont sur le cœur aucune
action déprimante. L'*iodure* est un merveilleux expectorant
très favorable à l'expulsion des détritus pulmonaires, c'est
un remarquable antiscrofuleux, mais il est formellement
contre-indiqué en cas de tuberculose active, de tendance
congestive, de fièvre, d'hémoptysies. Le *bromure* exerce
sur l'éréthisme nerveux si fréquent chez les tuberculeux
une action sédative des plus heureuses. Le *chlorure* enfin
est d'autant plus utile que la déperdition des chlorures chez
les tuberculeux est considérable tant dans les urines que dans
les crachats; enfin il excite l'appétit et exerce une appréciable action tonique générale.

Associations bromurées diverses.

Ces quelques exemples de préparations magistrales font
pressentir l'extrême variété des associations pharmaceutiques bromurées.

Le *Bromidia*, préparation bromurée, hypnotique, sédative,
calmante, spécialisée par les Américains renferme par cuillère à café :

Extrait de jusquiame.	àà un centigramme.
Extrait de chanvre indien.	
Hydrate de chloral.	àà un gramme
Bromure de potassium	

C'est certainement un des meilleurs sédatifs hypnotiques
que nous connaissions. Il est particulièrement recommandable dans le délire alcoolique. On pourra en faire une préparation magistrale en choisissant comme véhicule soit la
julep simple, soit le sirop d'écorces d'oranges amères.

Extrait de jusquiame.	ää dix centigrammes
Extrait de chanvre indien.	
Hydrate de chloral.	ää 10 grammes
Bromure de potassium.	
Sirop d'écorces d'oranges amères. .	ää qs p. 200 cent. cubes
Julep simple	

Cette préparation est moins concentrée que le bromidia; une cuillèré à soupe de cette préparation équivaut à une cuillère à café de bromidia.

Le goût en est peu agréable, aussi pourra-t-on faire sucer quelques pastilles de menthe après l'absorption. On pourrait aussi pour éviter l'action irritante sur l'estomac, la donner dans du lait ou de la tisane.

Citons pour finir la formule suivante recommandée par ℈. A Robin dans le traitement de l'*accès de migraine*.

Antipyrine	ää o gr. 5o
Bromure de potassium.	
Chlorhydrate de cocaïne	o gr. o1
Caféine.	o gr. o2
Poudre de paullinia sorbilis	o gr. 3o

Mêler, pour un cachet à prendre dès les premières manifestations de l'accès migranien.

DIGITALE

La digitale est un médicament toni-cardiaque vaso-constricteur, diurétique.

L'action physiologique de la digitale peut être ainsi schématisée : la digitale est un médicament *toni-cardiaque*, *vaso-constricteur*, *diurétique*. Elle exerce son action sur tout le système circulatoire, myocarde et vaisseaux, et sur l'appareil d'innervation cardiaque. Suivant les cas et suivant les doses, elle exerce sur toute la circulation une action régulatrice, calmante, tonique, stimulante ; elle peut être l'opium, le quinquina, l'alcool du cœur.

Son *action cardio-vasculaire* est, nous venons de le dire, complexe.

Elle exerce une action directe sur le myocarde. Ceci est mis facilement en évidence par l'expérience suivante : la pointe du cœur est séparée du reste de l'organe, et en particulier de l'appareil d'innervation cardiaque (nerfs et ganglions), et imprégnée de sang digitaliné ; elle se met en systole. Donc *la digitale est un excitant direct de la fibre cardiaque*.

Elle exerce sur les vaisseaux une action directe que l'on met en évidence de la manière suivante : il est facile de constater, avec le sphygmo-métrographe par exemple, l'élévation de la tension artérielle après l'administration de la digitale. Si on détruit préalablement les nerfs vaso-moteurs chez l'animal soumis à l'expérience, l'administration de la digitale est sans action sur la tension artérielle, quoique la systole cardiaque soit notablement renforcée. On en peut conclure que *la digitale exerce une action vaso-constrictive, et élève, de ce fait, la tension artérielle.*

Elle agit enfin sur le système d'innervation cardiaque. L'administration de la digitale ralentit de façon manifeste les battements cardiaques ; mais si, chez l'animal en observation, on supprime, au préalable, les rapports du pneumogastrique et du cœur, soit par section, soit par administration de doses élevées de chloral (qui supprime physiologiquement le pneumogastrique), la digitale ne ralentit plus les battements cardiaques. *La digitale est donc un excitant du nerf pneumogastrique modérateur cardiaque.* D'autre part, l'expérimentation enseigne qu'elle excite aussi le grand sympathique et augmente, de ce fait, l'énergie systolique.

L'*action globale* résultant de ces actions expérimentalement dissociées se manifeste par un allongement de la période diastolique et un ralentissement du rythme cardiaque (résultat de l'excitation pneumogastrique), d'où réplétion plus complète des cavités du cœur ; par un renforcement de la contraction cardiaque (résultat de l'action directe sur le myocarde et le grand sympathique). Les deux actions précédentes déterminent une accélération de la circulation périphérique ; jointes à la vaso-constriction artérielle, elles déterminent la *régularisation de toute la circulation.*

L'*action sur le pouls* est quelque peu paradoxale. En règle, le pouls est généralement ralenti et renforcé, mais il est surtout mobile et instable. A dose thérapeutique, la digitale ralentit et renforce le cœur ; mais en ce qui concerne le pouls, les causes d'erreur et de perturbation sont nombreuses ; nous signalerons les deux plus fréquentes. Dans les cas de rythme couplé ou bigéminé, la digitale renforçant les systoles peut rendre perceptibles des systoles imparceptibles avant son administration, d'où accélération apparente du pouls, mais ralentissement réel. « Dans les pyrexies et les affections aiguës du cœur, l'irritabilité augmentée des organes de la circulation annule les effets de l'action sédative du médicament » (Gendrin). Elle provoque quelquefois une irrégularité rythmée du pouls, en vertu de laquelle deux pulsations rapides sont séparées des deux suivantes par une pose assez longue : c'est le *pouls bigéminé de la digitale.* qu'il faut bien connaître et qu'il faut bien surveiller, car il est l'indice de l'intolérance commençante, comme nous le verrons plus loin.

L'*action diurétique* de la digitale est, après l'action émétocathartique, celle qui fut le plus anciennement connue. Dès le xviii° siècle, Withering traitait avec succès les hydropiques par la digitale et signalait l'augmentation considérable du taux des urines au cours de la médication.

L'action diurétique est discutable chez l'homme sain ; elle est évidente et puissante chez les cardiaques, surtout chez les hydropiques et les œdémateux.

L'absence de phénomènes diurétiques chez l'homme sain permet de supposer que *la diurèse digitalique est indépendante de toute action directe sur l'épithelium rénal.*

Les rapports de la diurèse et de l'élévation de la tension artérielle ne sont pas encore rigoureusement établis. Lauder Brunton, arrivait aux conclusions suivantes (XIIIᵉ Congrès international de médecine) : « *La diurèse produite par la digitale dépend principalement de l'augmentation de la pression sanguine.* Lorsque la pression sanguine est déjà très élevée il ne faut pas attendre de la digitale une action diurétique prononcée. Si, au contraire, la pression sangine est abaissée, à raison, soit de la constitution naturelle, soit de la maladie, la digitale exerce une action diurétique. »

Il est probable, en définitive, que *la digitale est un diurétique indirect*, que son action régulatrice de la circulation

générale fait rentrer dans la circulation, pour les éliminer
par les urines, les liquides épanchés hors des vaisseaux (hydropisies, œdèmes).

La *diurèse digitalique* est relativement tardive ; elle commence en moyenne vingt-quatre à trente-six heures après
l'administration de la digitale ; elle se prolonge, d'ordinaire
pendant plusieurs jours, trois à sept : *elle est donc tardive,
moyenne, prolongée.*

Intoxication digitalique.

Les actions précédemment étudiées sont provoquées par
des doses thérapeutiques de la digitale (1 milligramme de
digitaline cristallisée, o gr, 5o à 1 gramme de poudre de
feuilles) et administrées conformément aux règles classiques, ni trop souvent, ni trop longtemps.

Des doses plus élevées, ou trop prolongées ou trop fréquemment répétées, donnent lieu à des *phénomènes toxiques d'intolérance* que le praticien doit bien connaître et
qu'il évitera par une administration éclairée du médicament.
Ces phénomènes sont de deux ordres. Les uns semblent surtout la traduction clinique de la *paralysie des nerfs pneumogastriques modérateurs et de l'excitation prédominante du
.sympathique et des vaso-constricteurs :* pâleur du visage,
hypothermie, tendance au refroidissement des extrémités
(vaso-constriction), tachycardie, arythmie, bigémination du
pouls (*asystolie digitalique* par vago-parésie) ; il peut s'y
joindre du vertige, de la céphalée, de la mydriase, des bourdonnements d'oreille, des hallucinations, du délire. Si l'effet
toxique se prolonge, le cœur s'arrête en systole. Dans sa
communication sur « le délire et le coma digitaliques » publiée
en 1874, Duroziez rapporte 20 cas d'accidents parfois mortels
provoqués par l'administration inconsidérée de la digitale.

Le premier signe qui doit faire suspendre l'emploi du médicament est l'irrégularité du rythme du pouls. Les autres,

souvent les premiers en date, sont dus aux *propriétés émé-
tho-cathartiques* du médicament ; ce sont des *phénomènes
gastro-intestinaux* : saveur amère désagréable, sécheresse
de la gorge, vomissements, coliques, diarrhée, provoqués
vraisemblablement par l'action directe de la digitale sur les
muqueuses.

La digitale est le quasi-spécifique de l'asystolie.

De tout ce qui précède, il résulte que l'*emploi de la digitale* sera justifié dans tous les cas où il y a fléchissement du
myocarde, abaissement de la tension artérielle, tendance à
la stase ; qu'en un mot la *digitale est le quasi-spécifique de
l'hyposystolie ou de l'asystolie*. C'est là l'indication fondamentale. Quelle que soit l'affection cardiaque, quel que soit
le siège de la lésion valvulaire, quand l'affection n'est plus
compensée, quand l'équilibre circulatoire est rompu, la
digitale est le médicament de choix.

Elle sera donc indiquée dans *toutes les maladies du cœur
ou des vaisseaux à la période d'hyposystolie ou d'asystolie*.
Mais de ce que nous savons de l'évolution normale des affections cardiaques et cardio-artérielles, nous pouvons prévoir
que l'indication sera beaucoup plus fréquente dans les lésions mitrales que dans les lésions aortiques.

Elle sera surtout indiquée dans l'*insuffisance mitrale* arri-
vée à la troisième période ou période hyposystolique, caractérisée par l'insuffisance du pouls et des pulsations cardiaques, l'œdème malléolaire, la rareté des urines, la constance
de la dyspnée. Elle aura, dans ce cas, la plus grande valeur,
tant pronostique que thérapeutique, car elle renseigne exactement sur le degré de dégénérescence de la fibre cardiaque : quand le cœur réagit à la digitale, tout est à espérer ;
quand la digitale, bien administrée, est sans action, tout est
à craindre.

Dans le *rétrécissement mitral*, elle est très longtemps

contre-indiquée ; la physiologie pathologique de cette affection explique nettement la raison de cette relative contre-indication.

Dans les *cardiopathies artérielles et l'artério-sclérose*, la digitale est presque toujours contre-indiquée du fait de l'hypertension artérielle quasi-constante et de l'apparition tardive des phénomènes hyposystoliques. Son administration intempestive risquerait d'aggraver la lésion, de stimuler ou de provoquer l'angine de poitrine, d'amener la rupture d'un anévrisme aortique. Cependant la plupart des auteurs sont d'accord sur ce point que la contre-indication n'est pas absolue (hors peut-être le cas d'anévrisme). Quand le myocarde a fléchi, que le cœur devient faible et irrégulier, que l'œdème prétibial apparaît, que l'excrétion urinaire diminue, que l'on constate l'existence d'un bruit de galop, qu'il y a congestion œdémateuse pulmonaire, l'aortique ou l'angineux est devenu un cardiaque, la digitale est indiquée.

Tout ce que nous avons dit précédemment peut en somme se résumer en cette proposition : la digitale est l'excitant thérapeutique de la fibre cardiaque, c'est *le médicament quasi-spécifique de la myocardite*. Elle est indiquée dans tous les cas de myocardite primitive ou secondaire où la fibre cardiaque défaillante devient insuffisante et, faisant connaître le degré d'excitabilité du myocarde, elle permet d'apprécier sa dégénérescence et partant de préciser le pronostic. Il faudra pourtant en éviter l'emploi dans les myocardites avec dissociation segmentaire, telle la myocardite typhique ; nous y reviendrons dans un instant.

Dans les *péricardites*, la digitale n'est indiquée qu'autant que le myocarde sous-jacent est atteint.

Emploi de la digitale dans diverses affections.

Après les affections cardiaques, ce sont les *affections pulmonaires* qui fournissent les indications les plus fréquentes.

Ce sont, en particulier, tous les cas où il y a tendance à la stase veineuse, à la congestion des bases, indice que le cœur droit est fatigué et insuffisant, incapable de suffire à une circulation pulmonaire obstruée ; c'est surtout dans *l'emphysème avec bronchite chronique* et dans *les congestions primitives ou secondaires* qu'on aura à l'administrer.

La *pneumonie* mérite une mention spéciale. La digitale a de tout temps occupé une grande place dans le traitement de la pneumonie. Bon nombre d'auteurs même ont cru reconnaître à ce médicament une action quasi-spécifique, antitoxique, et l'ont employé de façon systématique ; cette opinion a encore aujourd'hui d'ardents et brillants défenseurs (Hirtz, Petrescu, Landouzy, etc.). Le plus grand nombre des cliniciens admet plutôt qu'il est fréquemment opportun de l'employer dans cette maladie, surtout chez le vieillard, en se réglant sur l'état de la circulation et en se basant sur les règles énoncées à l'occasion des maladies de l'appareil circulatoire, en se rappelant bien que « dans la pneumonie la maladie est au poumon, mais le danger est au cœur ». Il est rationnel de l'administrer de façon à peu près constante du quatrième au septième jour pour soutenir et tonifier le cœur pendant la période de défervescence, qui est quelquefois celle de la défaillance cardiaque.

Dans les affections rénales, elle est surtout indiquée dans la période terminale du mal de Bright, quand le cœur a faibli, qu'il y a stase, congestions viscérales, hydropisies ; elle est d'autant plus indiquée que, comme nous l'avons vu, son action diurétique est indirecte, qu'elle est sans action sur l'épithélium rénal. L'albuminurie n'en contre-indique donc nullement l'emploi.

La digitale sera indiquée dans tous les cas où on devra stimuler la circulation, tonifier le cœur, faciliter l'élimination des poisons de l'organisme ; c'est-à-dire qu'on pourra être amené à l'administrer *dans la pleurésie, le rhumatisme, les fièvres éruptives, la tuberculose, la grippe*, etc.

Certains auteurs ont même vu dans la digitale la médication élective de la *grippe* (Gingeot) ; elle aurait dans cette
maladie comme dans la pneumonie une action non seulement curative mais pronostique ; elle serait la véritable
pierre de touche de ces deux affections ; son action antithermique et améliorante s'observerait exclusivement dans ces
infections ; elle serait nulle dans les autres infections aiguës, la dothiénentérie et la tuberculose aiguë en particulier. Nous ne pouvons nous prononcer sur la valeur de ces
affirmations.

Enfin, comme vaso-constricteur hémostatique, la digitale
pourra trouver son emploi dans certaines *hémorragies* (hémoptysies, ménorragies).

Dans tous ces cas, on se guidera pour l'administration sur
les règles qu'on peut résumer comme suit : 1° Ne donner de
digitale « ni trop, ni trop peu, ni trop souvent, ni trop
longtemps » ; 2° Cesser toute autre médication pendant son
administration ; 3° Tenir le malade au lit ; 4° Avant l'administration chercher à diminuer le trop-plein vasculaire et les
résistances périphériques par les moyens appropriés (purgatifs, saignées, ponctions, mouchetures, etc.).

La digitale est contre-indiquée dans les affections cardiaques bien compensées et dans la fièvre typhoïde.

Les notions précédemment rappelées relatives à l'action
physiologique de la digitale nous ont fait prévoir les cas
dans lesquels son *administration serait dangereuse.* Nous
ne mentionnerons que les plus importants.

Ce sont avant tout les *affections cardiaques bien compen-
sées*, à la période d'équilibre circulatoire, pendant laquelle
le cœur suffisant à sa tâche ne pourrait qu'être fatigué par
l'action de la digitale. Nous avons indiqué précédemment
dans quelles conditions l'emploi de la digitale pouvait être
légitime dans les *cardiopathies artérielles*, mais quels étaient

les dangers d'une administration intempestive. Elle est de même contre-indiquée quand il y a *lenteur du pouls* ou que l'on se trouve en présence de *troubles fonctionnels cardiaques d'origine gastro-intestinale ;* elle est contre-indiquée surtout quand on constate l'existence du *rythme couplé du cœur,* c'est-à-dire la constatation d'une irrégularité rythmique des battements cardiaques et du pouls, deux systoles se succédant à intervalles rapides et étant séparées du couple suivant par une pause plus ou moins longue ; cette pause diastolique si dangereuse pour le myocarde ne pourrait qu'être augmentée par la digitale.

Il est enfin une infection, *la fièvre typhoïde,* dans laquelle la digitale ne doit être prescrite qu'avec les plus grands ménagements, le mieux même étant de s'en abstenir. A cette contre-indication on peut reconnaître des raisons diverses : la myocardite typhique est caractérisée par la dissociation segmentaire des fibres myocardites que la digitale ne pourrait qu'augmenter ; l'action de la digitale sur la contractilité des fibres lisses et en particulier des fibres intestinales ne peut que favoriser les perforations ; enfin, pour certains auteurs (Ferrand, Huchard), la digitale et la toxine typhique agiraient de façon identique sur le pneumo-gastrique.

COMMENT ON DOIT PRESCRIRE LA DIGITALE

Histoire de la digitale.

La digitale fut introduite dans la pharmacopée au xviii° siècle en Angleterre, et dès 1775 Withering avait signalé son action sur le pouls et la diurèse. On employait alors exclusivement la poudre de feuilles en pilules ou en infusion. Graduellement on introduisit dans la pratique les diverses teintures (alcoolique et éthérée), les sirops, les vins composés, encore en usage aujourd'hui.

Un grand progrès est réalisé par Homolle en 1845, quand, s'inspirant des découvertes de Pelletier et Caventou relatives aux alcaloïdes du quinquina, il isole une substance qu'il estime être « le principe actif de la digitale et dont l'action est égale et en tout comparable à celle de la plante » : c'est la digitaline d'Homolle dont le procédé sert encore aujourd'hui à la préparation de la *digitaline amorphe chloroformique du Codex.*

On put croire un instant que le dernier progrès était accompli, au point de vue pharmacologique, quand Nativelle eut isolé, partant de la digitale, un produit cristallisé, parfaitement défini, d'action comparable à la digitaline d'Homolle, mais bien plus énergique, digitaline cristallisée : c'est la *digitaline cristallisée chloroformique du Codex.*

Cependant, la question n'était pas encore résolue et s'est même compliquée depuis les travaux de Schmiedeberg et ses études sur la *digitoxine* qu'il affirma être le principe actif de la digitale.

Nous ne pouvons ici entrer dans le détail des discussions relatives aux rapports de la digitaline cristallisée et des digitoxines allemandes; nous n'en voulons retenir que les constatations suivantes susceptibles d'applications pratiques :

1° La digitaline cristallisée chloroformique n'est pas le seul principe actif de la digitale. On en retire encore, entre autres produits secondaires, les deux suivants déjà isolés par Nativelle : la digitaléine amorphe soluble dans l'eau, la digitine cristallisée soluble dans l'alcool bouillant; on y trouve encore de la digitoxine et des sels de potassium et de calcium dont l'action cardio-vasculaire est bien connue.

2° Il est probable que l'action de la digitale est due surtout à la digitaline, à la digitaléine et à la digitoxine, l'action de ces trois principes étant analogue et ne différant que par l'intensité. Cette opinion a été soutenue au XIII° congrès international de médecine par Lauder-Brunton.

3° La digitaline cristallisée, parfaitement définie, a une action physiologique toujours identique à elle-même; il n'en a pas été de même des diverses digitoxines livrées jusqu'ici au commerce. Il paraît donc légitime, d'employer la digitaline cristallisée de préférence à la digitoxine

Les feuilles de digitale.

La digitale (*Digitalis purpurea*) est une plante herbacée bisannuelle de la famille des scrofularinées qui doit son nom à la forme en doigt de gant de sa fleur (Fingerhut des Allemands). Elle croît surtout dans les terrains secs, incultes, siliceux.

Les feuilles seules sont employées en pharmacie. Leur richesse en substance active est des plus variables et les facteurs de variabilité sont multiples (terrain, humidité, température, exposition solaire, etc.); souvent même on recueillera dans le même champ, en des points espacés seulement de quelques centaines de mètres, des feuilles de richesse absolument différente en principe actif. C'est là un fait capital dans l'histoire pharmacologique de la digitale. C'est à lui sans doute qu'il faut demander l'explication des différences énormes que l'on trouve dans les diverses posologies européennes, la dose de 12 à 15 grammes de feuilles en macération ou en infusion étant usuelle en Ecosse et en Roumanie, alors qu'à Londres elle s'abaisse à 3 ou 4 grammes et qu'en France la dose de 1 gramme est rarement dépassée, d'où la difficulté d'établir une posologie offrant même une apparence de rigueur : c'est la cause de bien des insuccès thérapeutiques et de bien des accidents toxiques; c'est la notion qui devra nous guider dans le choix d'une préparation pharmaceutique.

En tous cas, on ne devra cueillir que les feuilles de deuxième année, récoltées au moment de la floraison et choisies surtout vers la base de la plante, car leur richesse en principes actifs va décroissant vers le sommet. Elles devront être séchées à l'ombre, puis à l'étuve sans dépasser 30°; gardées en flacons bien bouchés à l'abri de la lumière et de l'humidité; la provision en devra être renouvelée tous les ans. Dans ces conditions et si les feuilles sont recueillies toujours dans le même endroit, on aura chance d'avoir des préparations efficaces et dans une certaine mesure identiques à elles-mêmes. Le limbe seul de la feuille devra être utilisé pour la préparation de la poudre qui sera reconnaissable à sa couleur verte, à sa saveur amère spéciale, à son odeur rappelant celle de la plante.

Formes pharmaceutiques de la digitale.

Les *formes pharmaceutiques* les plus couramment employées sont :

La *poudre de feuilles*, qu'on emploiera soit en macération à froid, soit en infusion à chaud, soit en pilules;

La *teinture alcoolique*, employée par gouttes (5o gouttes par gramme);

La *digitaline*, alcaloïde de la digitale, qu'on emploie d'ordinaire par gouttes d'une solution glycéro-alcoolique au millième ou sous forme de granules solubles.

Les *équivalences thérapeutiques* de ces diverses préparations sont sensiblement les suivantes : *1 milligramme de digitaline cristallisée de Nativelle* — cette dose étant prise comme unité de comparaison des diverses préparations digitaliques — équivaut : à *1 gramme* ou *5o gouttes de la solution glycéro-alcoolique au millième* dite *solution de digitaline de Petit;* à *2 gr. 4 ou 128 gouttes de teinture alcoolique;* à *40 centigrammes de poudre de feuilles fraîches.*

Nous répétons ici que cette équivalence n'est évidemment qu'approximative, la digitaline cristallisée étant seule un corps chimiquement défini, les autres préparations ayant une richesse variable en digitaline et renfermant, nous y avons insisté plus haut, d'autres principes actifs que cet alcaloïde (digitaléine, digitine, sels de potassium). Et, en effet, alors que l'on peut admettre comme rendement moyen de la feuille de digitale 1 milligramme de digitaline par gramme, 1 gramme de feuilles équivaut comme effet toxique à 5 milligrammes de digitaline cristallisée (François Franck) et non à 1 milligramme, comme on pourrait le supposer. D'où cette conclusion : que l'extraction chimique n'épuise pas la feuille; que celle-ci contient, à côté de la digitaline, d'autres substances et que son action ne peut être absolument identique à celle de son alcaloïde; tous arguments dont, il faut bien le dire, on peut faire flèche aussi bien pour que contre l'emploi de la digitaline. Mais le fait de la composition variable des feuilles de digitale emporte l'opinion, et conduit à conclure que la *digitaline cristallisée* est la *préparaion de choix*, car seule elle est de composition définie et d'action toujours identique à elle-même.

La *digitaline* se prescrit d'ordinaire en *solution glycéro-alcoolique au millième* dont la formule est la suivante (Petit) :

Digitaline cristallisée chloroformique .	1 gramme
Glycérine de densité 1 250	333 cent. cubes
Eau distillée	146 »
Alcool à 95° Q. S. pour.	1000 »

Elle se prend en gouttes dans de l'eau, du lait ou de la tisane, la dose totale étant donnée en trois fois, à intervalles réguliers, dans les vingt-quatre heures. Il y a 50 gouttes au gramme et 1 milligramme de digitaline cristallisée par gramme. Son titrage parfait, sa conservation à peu près indéfinie, la sûreté de son absorption et partant de son action en font une préparation quasi idéale.

Elle se prescrit encore en *granules* solubles, généralement titrés à un quart de milligramme.

La *macération* de feuilles fraîches ou de poudre de feuilles est, après la solution de digitaline, la meilleure des préparations digitaliques; il est probable cependant que ses principes actifs sont tout différents, car la digitaline est insoluble dans l'eau; vraisemblablement la digitaléine et les sels de potasse jouent donc le principal rôle. On la prescrira de la façon suivante :

```
Feuilles de digitale énervées fraîches ou
    poudre de feuilles de digitale fraîche-
    ment préparée. . . . . . . . . . .      o gr. 25 à o gr. 80
Eau froide pour faire macérer. . . . .      300 grammes
```

Elle se préparera en faisant macérer pendant douze heures la quantité prescrite de feuilles ou de poudre de feuilles et en tamisant. On édulcorera avec un sirop quelconque et le malade absorbera la potion ainsi obtenue en quatre ou cinq prises réparties dans les vingt-quatre heures.

L'*infusion* est aussi une excellente préparation, quoique moins fréquemment employée; elle est considérée par Jaccoud comme la préparation de choix. On la prescrira ainsi :

```
Feuilles de digitale fraîches énervées et
    concassées . . . . . . . . . . . .      o gr. 25 à o gr. 80
Eau bouillante pour infusion . . . . .      150 grammes
    Faire infuser une demi-heure, filtrer et ajouter :
Sirop de capillaire ou des cinq racines,
    ou tout autre sirop . . . . . . . .     50 à 100 grammes
```

Le malade prendra cette potion comme la précédente, en quatre ou cinq prises réparties dans les vingt-quatre heures.

Les *pilules*, encore souvent employées, sont de toutes les préparations à base de feuilles de digitale assurément la moins bonne. On prescrira de la façon suivante :

```
Poudre de feuilles de digitale fraîche-
    ment préparée. . . . . . . . . . .      o gr. 25 à o gr. 80
Excipient . . . . . . . . . . . . .         Q. S.
    Mélanger et diviser en dix pilules.
```

A prendre à intervalles réguliers, cinq le premier jour, trois le second, deux le troisième, par exemple.

La *teinture alcoolique de digitale* était la préparation préférée de Gubler.

Elle s'emploie en gouttes diluées dans un liquide quelconque ou incorporée à une potion ; son usage est assez fréquent en thérapeutique infantile. On devra se rappeler qu'en pratique un milligramme de digitaline cristallisée équivaut à 2 gr. 4 ou 128 gouttes de teinture alcoolique, ou que o gramme 10 centigrammes de feuilles correspondent à 32 gouttes de teinture.

La *voie d'introduction* de ces diverses préparations est à peu près exclusivement la *voie stomacale*.

On a essayé la *voie hypodermique*, mais les injections de digitaline sont douloureuses et donnent souvent lieu à des abcès ; on a cependant proposé la formule suivante, peu recommandable :

Digitaline amorphe d'Homolle et Quévenne.   10 centigr.
Alcool. . . . . ⎰
Ether. . . . . ⎱ àà 25 grammes
pour injections hypodermiques.
Un demi-centimètre cube renferme un milligramme de digitaline.

L'*huile* a été conseillée dès longtemps comme véhicule. Une solution huileuse stable de digitaline est possible au point de vue pharmaceutique. Son emploi ne déterminerait ni douleurs, ni irritation ; sa posologie n'est pas encore nettement déterminée. Dans le formulaire thérapeutique de Boisson et Mousnier, on trouve la formule suivante :

Digitaline cristallisée. . . . . 20 milligrammes
Chloroforme . . . . Q. S. pour dissoudre
Huile stérilisée . . . . Q. S. p. 100 cent. cubes
2 à 3 centimètres cubes espacés dans les 24 heures.

Il serait légitime d'administrer la digitale ou la digitaline par la *voie rectale* en cas d'impossibilité d'administration stomacale, d'intolérance par exemple.

L'élimination de la digitale est lente, les doses répétées s'accumulent.

L'*absorption* par les voies digestives est *rapide*, mais l'*élimination est lente* : c'est là une des particularités les plus intéressantes de ce médicament. L'élimination est lente et dure au moins une semaine ; elle ne se fait pas en nature par les urines. Il en résulte que les *doses répétées s'accumulent ;* cette notion doit dominer le mode d'administration de la digitale.

Prolongation de l'action de la digitale pendant une période moyenne de huit à dix jours, *accumulation* dans l'organisme de la digitale doivent être toujours présents à l'esprit du praticien quand il prescrit ce médicament, et les règles pratiques qui en découlent sont résumées dans l'aphorisme de Huchard « ni trop, ni trop peu, ni trop souvent, ni trop longtemps ».

Donc, suivant les cas, on donnera d'emblée en vingt-quatre heures la dose maxima jugée nécessaire, ou on répartira cette dose sur trois jours au plus ; on attendra ensuite une dizaine de jours au moins avant de prescrire une nouvelle dose.

La plus grande faute qu'on puisse commettre, la plus commune chez les débutants pusillanimes, est la prescription de petites doses longtemps répétées ; il est peu de médecins qui n'aient eu l'occasion de soigner des asystolies digitaliques n'ayant pas d'autres causes !

Il est prudent de prescrire le *repos au lit* aux malades soumis à la digitale ; c'est le moyen le plus sûr d'obtenir le maximum d'action et d'éviter la syncope. Il faut de même *cesser toute autre médication* et *chercher à diminuer le trop-plein vasculaire et les résistances périphériques ;* on prescrira dans ce but, suivant les cas, purgatifs, saignées, ponctions, mouchetures, etc.

Posologie de la digitale.

Chez l'adulte, on peut accepter comme *doses usuelles* pour les vingt-quatre heures et sous bénéfice des observations précédentes :

30 à 80 centigrammes de feuilles en pilules, macération ou infusion. Mais nous avons indiqué les raisons pour lesquelles il est si difficile d'indiquer une posologie précise, et nous devons dire que l'expérience de plusieurs de nos anciens chefs de service, M. Danlos entre autres, et notre expérience personnelle, nous ont amené à considérer ces doses classiques comme faibles, et à prescrire couramment chez les malades surveillés et suivant indications o gr. 5o à 1 gr. 20.

40 à 50 gouttes de teinture de digitale comme dose moyenne. Cette dose est certainement faible; il ne faudra pas hésiter souvent à donner 100 à 120 gouttes si l'on veut obtenir un effet utile.

1 milligramme de digitaline cristallisée ou *50 gouttes de la solution au millième,* donné en une ou plusieurs fois dans les vingt-quatre heures comme dose maxima qui ne devra être dépassée qu'après connaissance précise de la tolérance individuelle.

Chez les enfants, on s'abstiendra de la digitaline dont l'action est trop énergique pour être facilement maniable en médecine infantile.

On s'adressera à l'*infusion* ou à la *macération de poudre de digitale* qu'on prescrira à la dose moyenne de *1 à 2 centigrammes par année d'âge ;* ou mieux à la *teinture de digitale,* préparation de choix dans l'enfance. Comby indique deux gouttes par année d'âge associée ou non à la teinture de scille, cette dose est faible ; conformément aux indications de J. Simon et de Marfan, on peut donner une dose moyenne de trois gouttes par année d'âge jusqu'à cinq ans et augmen-

ter d'une goutte par année jusqu'à dix ans, soit 3 gouttes à
un an, 9 gouttes à trois ans, 15 gouttes à cinq ans, 18 gouttes
à huit ans, 20 gouttes à dix ans.

Au surplus, la digitale est rarement indiquée avant deux
ans, mais les enfants la supportent bien, sans doute à cause
de l'intégrité de leurs viscères, foie et rein en particulier.

LES ASSOCIATIONS DE LA DIGITALE

En principe la digitale doit être prescrite seule.

La plupart des auteurs sont d'accord sur ce point que *la
digitale doit être prescrite seule* et qu'il convient même de faire
cesser toute autre médication pendant son administration.

Les raisons de cette façon de faire sont multiples.

La digitale répond à une *indication précise : défaillance
de la fibre cardiaque ;* bien administrée, précédée de la médication le plus propre à diminuer le trop-plein vasculaire et
les résistances périphériques (purgations, saignées, mouchetures, ponctions), elle doit suffire seule à cette tâche.

Son *mode d'administration* (doses maxima prises en un
ou trois jours et séparées par des périodes d'au moins dix
jours) lui est tellement particulier, qu'elle se prête mal à
entrer dans des préparations complexes, associée à d'autres
substances dont l'administration doit être différente.

Enfin, la *thérapeutique actuelle* s'efforçant de plus en plus
d'être physiologique, rigoureuse, exacte, de mesurer de
façon précise ses effets, *s'éloigne chaque jour davantage* de
la polypharmacie des anciens temps, des *formules complexes*
basées sur un empirisme plus ou moins justifié, exclusives
en tous cas d'une observation vraiment scientifique, et
ces considérations s'appliquent avec plus de force qu'à
aucune autre substance à la digitale, dont l'action physiologique est si parfaitement connue.

Nous verrons cependant que la règle précédemment énoncée comporte quelques amendements, et que quelques associations digitaliques d'ailleurs rares ont pour elles la sanction de la clinique et de l'expérimentation.

Antagonistes de la digitale.

Il est en particulier quelques *drogues dont l'association à la digitale doit être plus rigoureusement évitée* du fait de leur antagonisme physiologique ou chimique avec ladite substance.

C'est ainsi que la *morphine*, l'*antipyrine*, la *belladone* à cause de leurs actions anti-diurétiques bien connues se présentent comme des *antagonistes rénaux* de la digitale et partant, n'en pourraient que contrarier l'action.

Les *iodures*, la *trinitrine* sont vaso-dilatateurs, dépresseurs de la circulation; ils représentent donc des *antagonistes cardio-vasculaires* de la digitale et à ce titre doivent être spécialement éliminés des associations digitaliques; ce qui ne veut pas dire que dans certains cas il n'y ait pas utilité à alterner les médications iodurée et digitalique.

Le *tanin précipite tous les alcaloïdes* : on ne prescrira donc pas de sirop iodo-tannique ou de cachets contenant du tanin, à un malade soumis à la digitale.

Associations diurétiques, purgatives, vaso-constrictives.

En dépit des observations précédentes, un certain nombre d'associations sont tentantes du fait de leur action physiologique : associations diurétiques, purgatives, vaso-constrictives.

Quelques-unes de ces associations ont reçu une pleine sanction clinique. Elles trouvent surtout leur indication dans les milieux peu éclairés, se pliant mal aux exigences des médications complexes ou successives, milieux dans lesquels il faut tendre à réduire à sa forme la plus simple l'intervention thérapeutique. L'idéal dans ces cas est de ramener la prescription à ces deux termes : 1° Les règles hygiéniques schématisées en formules brèves et nettes; 2° une seule préparation pharmaceutique remplissant, si possible, les diverses indications.

C'est d'ailleurs cette tendance très générale du public à remplacer les médications complexes par un médicament unique qui fait surtout le succès de bien des spécialités, et le médecin doit savoir adapter son *modus faciendi* aux conditions si variées de la pratique journalière.

Nous répétons que cette façon de faire n'est qu'un mode de circonstance, que toutes les fois que la surveillance médicale pourra être fréquente et étroite, que le milieu sera éclairé, il faudra s'en tenir aux prescriptions successives s'adaptant de façon opportune aux indications du moment et aux formules simples, à principe actif unique et d'action rigoureusement définie.

Ainsi, dans un cas d'*urémie avancée avec défaillance cardiaque, fléchissement du taux urinaire et accidents toxiques*, les indications à remplir sont les suivantes :

1° Ecarter de l'alimentation les ingesta toxiques ou toxigènes;

2° Provoquer l'élimination des toxines déjà accumulées dans l'organisme et suppléer à l'insuffisance de la dépuration urinaire;

3° Relever et soutenir le cœur défaillant;

4° Activer la diurèse,

Si le milieu s'y prête, on pourra formuler de la façon suivante :

1° Régime lacté absolu; donner toutes les deux heures, jour et nuit, un bol de lait de 300 grammes;

2° Donner aujourd'hui en une fois le purgatif suivant :

Eau de vie allemande . . . . }
Sirop de nerprun . . . . } ãã 20 grammes

3° Faire prendre demain, en quatre ou cinq fois, à intervalles réguliers, entre les tasses de lait, la préparation suivante :

> Feuilles de digitale énervées fraîches . soixante centigr.
> Eau froide . . . . 250 grammes
> Faire macérer douze heures, filtrer et ajouter :
> Sirop des cinq racines . . . . 50 grammes
> F. s. a.

4° Les jours suivants prendre toutes les trois heures (soit quatre par jour) une des pilules suivantes :

> Poudre de scille. . . . . cinq centigr.
> Excipient. . . . . Q. S.
> F. s. a. pour une pilule, n° 20.

Si le milieu est fruste la surveillance peu active, il est à craindre que la prescription précédente, si simple soit-elle, soit mal comprise et mal exécutée, il sera légitime de la remplacer par la suivante :

1° Régime lacté absolu, à l'exclusion de tout autre aliment solide ou liquide ; en prendre deux à trois litres dans les vingt-quatre heures ;

> 2° Poudre de scille. . . . .
> Résine de scammonée . . . .) àà cinq centigr.
> Poudre de digitale. . . . .)
> F. s. a. pour une pilule n° 20.
> En prendre huit le premier jour, sept le second, cinq le troisième, à intervalles réguliers entre les repas.

Ces pilules *cardio-toniques-diurétiques-purgatives* remplissent sensiblement les diverses indications du cas donné. Les substances associées ont des actions parallèles et non antagonistes, *l'action cardio-tonique de la digitale* étant renforcée par *l'action diurétique directe de la scille* et *l'action purgative, dérivatrice, antitoxique de la scammonée.* Leur mode d'administration n'est pas tellement différent qu'on ne puisse les administrer simultanément et de façon identique. La prescription est réduite ainsi au maximum de la simplicité ; l'erreur d'interprétation est quasi impossible. La formule est classique, et la clinique thérapeutique est venue confirmer l'effet utile qu'on pouvait attendre *a priori* de cette association basée logiquement sur les données de la physiologie pathologique.

Les mêmes principes avaient présidé à la confection du *vin diurétique dit de Trousseau*, qui réalise l'association cardio-tonique diurétique, scille-digitale. Nous en rappellerons ici la formule :

Feuilles sèches de digitale	5 grammes
Squames de scille	7 gr. 5o
Baies de genièvre	75 grammes
Vin blanc.	900 »
Alcool à 90°.	100 »
Faire macérer quinze jours et ajouter :	
Acétate de potasse.	5o »

Une cuiller à soupe ou 20 grammes de ce vin renferme la substance active de 0 gr. 10 de digitale et 0 gr. 15 de scille ; il se prescrit à la dose de trois cuillers à soupe par jour pendant trois jours.

Associations diverses.

Dans les mêmes conditions de pratique que celles énumérées plus haut (milieu fruste, surveillance médiocre), on pourra dans les *cardiopathies avec congestion hépatique intense*, modifier la triade pharmacologique précédente, (scille, scammonée, digitale) par l'addition suivant les cas : soit de calomel, antiseptique intestinal et diurétique, soit d'ergot de seigle vaso-constricteur, soit des deux drogues, et formuler ainsi :

Poudre de digitale	
Poudre de scille.	ââ cinq centigr.
Résine de scammonée	
Calomel	un centigr.
Excipient	Q. S.
Pour une pilule, n° 15.	

En prendre cinq par jour en dehors des repas pendant trois jours.

Ou bien :

> Poudre de digitale. . . . . ⎫
> Poudre de scille. . . . . ⎬ àà cinq centigr.
> Calomel . . . . ⎭
> Extrait aqueux d'ergot de seigle. . . .   dix centigr.
> Excipient. . . . .   Q. S.
> Pour une pilule, n° 15.

En prendre cinq par jour pendant trois jours en dehors des repas ; surveiller avec soin les gencives (stomatite mercurielle) pendant l'administration de ces pilules et les jours qui suivront.

Nous mentionnons pour finir une association souvent recommandée dans le *traitement d'hémorragies diverses* et, en particulier, *des hémoptysies* :

> Extrait thébaïque . . . . ⎫ àà un centigr.
> Poudre de digitale. . . . . ⎭
> Ergotine . . . . ⎫ àà dix centigr.
> Sulfate de quinine . . . . ⎭
> Pour une pilule n° 10.

A prendre de demi-heure en demi-heure jusqu'à cessation de l'hémoptysie.

Nous avons fréquemment employé cette préparation et le plus souvent avec succès, mais depuis quelque temps déjà nous avons éliminé de cette formule la poudre de digitale, car la dose est trop minime pour être active, elle est donc inutile ; de plus, nous y trouvons l'antagonisme ci-dessus indiqué de la digitale avec l'opium, et nous avons obtenu de la formule modifiée des effets au moins équivalents. On pourra donc prescrire :

> Extrait thébaïque . . . .   un centigr.
> Ergotine . . . . ⎫ àà dix centigr.
> Sulfate de quinine. . . . . ⎭
> Pour une pilule n° 10.

A prendre de demi-heure en demi-heure jusqu'à cessation de l'hémoptysie.

LES FACTEURS ESSENTIELS DE L'HYGIÈNE DU CARDIAQUE [1]

La chose la plus importante pour un cœur forcé, insuffisant, quelle que soit la raison de cette insuffisance, est le

[1] D'après le professeur Harc. *Thérapeutic Gazette*, 1901.

repos, de façon à demander à l'organisme le minimum d'efforts jusqu'à ce que le cœur soit accoutumé à sa nouvelle tâche.

Il n'est pas douteux qu'une grande erreur est commise par ceux qui, en présence d'un cœur défaillant, prescrivent la digitale ou quelque autre drogue toni-cardiaque sans insister en même temps sur un repos suffisant. Repos suffisant peut signifier suivant le cas, soit la suppression de tout exercice musculaire actif, soit le repos absolu au lit pendant un temps considérable. La nécessité de cette partie du traitement est trop évidente pour qu'il soit utile d'insister, car nous avons affaire le plus souvent à un cœur « fatigué ».

En bien des circonstances la pratique du repos donne de remarquables résultats non seulement quant aux symptômes, mais aussi quant aux signes physiques : l'aire de matité cardiaque est considérablement diminuée et le régime circulatoire tout entier est amélioré.

En règle, il est préférable de ne pas avoir recours d'emblée aux toni-cardiaques à moins que l'indication n'en soit urgente, puisque la guérison peut être obtenue très souvent sans traitement médicamenteux. Au surplus, si le repos est institué d'abord et les aires de matité cardiaque soigneusement étudiées, et que plus tard la digitale soit prescrite, on pourra se faire une idée définitive de la valeur relative des deux méthodes de traitement dans le cas donné.

Un second facteur très puissant de guérison ou, pour parler plus exactement, d'amélioration, est l'usage du *massage* ou de la *gymnastique suédoise* pendant la période de repos. Il n'est pas douteux que si le cœur est reposé par la suppression des mouvements, des mesures doivent être prises pour augmenter la circulation de la lymphe et du sang par les pratiques les plus douces du massage et des mouvements passifs des muscles, en sorte que les mains du masseur agissent comme des cœurs additionnels, « additional hearts », faisant progresser les fluides du corps. Dans quelques cas ces massages ou ces mouvements passifs doivent être très doux car s'ils sont trop violents au début, ils peuvent déterminer la syncope ou la défaillance. Un pareil mode de traitement augmente la nutrition des tissus, maintient le tonus musculaire, prévient les stases capillaires et souvent fait rétrocéder une hydropisie modérée. La méthode dite de Schott, telle qu'elle est pratiquée à Nauheim, repose surtout sur les manœuvres précédentes pendant que la stimulation de la peau par les bulles d'acide carbonique dans l'eau agit comme tonique musculaire.

L'influence du *climat* dans le cas d'affections cardiaques est aussi digne d'attention. Aucun climat ne peut être trouvé qui soit propre aux maladies du cœur, comme il peut s'en trouver pour les affections pulmonaires, mais il doit être rappelé que *trois conditions sont très défavorables* dans les cas de cœur faible, défaillant, ou insuffisant, ce sont : le *grand froid*, le *grand vent* et les *hautes altitudes*.

Le *grand froid* demande une activité circulatoire et vitale qu'on ne rencontre pas dans les cas visés.

Le *grand vent* qui flagelle le patient est aussi très dangereux, probablement parce qu'il occasionne des efforts musculaires brusques, et provoque vraisemblablement des spasmes vasculaires qui augmentent le travail du cœur.

Les *hautes altitudes* qui causent souvent des troubles cardiaques en bonne santé, ont une sérieuse influence en pareil cas en ce qu'elles tendent à produire des défaillances et des dilatations soudaines et contre-indiquent absolument le voyage à de telles hauteurs, à moins que la compensation ne soit des plus satisfaisantes. Même alors, le voyage à une haute altitude peut provoquer la rupture de la compensation.

Enfin la dernière, mais non la moins importante, des indications non médicamenteuses vise le *régime alimentaire*. La quantité, la ration alimentaire doit varier avec l'activité du patient, mais, en règle, dans tous les cas de cœur défaillant, qu'ils s'améliorent ou qu'ils s'aggravent, nous prescrirons les *repas fréquents mais peu abondants*. Il n'est pas seulement peu sage, mais encore dangereux pour des patients, atteints de défaillance cardiaque, de prendre en une fois de grandes quantités de nourriture ou de boisson. Outre la gêne de la digestion, qui est difficile à cause de la circulation pauvre et faible, la distension de l'estomac peut, par pression sur le cœur droit, causer un embarras cardiaque sérieux, sinon fatal ; et les cas ne sont pas rares dans lesquels ce résultat suit l'ingestion de nourriture ou de boisson abondante de la part de malades souffrant d'affection cardiaque.

ERGOTINE

***

QUAND ET POURQUOI IL FAUT ADMINISTRER L'ERGOTINE

Dans un article des plus intéressants relatif à la médication hémostatique, N. Vaquez, après avoir rappelé le mécanisme de l'hémostase spontanée, ramenait à trois les indications à remplir logiquement dans ladite médication :

1° Rétraction du vaisseau saignant ;

2° Abaissement de la tension artérielle ;

3° Contact du sang avec les tissus du voisinage ou augmentation de la coagulabilité propre du sang.

Après avoir passé en revue les divers agents hémostatiques actuellement expérimentés, il concluait par cette phrase décevante : « Scientifique par son point de départ, cette thérapeutique retombe bien vite dans l'empirisme lors de ses applications à la clinique ». Nous ne pouvons que souscrire d'une façon générale à cette proposition ; cependant, il est des agents hémostatiques dont l'action physiologique est assez rigoureusement définie pour que leur emploi soit presque strictement scientifique, à la condition toutefois que la pathogénie de l'hémorragie visée soit assez exactement connue ; en d'autres termes, à la condition que la clinique soit aussi scientifique que la pharmacodynamie.

Dans un certain nombre d'hémorragies bien définies, l'ergotine réalise ces conditions de rigueur scientifique qui semble devoir être la limite à laquelle puisse jamais atteindre la thérapeutique clinique ; et dans les cas où son adminis-

tration demeure incertaine dans ses effets, c'est bien moins
l'insuffisance de nos connaissances relatives à son action
physiologique que celle de nos connaissances en clinique
pathogénique qu'il faut incriminer.

L'ergot de seigle excite la contractilité des fibres lisses.

Quelque idée qu'on se fasse sur le mécanisme intime de
l'action physiologique de l'ergot de seigle, il est un certain
nombre de faits fortement établis qui permettent de donner
une base solide à son administration.

*L'ergotine jouit de la propriété d'exciter la contractilité des
fibres lisses de l'utérus, et cette action est d'autant plus
intense que l'utérus est plus gravide,* ou mieux qu'il est à une
période plus avancée de gravidité. Nous ne rappellerons pas
les expériences et les observations qui mettent hors de toute
contestation cette propriété capitale de l'ergot de seigle.

*L'ergot de seigle excite la contractilité des fibres lisses des
vaisseaux, des artères en particulier ;* en d'autres termes, il
exerce une action vaso-constrictive directe. Les preuves de
cette action sont nombreuses et manifestes. Nous rappellerons pour mémoire l'expérience de Holmes constatant la
diminution du calibre des vaisseaux de la muqueuse lin-
guale chez une grenouille soumise à l'influence de l'ergot
de seigle. Cette expérience a été reprise, variée, et ses
résultats confirmés par bien des auteurs.

L'ergotine modifie la tension vasculaire.

Les preuves indirectes de cette action vaso-constrictive
nous sont fournies par l'étude de la tension vasculaire après
l'administration de l'ergot. Le fait est d'importance, spécialement au point de vue qui nous occupe, et mérite de nous
arrêter un instant. Les auteurs ont été longtemps partagés :
la tension s'élevait pour la plupart, elle s'abaissait suivant
quelques-uns ; il semble bien qu'ils avaient raison les uns

et les autres. Il a été démontré en effet que par suite du chemin parcouru par l'ergot après absorption, son action se manifeste d'abord dans le système à sang noir et seulement un peu plus tard dans le système à sang rouge. On constatera donc dans une première phase *une augmentation de pression dans le système à sang noir* et *une diminution de pression dans le système à sang rouge* par suite de la vaso-constriction primitive des veines et de l'artère pulmonaires et dans une deuxième phase *une légère augmentation générale de la tension vasculaire* par suite de la vaso-constriction générale. Ce fait est à retenir car il fournit sans doute la clef de bien des difficultés et de bien des erreurs d'interprétation thérapeutique.

Cette action excitatrice de la contraction des muscles lisses ne paraît pas d'ailleurs limitée à l'utérus et aux vaisseaux ; elle se manifeste au niveau de l'œil par la dilatation de la pupille, au niveau de la vessie par la fréquence des mictions, au niveau de l'intestin par l'accélération des mouvements intestinaux.

Si nous faisons application des données précédentes aux indications hémostatiques rappelées au début de cet article, nous voyons que l'ergot ne peut s'adresser qu'aux deux premières : vaso-constriction et modification de la tension. Il ne semble pas, en effet, qu'il exerce une action appréciable sur la coagulabilité du sang. On ne sera donc pas étonné de son inefficacité dans les hémorragies d'origine dyscrasique (hémophilie, affections hépatiques, chlorose, etc.).

L'ergot sera donc avant tout un *hémostatique vasculaire* ; encore l'étude attentive de ses propriétés physiologiques nous fait-elle pressentir que *son efficacité sera fonction de la richesse en fibres lisses de l'organe hémorragipare, de la disposition anatomique de ces fibres lisses par rapport aux vaisseaux dans cet organe, de la tension vasculaire dans le vaisseau lésé.*

Le résultat hémostatique sera d'autant plus sûr que l'organe lésé sera plus riche en fibres lisses.

C'est ce qui fait de l'ergotine le quasi-spécifique des *hémorragies utérines* et en particulier des hémorragies utérines puerpérales. A ce sujet on ne saurait assez souvent rappeler le précepte de Pajot : « Tant que l'utérus renferme quelque chose, enfant, caillot ou placenta, ne donnez jamais d'ergot ». On ne le donnera donc qu'après la délivrance et après s'être assuré de la parfaite vacuité de l'utérus. Ses résultats seront encore excellents dans les hémorragies utérines non puerpérales, mais son administration ne saurait évidemment primer le traitement de la cause, métrite, fibrome, etc. L'ergotine ne peut avoir ici que la valeur d'un médicament d'urgence.

Dans les *hémorragies bronchiques*, l'efficacité est encore presque absolue, en rapport avec la richesse des vaisseaux et des bronches en fibres lisses. Les causes d'échec, plutôt rare dans ces cas, sont certainement imputables à la difficulté diagnostique souvent si grande des hémorragies bronchiques et des hémorragies pulmonaires, l'ergotine devant être théoriquement et étant pratiquement médiocre dans ces dernières du fait de la rareté des fibres lisses à ce niveau.

L'absence de fibres lisses au niveau de la muqueuse pituitaire nous explique l'incertitude des résultats de l'administration de l'ergotine dans les *épistaxis*.

Le résultat hémostatique sera sûr si les fibres lisses de l'organe sont concentriques au vaisseau lésé.

La disposition anatomique des fibres lisses par rapport aux vaisseaux est un facteur sur lequel il ne semble pas qu'on ait beaucoup attiré l'attention ; il paraît cependant capital. La disposition des fibres lisses de l'utérus, formant dans leur ensemble des anneaux concentriques aux vaisseaux, en fait, selon une expression classique, de véritables « ligatures vivantes » ; les conditions d'efficacité hémostatique sont ici au maximum ; le *résultat sera donc quasi certain dans les hémorragies utérines.*

Au contraire, au niveau du tube gastro-intestinal, les fibres musculaires sont en général parallèles aux vaisseaux ; leur contraction sera donc *a priori* sans grande action sur leur calibre. C'est là sans doute l'explication de l'incertitude des résultats dans les hématémèses de l'ulcère stomacal et dans les hémorragies intestinales de la fièvre typhoïde ; d'ailleurs, dans ces deux cas, les contractions gastro-intestinales sont plutôt à éviter qu'à rechercher, tant la perforation est à craindre ; l'*ergotine sera donc médiocrement recommandable dans les hémorragies gastro-intestinales.*

En revanche, la disposition des muscles du rectum par rapport aux veines semble devoir donner à l'ergot une *action hémostatique puissante dans les hémorragies hémorroïdaires.* L'ergotine administrée localement nous a en effet donné les meilleurs résultats.

L'ergotine indiquée dans les hémorragies artérielles est contre-indiquée dans les hémorragies veineuses.

La *tension sanguine* au niveau du vaisseau lésé est enfin à considérer. Ici les données cliniques sont moins précises. Cependant, il est à prévoir que dans les hémorragies ayant leur origine dans le système à sang noir, l'ergotine, élevant d'emblée la tension dans ce système, sera contre-indiquée. C'est à cause de cette propriété que l'ergotine est plus nuisible qu'utile dans les hémorragies pulmonaires, la tension dans l'artère pulmonaire étant dans ces cas supérieure à la normale et l'ergotine ne pouvant qu'exagérer cette hypertension. *D'une façon générale l'ergotine sera contre-indiquée dans les hémorragies veineuses,* exception devant être faite en faveur des hémorragies hémorroïdaires ; nous avons dit plus haut pourquoi.

Dans les *hémorragies artérielles,* abstraction faite de l'action des fibres lisses propres à l'organe atteint, l'hémostase

pourra être favorisée par l'hypotension artérielle primitive ;
elle aura d'autant plus de chance de se produire que les
vaisseaux lésés seront plus petits et que partant le caillot
aura plus le temps de se former avant la deuxième phase
d'action de l'ergotine caractérisée par l'hypertension artérielle. Si donc le vaisseau lésé est volumineux, il faudra peu
compter sur l'ergotine, et il faudra plutôt s'en abstenir dans
les cas d'hypertension artérielle comme dans les épistaxis
des adolescents.

De tout ce qui précède il résulte donc que l'administration de l'ergotine ne relève pas d'un empirisme plus ou
moins aveugle, mais d'une adaptation raisonnée des propriétés pharmaco-dynamiques du médicament aux données
de la clinique. Évidemment, bien des points sont encore
obscurs, mais nous croyons avoir montré que dans certaines
hémorragies bien déterminées l'ergotine peut être administrée avec rigueur. Nous ne croyons pas qu'il puisse y
avoir une médication hémostatique rigoureuse et sûrement
efficace, parce qu'il n'y a pas un processus hémorragique
unique, mais des processus hémorragiques variés ; par
contre à tel cas donné peut et doit correspondre une thérapeutique parfaitement définie, et c'est jusqu'à présent l'ergotine qui semble remplir de la façon la mieux connue certaines indications hémostatiques.

COMMENT IL FAUT PRESCRIRE L'ERGOTINE

Modes d'administration de l'ergotine.

Dans les hémorragies utérines la *voie hypodermique* doit
être préférée ; — on prescrira :

> Ergotine Bonjean ou ergotine du Codex.   2 grammes
> Eau distillée . . . . }
> Glycérine . . . . }   10   „
> Pour injections hypodermiques.

Un centimètre cube renferme 10 centigrammes d'ergotine. On pourra, suivant l'intensité et la ténacité de l'hémorragie, injecter dans les vingt-quatre heures 1 à 10 centimètres cubes.

On pourra aussi employer la solution d'*ergotine d'Yvon* dont la conservation est parfaite et qui correspond à son poids d'ergot de seigle. On l'emploiera aux mêmes doses que la solution précédente.

La *forme pilulaire* est souvent assez recommandable en ce qu'elle se prête aux associations médicamenteuses et en ce que ce mode d'administration est toujours préféré à la voie hypodermique par les malades pusillanimes. C'est ainsi que dans les hémoptysies consécutives aux congestions passives des cardiopathes, il est tout à fait indiqué d'associer la digitale à l'ergotine ; on pourra prescrire :

> Poudre de feuilles de digitale, fraîche-
> ment préparée. . . . .
> Ergotine Bonjean ou extrait aqueux   ÅÅ cinq centigr.
> d'ergot de seigle. . . . .
>
> F. s. a. pour une pilule ; en faire 20 semblables ; 5 à 12 dans les vingt-quatre heures.

On pourra la prescrire en *potion*, soit qu'on veuille réaliser une association thérapeutique particulière, soit qu'on veuille tenter de l'employer dans certaines hémorragies gastro-intestinales. On pourra formuler :

> Ergotine du Codex. . . . .   1 gramme
> Sirop d'écorces d'oranges amères . . .
> Eau distillée . . . .   ÅÅ 50 grammes
> Une cuiller à entremets contiendra 0,10 centigrammes d'ergotine.

Dans le cas d'hémorroïdes on pourra prescrire l'ergotine en suppositoires :

> Extrait aqueux d'ergot de seigle. . . .   0 gr. 20 à 0 gr. 80
> Beurre de cacao ou glycérine solidi-
> fiable. . . . .   4 grammes
> F. s. a. pour un suppositoire

FER

—

L'action du fer est aussi mal connue quant à son mécanisme intime que nettement fixée quant à ses indications
cliniques. Si l'accord est loin de s'établir entre les chimistes, il est établi entre les cliniciens qui, depuis Sydenham,
considèrent le fer comme le spécifique de l'anémie.

L'absorption du fer médicamenteux est douteuse. Son action hématogène est bien établie.

Une des questions les plus controversées est celle de
l'absorption. *Le fer médicamenteux est-il bien absorbé* ou ne
peut-il être absorbé qu'à l'état de combinaison organique? La
question n'est pas définitivement tranchée.

L'absorption du fer médicamenteux est niée au nom de
l'expérimentation, par A. Bernard, Vincent, Zaleski, Ham-
bürger, Schmiedeberg, Bunge qui l'auraient retrouvé en
totalité dans les selles: elle est niée de même par Gélis,
Bouchardat, Hirtz, Trousseau et Pidoux, Guéneau de Mussy,
Gübler, Dujardin-Beaumetz.

Et cependant *son action thérapeutique est formellement
admise*, même par ceux qui en nient l'absorption ; elle est
affirmée au nom de l'expérimentation par Malassez, Rabuteau, Herberger et Corneliani qui ont constaté l'*augmentation des hématies en nombre et de leur teneur en hémoglobine* ;
elle fut affirmée au nom de la clinique au dernier congrès

de Munich par tous les médecins : Baumler, Quincke, Edelsen, Stiflers, Steiner, Immermann, Nothnagel, Von Ziemmsen, etc.

Il n'est guère que Bunge qui soit resté un adversaire irréductible des préparations ferrugineuses dans le traitement des chloro-anémies, mais son opinion n'a pas prévalu et les cliniciens ont à peu près tous souscrit à la déclaration de Hayem : « *En ce qui concerne la chlorose en faisant intervenir le fer dans les conditions convenables, on compte autant de succès que de cas.* »

D'ailleurs les expériences de Kunckel semblent avoir bien ébranlé les fondements expérimentaux des affirmations de Bunge, car il a démontré d'une façon difficilement critiquable que les préparations ferrugineuses sont absorbées et déposées dans le foie, et que le fer une fois dans l'organisme est apte à donner de l'hémoglobine. Gelhorn était arrivé, par une méthode très différente, à cette même conclusion, que le fer médicamenteux est absorbé (il le retrouvait dans l'épithélium et le stroma des papilles du duodénum), et que sous son influence la teneur du sang en hémoglobine s'élève. C'est aussi l'avis formel de M. Patein qui a bien voulu, à l'occasion de ce sujet, nous donner quelques conseils précieux.

Il est à remarquer que l'action du fer sur l'hémoglobine ne lui est pas particulière mais qu'elle appartient également aux autres métaux lourds (cuivre, mercure, nickel, zinc). Cervello a montré que des animaux nourris avec des aliments presque complètement dépourvus de fer présentent une augmentation notable du taux de l'hémoglobine, dès qu'on leur fournit une quantité suffisante de l'un des métaux précédents. D'ailleurs M. Robin a démontré que le mercure administré aux sujets sains provoquait une augmentation de l'hémoglobine.

L'action régénératrice, reconstituante, hématogène ou mieux hémoglobinogène du fer est donc fortement établie.

FER

L'action du fer est aussi mal connue
nisme intime que nettement fixée qu
cliniques. Si l'accord est loin de s'étal
tes, il est établi entre les cliniciens q
considèrent le fer comme le spécifique

**L'absorption du fer médicamenteux est c.
hématogène est bien établie.**

Une des questions les plus contre
l'absorption. *Le fer médicamenteux es*
peut-il être absorbé qu'à l'état de comb
question n'est pas définitivement tran
L'absorption du fer médicamenteu
l'expérimentation, par A. Bernard, \
bürger, Schmiedeberg, Bunge qui l
totalité dans les selles: elle est niée
Bouchardat, Hirtz, Trousseau et Pido
Gübler, Dujardin-Beaumetz.
Et cependant *son action thérapeu*
admise, même par ceux qui en nien
affirmée au nom de l'expérimentatio
teau, Herberger et Corneliani qui on
tion des hématies en nombre et de leur
elle fut affirmée au nom de la cliniu

C'est peut-être l'action fondamentale, caractéristique du fer, ce n'est certainement pas la seule.

Il possède aussi une *action vaso-motrice marquée*, vaso-dilatatrice avec augmentation de la pression sanguine et diminution du nombre des pulsations (Corneliani) qui joue sans doute un certain rôle dans son action reconstituante. Il en est de même de son *action stimulatrice du système nerveux*.

Les sels ferreux agissent comme des oxydases.

Mais il est vraisemblable qu'après leur action hémato-poiétique, les sels de fer, les sels ferreux tout au moins, tirent la plus grande partie de leur influence sur l'économie de leur action oxydante. *Les sels ferreux sont de véritables oxidases* (Fiquet) [1], si l'on entend par là des composés solubles absorbant l'oxygène avec facilité et le transportant ensuite sur des combinaisons organiques qu'elles oxydent; « en un mot ce sont *des vecteurs d'oxygène* ». Fiquet a surtout étudié à ce point de vue le crénate de fer qui constitue pour lui « une véritable oxydase; il absorbe avec facilité, « spontanément et en quelques minutes, une grande quan- « tité d'oxygène qu'il cède ensuite aux matières organiques. « Il bleuit la teinture de gaïac en l'oxydant et se détruit par « la chaleur, à une température de 100° ». M. Fiquet a mis ces propriétés en évidence par d'ingénieuses expériences. Il est certain qu'il faut tenir compte de cette action, car comme le fait remarquer ce même auteur « il en résulte donc « que ces composés ferrugineux sont des oxydases et qu'ils « se conduisent comme l'hémoglobine elle-même, en portant « l'oxygène dans l'intimité des cellules.

« Leur importance devient évidente puisque leur inter- « vention vient suppléer à l'insuffisance des hématies, en

---

[1] Fiquet. *Presse médicale*, 19 octobre 1901.

« même temps qu'ils leur apportent le fer qui est nécessaire
« à leur régénération et en même temps qu'ils suppléent à
« l'insuffisance des ferments oxydants naturels contenus
« dans le protoplasma cellulaire. » Ils augmentent les moyens
d'oxydation. C'est peut-être une des raisons de leur contre-
indication relative dans les maladies consomptives, dans
certaines formes de la tuberculose en particulier.

Le fer est donné utilement dans les anémies.

Que le fer agisse comme eupeptique ainsi que le sou-
tenait Cl. Bernard, comme spécifique comme le voulait
Trousseau, comme modificateur de la désassimilation ferrugineuse comme l'a avancé Bunge ([1]), comme oxydase suivant la remarque de Fiquet, l'expérience clinique n'en
permet pas moins d'affirmer la puissance du fer dans le traitement des chloro-anémies. Et l'on peut admettre avec
Manquat que « *le fer est donné utilement dans toutes les ané-*
« *mies* : celle qui est consécutive aux hémorragies (à condi-
« tion que celles-ci ne s'accompagnent pas d'un excès de
« pression), l'anémie de la convalescence, celle des mala-
« dies cachectisantes (scrofule, rachitisme). »

L'*étude de la nutrition* est d'un faible secours dans l'étude
des indications de la médication ferrugineuse, car ici on se
trouve en présence des mêmes incertitudes que pour l'arsenic, et s'il est difficile de ne pas admettre avec Robin et
Manquat « que le fer est un excitant de la nutrition et des
« phénomènes d'oxydation », et avec Riva Rocci qu'il active
l'élimination des produits usés et des néoformations, on a
le droit d'hésiter entre les assertions de Rabuteau, Herber-

([1]) Bunge explique de la façon suivante l'action du fer médicamenteux dans la
chlorose. Dans cette maladie, par suite de la mauvaise qualité des sucs digestifs
le soufre, partie constituante des albuminoïdes, se combine au fer alimentaire qui
est éliminé avec les selles à l'état de sulfure de fer. Si l'on fait agir le fer médicamenteux, il se combine au soufre albuminoïde, le fer alimentaire non détruit est
alors assimilé.

ger et Prokowski constatant une augmentation de l'acidité
urinaire et du taux de l'urée, et celles de Munck, Schroff,
Debierre et Linossier notant une diminution de l'excrétion
de l'azote et l'engraissement.

L'administration du fer dans la tuberculose a donné lieu à de nombreuses controverses.

C'est surtout Trousseau qui a frappé d'un ostracisme
presque absolu l'emploi du fer chez les phtisiques, accusant
cet agent de provoquer des congestions pulmonaires, et des
hémoptysies par lesquelles serait activée la maladie qu'on
ferait ainsi « galoper ». C'est une doctrine aujourd'hui fortement ébranlée. Fonssagrives, contemporain de Trousseau,
s'élevait contre cet arrêt. Hérard et Cornil font très justement observer qu'il n'y a là autre chose qu'une question
d'opportunité clinique « Pour nous, disent ces auteurs, nous
« n'hésitons pas à considérer *le fer comme capable de rendre*
« *des services réels, surtout dans les formes apyrétiques,*
« *lorsque les signes de l'anémie sont prononcés et qu'il n'y a*
« *pas de tendance trop marquée aux hémoptysies.* »

Grisolle contestait absolument cette contre-indication.
« M. Trousseau, écrivait-il, s'appuyant sur des faits peu
« nombreux et peu concluants, a dit que l'usage du fer était
« contre-indiqué dans la chlorose compliquée de tubercu-
« lose pulmonaire, pouvant provoquer des hémoptysies;
« je pense que ce sont là des craintes chimériques que peu
« de personnes partagent; le fer, administré comme il con-
« vient, est plutôt capable, par l'action qu'il exerce sur la
« nutrition, de combattre les effets de la diathèse »; et conformément à ce principe il prescrivait les ferrugineux aux
tuberculeux.

C'est aussi l'opinion d'Albert Robin : « Dans les chloro-
« anémies tuberculeuses on n'usera du fer qu'avec prudence;
« l'on se trouvera mieux en général des eaux du Mont-

« Dore et de la Bourboule. Toutefois il me semble qu'on a
« un peu exagéré sous l'influence de Trousseau et de Béhier,
« l'influence nocive du fer chez les tuberculeux. Evidem-
« ment les tuberculeux fébriles, congestifs ou hémoptysiques
« doivent redouter les eaux ferrugineuses; mais dans les
« formes où domine la chloro-anémie et où les complications
« précédentes n'existent pas, j'ai parfois conseillé, avec de
« bons résultats, les eaux franchement ferrugineuses. Les
« meilleurs guides sont toujours le degré peu avancé de la
« lésion et l'allure torpide de la maladie. »

Audry préconise les préparations d'iodure de fer dans les
cas de chloro-anémies hybrides avec accidents scrofuleux.

D'ailleurs, Trousseau lui-même ne s'opposait formellement
à l'emploi du fer dans la tuberculose que dans les cas com-
pliqués de fièvre, de grande excitabilité pulmonaire.

Le résultat de nos observations personnelles concorde
sensiblement avec les conclusions précédentes. Pour nous,
dans les tuberculoses en voie d'évolution, avec fièvre, poussées congestives, tendances aux hémoptysies, oxydations
exagérées, dénutrition manifeste, le fer est presque toujours
et formellement contre-indiqué, comme d'ailleurs à notre
avis l'arsenic et le phosphore. Au contraire dans les tuberculoses torpides, apyrétiques, avec anémie marquée, nutrition défaillante, le fer peut rendre les plus grands services.

COMMENT IL FAUT PRESCRIRE LE FER ?

L'emploi thérapeutique du fer est certainement très
ancien, il en est fait mention dans les livres de Pline et dans
ceux des médecins arabes. Il était d'usage, dit-on, chez les
Grecs, lorsqu'un individu était faible et pâle, de lui faire
boire de l'eau dans laquelle une épée avait été plongée ; on
croyait que l'épée communiquait à l'eau une vertu spéciale
qui infusait au patient la force et la vaillance; en fait, l'arme

se rouillant, rendait l'eau ferrugineuse et les Grecs faisaient
vraiment de la « médication martiale ». Sydenham et Hoffmann en décrivirent, au xviie siècle, les bons effets dans la
chlorose et ce dernier même donna la première interprétation rationnelle de l'action curative du fer dans cette affection en montrant que cette maladie est caractérisée par l'insuffisance du fer dans les globules sanguins.

Depuis, il n'a guère été abandonné et cependant il est
encore des médecins et des plus distingués qui se montrent
adversaires ardents du fer médicamenteux, inutile sinon
nuisible à leurs yeux. Le plus souvent, cette hostilité aboutit à des conversions éclatantes, ce fut le cas de Dujardin-
Beaumetz, ce semble devoir être le cas de Bunge. Le secret
de ces conversions est dans l'observation de Hayem : « Lorsque dans certains cas, après avoir essayé nombre de préparations martiales sans obtenir de résultats, on déclare, de
guerre lasse, l'inutilité du fer, c'est qu'on a passé à côté de
la bonne préparation, de sorte que le cas prétendu incurable
peut être guéri en quelques semaines, par un autre médecin
faisant appel à une préparation ferrugineuse non encore utilisée. »

Choix d'une préparation ferrugineuse.

Le choix des préparations ferrugineuses a été longtemps
déterminé et l'est encore souvent aujourd'hui par des considérations théoriques beaucoup plus que par des observations cliniques.

Au xviie et au xviiie siècle, au début même du xixe siècle,
on donnait assez empiriquement la préférence aux combi-
naisons ferrugineuses oxygénées, éthiops martial, safran de
Mars apéritif, teinture de Mars, etc.

Dans la deuxième moitié du xixe siècle, les travaux physiologiques et cliniques de Payen, Miahle, Schwann sur le
chimisme stomacal et la composition du suc gastrique ame-

nèrent à supposer que les préparations ferrugineuses se transformaient dans le milieu chlorhydrique stomacal en protochlorure de fer, d'où l'idée en apparence rationnelle d'administrer le fer sous forme de protochlorure.

Quand cette conception fut reconnue fausse, on préconisa les sels de fer à acides organiques, supposant que l'acide organique détruit par oxydation laissait le fer sous une forme plus facilement assimilable.

Les auteurs qui considèrent surtout le fer comme une « oxydase », comme un vecteur d'oxygène donnent la préférence aux sels ferreux et en particulier au crénate de fer qui semble posséder cette propriété au maximum.

Les travaux relatifs à l'action synergique de l'arsenic et du fer, le premier agissant comme stimulant de la multiplication cellulaire, le second comme hémoglobinogène, ont fait préférer les associations arsenico-ferrugineuses.

Sous l'influence des idées de Bunge qui niait, après Cl. Bernard, l'absorption du fer médicamenteux, mais admettait celle du fer qui se trouve dans les aliments à l'état organique, la vogue est venue aux composés ferrugineux organiques naturels : hémoglobine, hémazone, hématogène, nucléinate de fer.

Et notre énumération est loin d'être complète, les uns sont guidés dans leur choix par la teneur ferrugineuse de la préparation (Gübler), les autres par sa solubilité (Rabuteau), par son insolubilité (Soulier), par son degré d'astringence, etc.

Devant ces argumentations, ces affirmations souvent contradictoires, l'option est difficile, l'éclectisme paraît le plus sage.

Chaque auteur défend sa préparation préférée avec une conviction telle et avec un tel renfort d'observations et de numérations, qu'il est difficile de ne pas admettre l'efficacité possible du produit considéré au moins dans un certain nombre de cas.

L'observation journalière montre à tout clinicien des cas
où la préparation ferrugineuse qu'il a l'habitude d'employer
avec succès, échoue pitoyablement, alors que telle autre
qu'il tient en médiocre estime, réussit à merveille.

La raison de ces faits contradictoires, en apparence décon-
certants, tient probablement à ceci que la pharmaco-dynamie
précise, rigoureuse, de la plupart des préparations ferrugineuses nous est aussi insuffisamment connue que le mécanisme pathogénique exact de la majorité des cas cliniques
qui nous en apparaissent justiciables.

Il existe quelques affections et quelques préparations dont
la connaissance nous est suffisante pour que nous puissions
appliquer les unes aux autres avec apparence de logique; le
plus souvent l'empirisme est notre seul guide. L'étude des
préparations ferrugineuses en usage ne peut guère être, à
l'heure actuelle, qu'une énumération empirique et ne peut
nullement prétendre constituer un guide méthodique et sûr;
nous connaissons quelques règles particulières qui peuvent
guider dans le choix de telle préparation, dans tel cas particulier, nous ne connaissons pas de loi générale qui permette
de grouper rationnellement, de classer en bonnes et en
mauvaises les préparations ferrugineuses.

Principales préparations ferrugineuses.

Au point de vue de l'administration, les préparations ferrugineuses peuvent se diviser en solubles et insolubles.

Les Allemands et Soulier donnent la préférence aux préparations insolubles parce qu'elles seraient mieux suppor-
tées par l'estomac et mieux absorbées.

Rabuteau et Hayem préfèrent les protosels ou sels ferreux solubles ou facilement solubilisés par le suc gastrique :
protochlorure ferreux, proto-iodure, lactate de fer et surtout protoxalate de fer.

Les *principales préparations insolubles sont :*

La *limaille de fer porphyrisée*, de moins en moins employée ; elle renferme le plus souvent du soufre et produit des éructations nidoreuses. Dose : o gr. o5 à o gr. 5o par jour. On pourrait prescrire :

Limaille de fer . . . .)
Poudre de rhubarbe. . . . .) ȧ̇ȧ o gr. 20
»   noix vomique.. . . . . o gr. o1
Pour un paquet à prendre avant le repas dans un verre de boisson.

Le *fer réduit par l'hydrogène*, aussi peu recommandable que le précédent, s'emploie aux mêmes doses. Les tablettes de chocolat ferrugineux de Quévenne renferment o gr. 20 de fer réduit.

Le *carbonate de fer*. On emploie surtout le protocarbonate ferreux ou sous-carbonate de fer (safran de Mars apéritif). Il sera bon de l'associer à la rhubarbe.

Sous-carbonate de fer . . . .)
Poudre de rhubarbe . . . .) ȧ̇ȧ o gr. 10
F. s. pour une pilule, 1 à 5 par jour.

Les pilules de Blaud et de Vallet renferment environ o gr. 10 de carbonate de fer, on les emploie à la dose quotidienne de 1 à 5. Elles sont très employées en Allemagne.

Le *protoxalate de fer* est le sel préféré de Hayem. Il est insoluble dans l'eau, mais facilement solubilisé par le suc gastrique. On en prescrira au début o gr. 10 en poudre, associé ou non à de la poudre de rhubarbe, au commencement de chaque repas. Si cette dose est bien supportée, on la portera successivement à o gr. 3o, o gr. 4o, dose maxima.

Au besoin, un peu de limonade chlorhydrique, après le repas facilitera la tolérance stomacale et l'absorption.

On pourrait aussi l'associer à l'aloès.

> Protoxalate de fer . . . . $\Big\}$ àà 0 gr. 10
> Aloès . . . . $\Big\}$
> Pour un cachet à prendre au commencement du repas.

Les *préparations solubles* sont préférées en France. Nous ne mentionnerons que les principales :

Le *protochlorure de fer*, la meilleure préparation ferrugineuse pour Rabuteau qui croyait à son absorption en nature. La dose quotidienne est de 0 gr. 10 à 0 gr. 20. Les dragées de Rabuteau en renferment 0 gr. 02.

Le *perchlorure de fer* peut s'employer, surtout dans les hémorragies, à la dose quotidienne de 5 à 40 gouttes dans de l'eau sucrée ou dans un mucilage. La liqueur de Bestucheff associe le perchlorure de fer et la liqueur d'Hoffmann.

> Perchlorure de fer . . . .   1 partie
> Liqueur d'Hoffmann . . . .   7 »
> 5 à 10 grammes dans une potion ou un véhicule quelconque.

Le *protoiodure de fer* est un médicament précieux par sa solubilité, sa richesse en fer, sa facile digestibilité, son assimilation facile : la substance à laquelle il est combiné n'est pas indifférente, l'iode, outre son action propre sur les cellules lymphatiques et sur la nutrition générale, décuple l'action du fer grâce à son action vaso-dilatatrice qui rend plus intime l'imprégnation des éléments cellulaires par le principe actif. De fait, il est plus particulièrement recommandable dans les chloro-anémies qui accompagnent la scrofule et les tuberculoses turpides. Malheureusement il est altérable à l'air.

Le sirop d'iodure de fer du Codex renferme 0 gr. 10 par cuiller à soupe, il s'emploie à la dose de 2 à 4 par jour. Il peut s'employer en pilules de 2 à 10 centigrammes.

Le *lactate de fer* est une bonne préparation qui s'emploie à la dose quotidienne de o gr. 10 à o gr. 40.

Lactate de fer	o gr. 10
Extrait de belladone.	cinq milligrammes
» de gentiane	Q. S.

Pour une pilule en prendre 4 par jour.

Le *cacodylate de fer*, le dernier né de cette série, en est peut être le plus actif. (V. association). Il s'emploie tant par la voie digestive que par la voie sous-cutanée à la dose de o gr. 15 à o gr. 25. Mais il est quelquefois mal toléré par l'estomac.

M. Albert Robin a proposé le *glycéro-phosphate de fer* en pilules à la dose de o gr. 10 à o gr. 20 par jour. Il formule :

Glycéro phosphate de fer. . . . . . . ⟩	ãã o gr. 05
Poudre de rhubarbe . . . . ⟨	
Extrait de quinquina.	Q. S.

Pour une pilule 2 à 4 p. jour. Au milieu des repas.

Les *albuminates et les peptonates de fer* ont été fabriqués en partant de cette idée que le fer est absorbé sous forme de peptonate de fer. Quelle que soit la valeur de cette affirmation théorique, le peptonate de fer donne souvent dans la pratique d'excellents résultats ; il s'emploie à la dose moyenne de 20 à 30 gouttes.

Les *nucléinates de fer* paraissent appelés à un brillant avenir.

Il existe enfin de nombreuses préparations extraites du sang : *hémoglobine, hémogallol, hématine, hémazone,* etc., qui se sont jusqu'ici peu acclimatées en France, et sur la valeur clinique desquelles il est encore difficile de se prononcer.

Malgré quelques essais isolés d'injections hypodermiques de sels de fer, pour lesquelles on a surtout employé le citrate de fer, le tartrate ferrico-potassique, le salicylate de fer, cette méthode n'avait aucune chance de se généraliser quand la découverte du *cacodylate de fer* a fait pressentir, à ce point de vue, une extension très grande. Il a déjà été largement employé et avec succès, à la dose quotidienne de o gr. 15 à o gr. 25, soit l'injection sous-cutanée de 5 à 8 centimètres cubes d'une solution titrée à o gr. o3 par centimètre cube. Mais il faut savoir que ces piqûres sont quelquefois douloureuses.

Les injections hypodermiques sont appelées à rendre les plus grands services chez les anémiques dyspeptiques, chez lesquels l'administration du fer par voie stomacale est impossible. A ce propos, rappelons en passant que l'estomac des anémiques comme celui des tuberculeux, doit être entouré de soins pieux et qu'*avant toute médication martiale, il convient d'améliorer, sinon de guérir la dyspepsie, dont toutes les chloro-anémiques sont atteintes. L'oubli de ce précepte est peut-être la cause d'échec la plus fréquente de la médication ferrugineuse.*

Mentionnons, pour terminer, les principales eaux ferrugineuses. On peut schématiquement les répartir en trois groupes :

1° Les *eaux bicarbonatées*, digestives, reconstituantes, indiquées surtout dans les chloro-anémies, dans les dyspepsies avec dénutrition : Bussang, Orezza, Renlaigue, Spa, Pyrmont, Saint-Moritz, Lamalou.

2° Les *eaux sulfatées*, apéritives, styptiques, toniques, hémostatiques, sédatives, qui resserrent les capillaires et diminuent dans une certaine mesure la calorification ; elles conviennent surtout dans les purpura, les atonies viscérales, les cachexies, etc. : Saint-Christian (Basses-Pyrénées), Auteuil, Passy.

3° Les *eaux crénatées*, véritables oxydases, vectrices d'oxygène qui accélèrent les oxydations tout en ayant un rôle hématogène marqué, elles conviennent surtout dans la chlorose de la puberté. Elles sont réprésentées par les eaux de *Forges*.

ASSOCIATIONS FERRUGINEUSES

L'association de l'arsenic et du fer est rationnelle et fructueuse.

Il semble que *l'association thérapeutique de l'arsenic et du fer* aurait dû tenter les thérapeutes et qu'on pouvait attendre de merveilleux effets de l'administration simultanée du « roi des toniques » et du « roi des reconstituants ». Or jusqu'à ces années dernières les tentatives avaient été rares et cette association était peu entrée dans la pratique courante. Les travaux récents sur les cacodylates ont secoué quelque peu cette quasi-indifférence. Il faut bien dire cependant que l'arseniate de fer avait été dès longtemps recommandé par les dermatologistes, par Biett entre autres, et que l'école italienne avait de façon récente préconisé les injections hypodermiques de ce même sel.

Cette association si heureuse, si rationnelle, si efficace peut être réalisée de façons diverses.

On peut, et c'est une excellente technique, pratiquer *l'emploi alternatif d'une préparation arsenicale et d'une préparation ferrugineuse*. L'intolérance que provoque souvent l'administration simultanée des deux médicaments n'a pas le temps de s'établir et le malade cumule l'effet des deux médications, l'arsenic préparant en quelque sorte l'action du fer. Nous avons obtenu d'excellents effets de l'administration alternative de protoxalate un mois et d'eau de la Bourboule

l'autre mois; ou inversement d'une solution d'arseniate de
soude et d'eau d'Orezza.

Il est une préparation qui nous a donné les meilleurs
résultats (c'est notre maître Roger qui nous en apprit l'emploi) nous voulons parler du *mélange à parties égales de
teinture de Mars et de liqueur de Fowler*. M. Roger doit
bien se souvenir d'une pauvre malade viennoise atteinte
d'anémie pernicieuse et qui après avoir parcouru l'Europe,
était venue à Paris consulter le professeur Hayem. Epui-
sée, mourante, elle échoua dans son service de la maison
Dubois; la préparation sus-indiquée administrée à dose progressive fit merveille, contrairement à toute attente, il faut
bien l'avouer. Depuis nous l'avons employée presque
toujours avec succès dans la plupart des chloro-anémies,
même tuberculeuses, sans jamais en avoir d'inconvénients
graves. Dans de très rares cas, 1 fois sur 12 en moyenne,
nous avons constaté un léger degré d'intolérance gastrique
qui s'accusa dès les premiers jours du traitement que nous
nous sommes toujours fait une règle d'interrompre dans
ces cas. Nous l'administrons à doses progressives de 4 à
30 gouttes fractionnées en deux fois : au repas du matin et à
celui de midi, au milieu desdits repas dans un verre de
liquide, de bière de préférence. Sous son influence combinée,
cela va sans dire, au repos et à une alimentation rationnelle
l'appétit revenait vite, le nombre des globules augmentait
rapidement, leur teneur en hémoglobine s'élevait et on
assistait à la disparition graduelle et généralement rapide
des souffles vasculaires, de l'essoufflement et des divers
signes fonctionnels de cette affection.

Peut-être, conformément au conseil de Soulier, convien-
drait-il, vu le dosage non exact de la teinture de Mars, de

remplacer ce mélange sus-indiqué par le mélange suivant :

Tartrate de fer et de potasse en pail-
lettes. . . . . àà 10 grammes
Liqueur de Fowler. . . . .

Dissolvez, filtrez et conservez en flacons bouchés à l'émeri.

Les Italiens ont expérimenté assez longuement la médi-cation arsenico-ferrugineuse le plus souvent sous forme d'injections hypodermiques, voire intraveineuses d'*arseniate de fer* citro-sodique.

Nous-même, en 1898, avons expérimenté l'arseniate fer-reux par la voie buccale et en avons obtenu d'appréciables résultats.

Mais il est bien certain que l'arseniate de fer, au point de vue de l'association qui nous occupe, est passible d'une grave objection, sa teneur en fer est un peu plus faible que sa teneur en acide arsénieux, en sorte que l'on en est réduit sous peine d'intoxication arsenicale à donner quelques milligrammes de fer, et que de ce fait son administration ne peut pas être considérée comme une médication ferrugi-neuse.

L'apparition de l'acide cacodylique en thérapeutique a permis de réaliser de façon plus rationnelle cette association par la préparation de *cacodylate de fer*.

Le cacodylate ferrique contient environ 45 p. 100 d'oxyde de fer et 32 p. 100 d'arsenic, il est parfaitement soluble dans l'eau et se prête également à l'administration buccale et a l'injection hypodermique, ce dernier mode d'administration étant d'ailleurs très supérieur au précédent.

Les injections hypodermiques ne donnent lieu à aucun accident général, les douleurs qu'elles provoquent sont le plus souvent minimes. Les solutions de choix seront titrées de deux à cinq centigrammes de cacodylate ferrique, par centimètre cube. On pourrait sans inconvénient injecter de cinq à vingt centigrammes de cacodylate ferrique contenant trois à neuf centigrammmes de fer.

La voie digestive, voie de pis aller, sera adoptée quand les malades ne pourront ou ne voudront pas s'astreindre à la médication hypodermique. Elle ne donne lieu qu'exceptionnellement à des douleurs stomacales qui en contre-indiquent l'emploi. Les doses quotidiennes seront de même 5 à 20 centigrammes.

Sous l'influence de cette médication on voit assez rapidement, comme avec les modes d'association sus-énoncées : augmenter le nombre des globules rouges, leur teneur en hémoglobine, disparaître les souffles vasculaires de la chlorose et de l'anémie.

Elle trouve son indication dans la chlorose, les chloro-anémies, les chloro-anémies tuberculeuses, l'anémie pernicieuse progressive, etc.

En somme on peut conclure.

1° Que l'association thérapeutique de l'arsenic et du fer est rationnelle et justifiée par l'expérimentation et la clinique ;

2° Qu'elle est particulièrement indiquée dans la plupart des chloro-anémies, en particulier dans les formes graves voisines de l'anémie pernicieuse avec destruction rapide des globules, dans les tuberculoses torpides, apyrétiques et dans les formes ganglionnaires ;

3° Que les modes de réalisation de choix de cette association nous paraissent être l'administration alternative mensuelle d'une préparation arsenicale et d'une préparation ferrugineuse (liqueur de Fowler, eau d'Orezza, protoxalate de fer, eau de la Bourboule); l'administration d'un mélange à parties égales de teinture de Mars et de liqueur de Fowler; l'administration de cacodylate de fer.

Associations ferrugineuses toniques.

Il est d'autres associations ferrugineuses possibles et utiles, telles celles avec *le quinquina*, *les phosphates*, *les hypophosphites de chaux*, *les iodures* dont l'action est dans une certaine mesure synergique de l'action du fer. Chez les enfants chétifs, scrofuleux, anémiques, on tire souvent bénéfice de la préparation suivante :

> Sirop d'iodure de fer. . . . . ⎫
> Sirop de lacto-phosphate de chaux. . ⎬ àà
> Sirop de quinquina . . . . ⎭

à la dose d'une cuillère à dessert au milieu de chaque repas ; nous en alternons d'ordinaire l'emploi avec celui du sirop iodo-tannique, de l'huile de foie de morue ou d'un succédané de cette dernière drogue.

Huchard formule les pilules suivantes toniques, apéritives, hématogènes :

> Tartrate ferrico-potassique. . . . . ⎫
> Extrait de quinquina. . . . . ⎪
> Extrait de rhubarbe . . . . ⎬ àà 5 grammes
> Extrait de gentiane . . . . ⎭
> Noix vomique (poudre de) . . . . . . o gr. 5o
> Glycérine. . . . . Q. S.
> Anis . . . . X gouttes
> Pour 100 pilules en prendre 2 à chaque repas.

pour 100 pilules, en prendre 2 à chaque repas.

Il est en revanche d'autres associations, presque classiques, et qu'il faut absolument déconseiller. Une formule que l'on rencontre dans quelques ouvrages est la suivante :

> Teinture de noix vomique. . . . . . ⎫
> Teinture de mars tartrisée . . . . . ⎬ àà

mêlez, prendre 20 gouttes au commencement des principaux repas. Elle est cependant détestable, car ledit mélange se traduit pratiquement par un magma innommable. Et ce fait devait être prévu, car la teinture de Mars tartarisée est une solution aqueuse de tartrate ferrico-potassique à peu près insoluble dans l'alcool, la teinture de noix vomique est au contraire préparée avec de l'alcool à 80°, du mélange résulte donc la précipitation du sel de fer. La confusion s'est sans doute produite par suite de l'impropriété du mot « teinture de Mars », le mot teinture étant en pharmacie ordinairement appliqué à des solutions alcooliques ; il serait peut être mieux d'adopter la terminologie « solution de Mars tartarisée ».

Si l'association précédente (strychnine et fer) paraît utile à quelques cliniciens, il faudra ou bien adopter une autre formule, celle précédemment indiquée, de Huchard par exemple, ou ce qui sera plus pratique, prescrire séparément les deux teintures.

Associations correctives, laxatives et digestives.

A côté de ces associations synergiques, il est des *associations correctives* non moins recommandables. C'est ainsi qu'un des effets secondaires du fer est la constipation, on se trouve donc bien d'en corriger l'effet par l'association d'une substance laxative.

Si l'on prescrit du protoxalate de fer par exemple, on l'associe à de la magnésie calcinée ou à de la poudre de rhubarbe :

> Protoxalate de fer . . . . ⟩ ââ o gr. 15
> Magnésie calcinée . . . . ⟩
> Pour un cachet.

ou

> Protoxalate de fer . . . . ⟩ ââ o gr. 15
> Poudre de rhubarbe . . . . ⟩
> Pour un cachet.

Le fer déterminant assez facilement la dyspepsie on pourra essayer d'en corriger les effets en l'associant à la quassine, au colombo, à la cascara, à la belladone suivant l'indication à remplir.

Un *véritable adjuvant du protoxalate de fer est l'acide chlorhydrique* qui en facilite singulièrement l'absorption. On pourra prescrire :

Solution chlorhydrique au centième : 3oo centimètres cubes.

Une cuillerée à soupe dans un quart de verre d'eau sucrée une demi-heure après chacun des repas où le fer a été donné.

Incompatibilité du fer.

Rappelons en terminant l'*incompatibilité chimique entre les sels de fer en solution* et le tannin ou les substances qui en contiennent (quinquina, cachou), les alcalis et leurs carbonates qui ne doivent pas être présents en même temps que les solutions ferrugineuses qu'ils précipitent. Mais d'une part cette réaction est à peu près nulle dans les sirops, ce qui nous a permis de réaliser plus haut cette association et enfin M. Patein a montré qu'on peut prévenir l'incompatibilité des sels de fer et du tannin du quinquina : le citrate de fer et l'extrait de quinquina donnent un précipité de tannate de fer qui disparaît par l'addition d'un peu de glycérine.

IODURES

POURQUOI IL FAUT ADMINISTRER LES IODURES ET A QUELS ACCIDENTS ILS PEUVENT DONNER LIEU

L'iodure de potassium est avant tout un médicament artériel *vaso-dilatateur, dépresseur de la tension artérielle ;* il desserre le frein circulatoire périphérique.

C'est là son action primaire, les autres en dérivent : abaissant la tension sanguine, il se comporte comme un *agent de soulagement du cœur,* dont il facilite le travail par la diminution consécutive des obstacles périphériques, en même temps qu'il en favorise la nutrition par la dilatation des coronaires.

Il active de ce fait la circulation périphérique et les circulations viscérales. Il est donc peu d'organes qui, dans de certaines conditions, ne pourront bénéficier de son action hyprémiante et résolutive ; la *respiration et la nutrition générale seront, en particulier, très impressionnées.*

Si l'on ajoute une action évidente, quoique imparfaitement connue quant à son mécanisme, dans la *syphilis,* on s'expliquera presque que « dans tous les cas où on ne sait que faire, on prescrive l'iodure de potassium » (Nothnagel et Rossbach). C'est en tous cas un des médicaments dont l'indication est la plus fréquente.

L'iodure de potassium est vaso-dilatateur, dépresseur de la tension artérielle.

Son *action cardio-vasculaire* est, nous l'avons dit, fondamentale.

D'après Germain Sée et Lapicque, elle s'exercerait en deux périodes : dans une première période, dite phase de l'alcali, le cœur s'accélère, la pression s'élève : il y a vaso-constriction. Dans une deuxième période, dite phase de l'iode, il y a vaso-dilatation et abaissement de pression. Quoi qu'il en soit de ces propositions discutables et discutées, *l'iodure de potassium abaisse la tension artérielle.*

La dilatation des vaisseaux, la vaso-dilatation, a de nombreuses conséquences : le frein circulatoire périphérique se trouve de ce fait relâché, il y a *soulagement du cœur ;* les circulations viscérales et périphériques sont activées, ou du moins les éléments cellulaires sont plus largement imprégnés de sang, il y a *hyperémie ;* consécutivement à cette dernière action, la *nutrition des tissus et des organes est favorisée*, d'où hyperfonction, hypersécrétion, résolution plus facile des exsudats, imprégnation plus intime des tissus par les médicaments donnés en même temps que l'iodure.

L'*action quasi-élective de l'iodure sur les parois artérielles*, action antisclérosante, n'est elle-même vraisemblablement qu'une conséquence des actions précédentes :

Par la vaso-dilatation et l'abaissement de la tension artérielle, les fibres artérielles sont « soulagées ». Cette action est d'autant plus vraisemblable que, pour Huchard, l'élévation de la tension artérielle est le fait primitif, l'artério-sclérose, le fait secondaire.

Par la dilatation des vasa-vasorum, il y a nutrition plus active des parois artérielles qui sont ainsi régénérées.

De tout ceci, résulte comme *action globale* que, par un mécanisme tout différent, l'iodure de potassium, de même que la digitale, produit une *régulation de toute la circulation*, un soulagement du cœur et des vaisseaux, une excitation de la circulation viscérale et périphérique, une stimulation de la nutrition générale.

Action sur la respiration.

L'*action sur les fonctions respiratoires* dérive de même de l'action cardio-vasculaire.

La *circulation pulmonaire est activée*, d'où hématose plus parfaite, augmentation des échanges gazeux, résolution des stases veineuses ou des indurations pulmonaires.

L'hyperémie bronchique détermine l'hyperfonction glandulaire, d'où *hypersécrétion bronchique*, et comme conséquences la facilité plus grande de l'expectoration, le désencombrement des bronches, qui concourt avec la stimulation de la circulation pulmonaire à rendre l'hématose plus parfaite, à « désasphyxier » le malade, d'où son utilité dans l'asthme.

Action sur la nutrition.

L'*action sur la nutrition* est moins connue. L'accord des auteurs est, en tous cas, loin d'être fait. En pratique, on peut admettre qu'à faibles doses (o gr. 25 à o gr. 5o), l'iodure stimule la nutrition et la régularise, d'où, dans certains cas, engraissement, et qu'à fortes doses (2 grammes et au-dessus), l'iodure exagère la nutrition et détermine l'amaigrissement. Il est à remarquer, d'ailleurs, que la plupart des auteurs admettent l'existence d'un iodisme chronique caractérisé, outre les phénomènes nerveux (agitation, insomnie, palpitations), par l'amaigrissement rapide et progressif, l'exagération quasi-boulimique de l'appétit.

Les analyses de Rabuteau, constatant la diminution de l'urée urinaire après l'administration de l'iodure ne suffisent pas pour infirmer ces faits cliniques.

Les accidents iodiques sont de nature hypérémique.

A doses exagérées ou même minimes, chez certains individus, l'iodure donne lieu à des phénomènes toxiques dits phénomènes d'*iodisme*, qu'il faut bien connaître pour cesser à temps l'emploi du médicament et éviter ainsi des accidents graves, mortels parfois.

Le mécanisme de ces accidents se résume en un mot : *hyperémie* avec tous ses degrés et toutes ses conséquences, depuis le larmoiement et le coryza par catarrhe hyperémique ou nasal jusqu'au purpura.

Les manifestations iodiques les plus fréquentes atteignent l'*appareil respiratoire*.

Le *catarrhe oculo-nasal*, caractérisé par le larmoiement et le coryza avec céphalalgie naso-frontale inconstante, est l'accident le plus habituel. Il sera bon de prévenir le malade de la possibilité de cette manifestation, qui ne constituera une contre-indication à l'emploi de l'iodure que si elle est très accentuée.

Le *catarrhe bronchique*, beaucoup plus rare, se manifeste par la toux et l'expectoration. C'est une manifestation que l'on recherche parfois dans une certaine mesure, dans l'asthme par exemple. Elle n'en sera pas moins à surveiller de très près à cause de la possibilité de la congestion et de l'œdème. L'hémoptysie a été notée.

L'*œdème glottique* avec sa douleur localisée, son tirage, sa dyspnée, est un des accidents les plus dramatiques et les plus graves de l'iodisme. Il a pu nécessiter la trachéotomie, il a quelquefois déterminé la mort. D'où le précepte de surveiller avec soin la gorge et le larynx des malades soumis à la médication iodurée et de ne la prescrire qu'avec la plus

grande attention et sous la surveillance la plus étroite chez
les malades atteints d'affections laryngées.

Les *manifestations digestives* sont plus rares que les précédentes ; cependant, on note souvent de la sécheresse de la
gorge par congestion du pharynx, de la salivation, des douleurs crampoïdes de l'estomac. L'anorexie, la diarrhée sont
peu fréquentes.

Les *manifestations nerveuses*, rares aussi, sont en rapport
avec un certain degré de congestion encéphalique. La céphalalgie, l'insomnie, sont les plus fréquentes de ces manifestations. L'ivresse est rare. Quelques hémorragies 'céré-
brales lui ont, avec vraisemblance, été imputées.

L'iodure de potassium ne devra être employé qu'avec
prudence chez les pléthoriques, et d'une façon générale chez
tous les prédisposés à l'hémorragie cérébrale.

Comme *accidents cutanés*, on a surtout observé l'*acné
iodique*, presque aussi fréquent que le catarrhe oculo-nasal ;
à noter aussi le purpura, l'érythème, l'œdème cutané.

**L'insuffisance hépatique ou rénale commande la plus grande
prudence dans l'administration de l'iodure.**

Il est à remarquer que si, conformément à ce qu'a observé
Briquet, la *fréquence et la gravité des accidents iodiques
vont croissant avec la dose d'iodure* administrée, il existe
des *idiosyncrasies* telles qu'on a vu l'œdème de la glotte

survenir après l'administration de 5o centigrammes d'iodure
(Fournier). La perméabilité rénale semble jouer parfois le
rôle prépondérant : un malade de Rendu atteint de néphrite
interstitielle, est mort dans le coma après l'ingestion d'un
gramme d'iodure. Les lésions hépatiques étendues commandent la même réserve.

Les règles pratiques suivantes doivent donc être formulées :

1° L'état des reins et du foie doit être soigneusement
exploré chez tout malade soumis à la médication iodurée ;

2° Chez un malade dont l'élimination rénale semble normale, on ne devra jamais débuter par une dose quotidienne
d'iodure supérieure à 2 grammes ;

3° La médication iodurée devra être suspendue à la constatation d'un accident iodique ou intense ou durable.

COMMENT IL FAUT PRESCRIRE L'IODURE

Par son action artérielle vaso-dilatatrice, antisclérosante
d'une part, avec toute la série des actions secondaires, —
toni-cardiaque, résolutive, hyperémiante, fluidifiante, éliminatrice, etc., — par son action quasi-spécifique dans les
périodes avancées de la syphilis, l'iodure de potassium est
sans doute, de toutes les drogues usuelles, celle dont l'indication et, partant, l'administration, est la plus fréquente.
Maniée avec prudence et perspicacité, elle donnera les
résultats les plus brillants ; donnée inconsidérément, elle
conduira aux pires accidents ; c'est donc une drogue qu'il
faut avoir absolument en main. Elle rentre dans le groupe
de la douzaine de substances avec lesquelles on pourrait,
à la rigueur, faire presque toute, sinon toute sa thérapeutique.

L'iodure administré doit être pratiquement pur.

Il faut connaître les *caractères de l'iodure de potassium*
chimiquement pur, ou mieux *pratiquement pur*, — c'est-à-
dire de l'iodure dans lequel le coefficient d'impureté
(4 p. 100) toléré par le Codex n'est pas dépassé, — car il
semble bien que cette condition réduise au minimum les
accidents d'iodisme parfois si redoutables. Nous devrons
donc nous efforcer d'obtenir des pharmaciens qu'ils n'en
fournissent que de cette qualité.

Pur, il se présente sous forme de cristaux cubiques et
prismatiques très petits et très transparents; impur, les
cristaux ont une couleur blanc mat.

Sa saveur est nettement métallique.

Les *impuretés* qu'on y rencontre le plus fréquemment
sont : l'iode et les iodates, dont l'action est particulièrement fâcheuse sur les voies digestives, les chlorure et
bromure de potassium, le carbonate de potasse. Leur
recherche est l'œuvre des chimistes pharmaciens et non la
nôtre; mais, cliniquement, nous avons à notre disposition
un procédé simple d'apprécier sa pureté : *une solution
aqueuse d'iodure de potassium pratiquement pur ne doit pas
se troubler par l'addition d'acide acétique pur.*

Le médecin peut aussi, par une réaction facile, s'assurer
que l'iodure est exempt de bromures et de chlorures ; il
suffit de mettre dans un tube à essai l'iodure à examiner, cinq
gouttes d'une solution de bichromate au dixième, cinq gouttes
d'acide sulfurique et de chauffer : il se dégage des vapeurs
violettes (iode), des vapeurs jaunes rougeâtres (brome et
acide chloro-bromique) décelant les impuretés.

. Il est *extrêmement soluble dans l'eau froide*, qui peut en
dissoudre plus que son poids (1/25). Sa solubilité dans la
glycérine est de 1 pour 2,5, dans l'alcool de 1 pour 18. Il est

très avide d'eau, et par conséquent *déliquescent*, d'où la difficulté de conservation des pilules et des dragées.

Sa solution aqueuse jouit de la propriété remarquable de
dissoudre de grandes quantités d'iode, dont la solubilité
dans l'eau est quasi-nulle (1/5524); cette propriété est utilisée pour la préparation de diverses solutions, le réactif
iodo-ioduré de Bouchardat entre autres :

Iode   10
Iodure de potassium.   20
Eau   500

Recherche des iodures dans les liquides organiques.

Il est indispensable de savoir reconnaître la présence de
l'iode ou des iodures, soit dans leurs solutions, soit dans
les liquides organiques, dans l'urine en particulier. Le
point est d'importance et peut donner des renseignements
fort intéressants sur le début de l'élimination de l'iodure, —
normalement quelques minutes après l'ingestion, — en faisant porter l'analyse sur des échantillons d'urine prélevés
de dix en dix minutes après l'absorption.

Le procédé clinique est des plus simples. Il est basé sur
ce fait que, *lorsqu'on ajoute à une solution d'empois d'amidon une solution aqueuse d'iode ou une solution d'iode dans
l'iodure de potassium, on obtient une coloration bleu intense
(iodure d'amidon)*; cette coloration disparaît à chaud et
reparaît à froid. A l'urine à examiner, on ajoutera donc
quelques centimètres cubes d'une solution d'empois
d'amidon, ou plus simplement quelques grains d'amidon;
on ajoutera quelques gouttes d'eau de chlore ou une
goutte d'acide nitrique fumant, qui mettra l'iode en liberté,
et la présence de l'iode sera décelée par la réaction ci-
dessus.

*Tout retard dans l'élimination commanderait la plus
extrême prudence* dans l'administration, car la perméabilité

rénale semble être un facteur capital dans la pathogénie des phénomènes d'iodisme. N. Rendu a rapporté à la Société médicale des hôpitaux, en 1885, un cas de coma et de mort après ingestion d'un gramme d'iodure chez un malade atteint de néphrite interstitielle. Nous avons assisté nous-même à la production de phénomènes d'iodisme grave — œdème de la glotte — après administration d'un gramme d'iodure dans un cas où l'administration antérieure du bleu de méthylène avait décelé un retard notable dans l'élimination.

Cette recherche de l'iodure dans l'urine pourra enfin permettre de *dépister les simulateurs*, qui trompent le médecin en lui disant absorber une solution d'iodure qu'ils jettent, et expliquera souvent ainsi des insuccès inexplicables.

On pourrait de même rechercher après filtration l'iodure dans la salive.

Voies d'administration.

L'*absorption* par la *voie stomacale* est extrèmement rapide, car l'*élimination* commence dans l'urine quelques minutes, deux à cinq, après l'ingestion. La voie stomacale est à peu près uniquement employée, malgré ses inconvénients découlant surtout de la saveur désagréable de l'iodure et de son action souvent irritante sur les parois stomacales. On peut, d'ailleurs, éviter presque sûrement ce dernier inconvénient — action irritante stomacale — par l'emploi exclusif de l'iodure de bonne qualité. Cette action irritante est, en effet, principalement provoquée par l'iode et les iodates, impuretés habituelles de l'iodure; et, d'autre part, un mélange d'iodures et d'iodates est immédiatement détruit par l'acide chlorhydrique stomacal, avec mise en liberté d'une quantité appréciable d'iode. On pourrait essayer la *voie rectale* en cas d'impossibilité d'administration buccale. On emploierait, dans ce cas, des solutions très diluées, de façon à éviter l'action irritante sur les parois rectales. On pourrait prescrire :

Laudanum de Sydenham	II gouttes
Iodure de potassium.	2 à 4 grammes
Eau distillée	200 »
F. s. a. pour un lavement.	

La *voie hypodermique* est rendue quasi-impossible du fait de la douleur.

Posologie.

L'iodure est employé dans deux conditions assez diffé-rentes :

A doses faibles, soit o gr. 25 à 1 gramme, dans les cas où l'administration doit être longtemps prolongée et où l'indi-cation est surtout tirée des propriétés vaso-dilatatrices du médicament, par exemple dans l'*artériosclérose*.

A doses fortes, soit 2 à 5 grammes, dans les cas où l'admi-nistration plus courte vise surtout la résolution plus ou moins rapide d'un exsudat morbide. Le type de cette indi-cation est fourni par la syphilis à la période tertiaire.

Enfin, on l'emploie quelquefois à des *doses* que nous appellerons intentionnellement *exceptionnelles* de 5 à 10 grammes et plus, dans certains cas où, sous la menace d'accidents rapidement graves, il faut exercer une action extraordinairement vigoureuse. Certaines gommes céré-brales, certains anévrismes aortiques exigent l'emploi de ces doses massives.

Hors ce dernier cas, — de force majeure — où il faut savoir frapper fort, vite et juste, l'administration devra être dominée par les notions suivantes :

1° *Il existe, à l'égard de l'iodure, des différences considé-rables dans la tolérance,* certains individus ayant des acci-dents d'iodisme des plus graves avec des doses minimes, un gramme et même moins, d'autres tolérant sans l'ombre d'un malaise des doses considérables, 10, 12, 15 et même 20 grammes;

2° Le même individu tolère quelquefois une dose moyenne de 2 à 5 grammes, et a des accidents d'iodisme avec des doses faibles inférieures à un gramme; mais les statistiques de Briquet permettent d'affirmer que, *dans l'ensemble, la fréquence et la gravité des accidents d'iodisme sont proportionnelles à la dose employée;*

3° Il existe peu de signes valables pouvant faire pressentir ces idiosyncrasies individuelles. Cependant, *la perméabilité rénale*, sans être le facteur unique dans la pathogénie des accidents, *joue certainement un rôle important.* La plupart des cas graves d'iodisme se sont produits chez des individus dont les reins étaient malades. Les lésions hépatiques commandent aussi la prudence.

Ces notions entraînent les conclusions suivantes :

1° Il faut *examiner systématiquement, au point de vue de la perméabilité rénale, tout individu qui doit être soumis à la médication iodique* : rechercher les signes cliniques de l'insuffisance rénale, analyser au moins sommairement l'urine (recherche de l'albumine, du sucre, de l'urée, densité), faire si possible l'épreuve du bleu.

En cas de rein notoirement malade ou simplement suspect, s'abstenir ou commencer par des doses très faibles, o gr. 25 à o gr. 5o, et surveiller étroitement le malade les premiers jours.

2° En l'absence de lésions rénales cliniquement appréciables, et en l'absence de notions précises sur la tolérance du malade à l'égard de l'iodure, ne jamais dépasser 2 grammes comme dose quotidienne initiale.

Modes d'administration.

La *préparation de choix* est la *solution aqueuse* rigoureusement titrée, au dixième, au vingtième ou au trentième, suivant les cas.

On formulera simplement :

> Iodure de potassium. . . . .   10, 20 ou 30 grammes
> Eau distillée . . . .   300 grammes
> F. s. a. une solution.

Nous prescrivons assez volontiers la solution au dixième, parce que la cuiller à café correspond exactement à 0 gr. 50 d'iodure et que le dosage est ainsi très facile.

Le plus grand inconvénient de l'iodure — abstraction faite des accidents d'iodisme — est sa saveur si désagréable qui en rend la prise un véritable supplice pour certains malades. On s'est ingénié à en masquer la saveur, et les procédés les plus simples et les plus anciens sont relativement les meilleurs, qui consistent à le faire prendre au milieu du repas dans de la bière ou du rhum. On peut encore essayer de le prescrire avec du *sirop d'écorces d'oranges amères* :

> Iodure de potassium. . . . .   15 grammes
> Sirop d'écorces d'oranges amères. . .   300   »

On a essayé aussi la *forme pilulaire*, mais la déliquescence des iodures en rend la conservation très difficile sous cette forme. Cependant, la formule de Barié est à recommander :

> Iodure de potassium. . . . .   0 gr. 15
> Térébenthine de Bordeaux . . . . . .   0 gr. 05
> Opium brut. . . . .   0 gr. 01
> Pour une pilule.

Les pilules ou les dragées devront être conservées dans un flacon fermé par un bouchon à l'émeri, et même paraffiné si la conservation doit être longue.

Enfin, depuis quelques années, on a introduit dans la pharmacopée la forme granulée, et quelques-unes des préparations ont une réelle valeur.

Si l'on prescrit de hautes doses d'iodure, il sera prudent de ne pas les prolonger trop longtemps et surtout de surveiller étroitement le malade, car Huchard a décrit une véritable asystolie iodique provoquée par l'emploi prolongé de doses élevées. Enfin, l'usage du lait pendant et même en dehors des repas est à recommander à cause de son action diurétique pour favoriser l'élimination. Il semble aussi que, comme pour les bromures, la privation des chlorures — réalisé par exemple par le régime lacté — rende l'organisme plus tolérant à l'égard des iodures et en augmente l'action.   .

Les iodures chez les enfants.

Nous pensons que *chez les enfants* — sous bénéfice des observations précédentes relatives à la nécessité d'une surveillance fréquente et du début par des doses très faibles — on peut admettre comme *dose maxima quotidienne, 0 gr. 40 à 0 gr. 50 par année d'âge*. Au surplus, comme pour la digitale, les enfants supportent en général fort bien l'iodure, sans doute à cause de l'intégrité habituelle de leurs viscères, du rein en particulier.

LES ASSOCIATIONS IODURÉES

On peut, en associant l'iodure ou les iodures à une ou plusieurs autres drogues, se proposer l'un des buts suivants : 1° masquer la saveur si désagréable de l'iodure; 2° chercher à supprimer ou à atténuer les effets toxiques de ce médicament; 3° essayer de remplir par ladite association les indications physiologiques multiples répondant à un cas donné; 4° ou, suivant simplement les données de l'expérience clinique, de l'empirisme thérapeutique, formuler une association — telle l'iodure-mercure dans la syphilis — qui a pour elle la sanction des faits.

Moyens mis en œuvre pour masquer la saveur de l'iodure.

Tous les *moyens mis en œuvre pour masquer la saveur de l'iodure* se sont montrés à peu près également inefficaces, et la pratique la plus recommandable à ce point de vue est encore l'administration d'une solution bien titrée, prise pendant le repas dans un peu de lait, de bière ou bien de rhum.

On pourra encore essayer comme véhicule le sirop d'écorces d'oranges amères — qui rend parfois l'iodure plus supportable.

On pourra enfin rechercher la forme pilulaire ou granulée, suivant les indications données précédemment.

Associations destinées à augmenter la tolérance de l'iodure.

De même, toutes les *associations thérapeutiques employées pour augmenter la tolérance à l'iodure* ont échoué de façon quasi constante.

Une des dernières expériences thérapeutiques à ce sujet est celle d'Ehrlich qui a recommandé l'emploi de l'*acide sulfanilique* pour éviter les accidents d'iodisme. On le prescrirait de façon préventive, associé au bicarbonate de soude, à la dose de 2 à 6 grammes, pendant l'administration de l'iodure :

Acide sulfanilique . . . .)
Bicarbonate de soude . . . .) āā o gr. 5o
Pour un cachet, en faire q. s. semblables.
En prendre 4 à 6 par jour, au moment des repas, pendant l'administration de l'iodure.

Huchard n'a pas confirmé les affirmations d'Ehrlich ; il a en revanche indiqué l'association de l'iodure au *glycérophosphate* comme susceptible d'augmenter la tolérance iodique.

La *belladone* paraît plus efficace, au moins contre le

catarrhe naso-pharyngien, ce qu'elle doit à ses propriétés
bien connues anexosmotiques, modératrices des sécrétions.
Il y aurait, le cas échéant, avantage à lui substituer le sulfate d'atropine. On pourrait, de façon préventive, prescrire
par exemple :

Atropine	1 centigramme
Iodure de potassium	10 grammes
Eau distillée	100 »

Une cuiller à café renfermera o gr. 5o d'iodure et un demi
milligramme d'atropine ; on en prescrirait suivant le cas 1,
2, 3, 4 cuillers à café dans les vingt-quatre heures.

On pourrait aussi prescrire séparément l'iodure en solution, et l'atropine en granules de un demi-milligramme.

Mais il sera bon dans ces cas de surveiller aussi, avec soin,
le malade au point de vue de la tolérance à la belladone,
afin de ne pas tomber d'un mal dans un pire.

Le *bicarbonate de soude* ne peut qu'être recommandé pendant la médication iodurée, ne fût-ce que pour atténuer
l'action irritante de l'iodure sur la paroi stomacale. A doses
assez fortes, supérieures à 5 grammes, il peut rendre des
services dans les cas d'iodisme grave.

Les *benzoates* rendent aussi quelques services.

La *levure de bière* nous a donné des résultats satisfaisants
dans l'acné iodique. Nous avons pu, grâce à l'administration
simultanée de la levure et de l'iodure, éviter ce désagré-
ment à des malades chez lesquels l'administration antérieure de l'iodure l'avait toujours provoqué.

L'*antisepsie intestinale* par le *naphtol* et le *benzonaphtol*,
semble comme pour les bromures, éviter dans une certaine
mesure les accidents cutanés.

Associations thérapeutiques vraies.

Si nous examinons maintenant les autres cas dans lesquels
le clinicien peut chercher à réaliser une association médi-

camenteuse iodurée, on voit que cette association peut avoir
deux buts : ou bien mettre à profit l'action vaso-dilatatrice
hyperémiante de l'iodure pour rendre plus intime l'imprégnation des éléments cellulaires par la drogue associée,
pour en renforcer l'action, ou bien réaliser véritablement
une association thérapeutique remplissant physiologiquement les indications d'un cas donné. Dans le premier cas
l'iodure n'intervient que comme *agent de renforcement*;
dans le deuxième cas l'iodure agit véritablement de façon
propre comme *agent associé*. A la vérité ces deux modes
d'action sont le plus souvent combinés.

Ainsi, dans quelques cas d'*anémie avec tendance marquée
à la dénutrition*, à la consomption, dans lesquels nous avions
employé, avec un succès médiocre, soit l'arséniate, soit le
cacodylate de soude, nous avons obtenu des résultats remarquables par la substitution aux formules primaires (arséniate
de soude) des formules binaires (iodure arséniate, iodure
méthyl-arsinate).

Arséniate de soude. . . . . dix centigrammes
Iodure de sodium . . . . 5 grammes
Eau distillée 100   »
F. s. a.

Une cuiller à café renferme un demi centigramme d'arséniate, 5 centigrammes d'iodure. On en prescrira une ou deux
dans les vingt-quatre heures.

Méthyl-arsinate de soude. . . . . cinquante centigrammes
Iodure de sodium . . . . 5 grammes
Eau distillée 100   »

Une cuiller à café renferme 2 centigrammes et demi ou
25 milligrammes de méthyl-arsinate et 0 gr. 25 centigrammes d'iodure. On en prescrira une à quatre dans les vingt-
quatre heures.

Ici l'iodure n'intervient que comme *agent de renforcement*.

Prenons au contraire le cas d'une *cardiopathie au cours de l'artério-sclérose*, se manifestant par des signes de fatigue du myocarde avec tension artérielle élevée; il sera indiqué de stimuler le cœur sans influencer ou même en cherchant à abaisser la tension artérielle. On pourra résoudre ce problème en formulant :

Sulfate de spartéine	dix centigrammes
Iodure de potassium.	1 gramme
Julep gommeux	80 »
Sirop d'écorces d'oranges amères. . .	40 »

F. s. a.

A prendre dans les vingt-quatre heures, par cuiller à soupe de deux heures en deux heures, et il pourra être utile de la renouveler plusieurs jours de suite. La spartéine stimulera le cœur sans influencer la pression artérielle; l'iodure de potassium exercera son action bien connue vaso-dilatatrice, dépressive de la tension artérielle; les deux indications physiologiques seront remplies.

L'iodure sera intervenu comme *agent associé*.

Il serait facile d'en multiplier les exemples.

Au contraire il y aura lieu d'éviter de donner du calomel du moins à forte dose, à un malade soumis à la médication iodurée car il pourrait y avoir formation d'iodure de mercure très irritant et très toxique; à plus forte raison n'associera-t-on pas dans une formule quelconque l'iodure de potassium et le calomel.

Association iodo-hydrargyrique.

Mentionnons enfin pour finir l'association iodurée la plus célèbre, l'*association iodo-hydrargyrique* véritable spécifique des périodes avancées secondo-tertiaires et tertiaires de la syphilis, nous parlerons plus longuement de cette association à l'occasion des associations mercurielles. (Voir mercure).

MERCURE

Difficultés du problème.

Nous nous bornerons dans cette étude à rappeler le *rôle du mercure dans la médication antisyphilitique*, les autres indications possibles étant de peu d'importance en comparaison de celle-là. Et cette seule étude même, pour être poussée à fond, nécessiterait des développements qui ne seraient pas de mise ici ; il nous suffira d'exposer succinctement les théories et les pratiques les plus généralement acceptées.

L'état actuel de la question du traitement mercuriel de la syphilis a d'ailleurs fait l'objet d'une étude d'une grande sagacité de la part de M. le Dr Ducastel, dans le Traité de thérapeutique de Robin, nous y ferons des emprunts d'autant plus larges que comme le fait remarquer cet auteur, aucune question n'est plus difficile à trancher que celle de savoir s'il existe « une méthode de traitement qui conduise plus sûrement, plus rapidement que les autres à l'extinction de la syphilis », car la marche de la syphilis est extraordinairement capricieuse, le présent n'est en rien le miroir de l'avenir, et il en résulte qu'il est, scientifiquement parlant, des plus difficiles d'apprécier avec quelque rigueur l'influence de tel ou tel traitement sur la marche générale, sur la bénignité ou la gravité globale d'une maladie aussi déconcertante.

Une expérience longtemps, très longtemps prolongée peut seule jeter quelque lueur dans ces obscurités, ce qui oblige à tenir un compte plus grand qu'ailleurs des « opinions autorisées » auxquelles tout esprit vraiment scientifique ne doit jamais accorder qu'une créance limitée, subordonnée à son expérience, à sa vérification personnelle. Ici d'ailleurs, ces autorités sont assez divergentes quant aux faits et quant à leur interprétation pour que le jugement individuel conserve une grande latitude.

Le mercure est-il utile dans le traitement antisyphilitique ?

La question est aujourd'hui résolument tranchée dans le sens de l'affirmative; et si faible que soit l'expérience personnelle du médecin en matière de syphilis, l'action curative du mercure contre les accidents syphilitiques existants est trop évidente, trop démonstrative, pour qu'elle ne suffise pas à la trancher. Les antimercurialistes sont à l'heure actuelle très peu nombreux, mais l'argument du nombre serait sans valeur s'ils apportaient des raisons sérieuses à l'appui de leur thèse qui se réduit en dernière analyse à la constatation d'un certain nombre de cas de syphilis non traitées par le mercure et qui n'ont pas paru aggravées. Le fait est incontestable, mais il est incontestable aussi que le plus grand nombre des syphilitiques non traités (V. Statistiques de Diday) ont des accidents dont la durée et la gravité sont singulièrement diminuées par l'emploi judicieux du mercure et cela suffit à en légitimer l'usage. Il ne faut voir dans cette opinion de moins en moins répandue qu'une réaction exagérée contre les abus d'une mercurialisation à outrance qui a peut-être fait jadis autant de victimes que la syphilis même.

Quand convient-il d'administrer le mercure dans la syphilis?

Ici nous laissons la parole à Ⅰ. Ducastel (*loco citato*) :
« Il est un fait dans la direction du traitement sur lequel
tous les syphiligraphes (mercurialistes) sont d'accord : *au
moment où des accidents syphilitiques éclatent, il faut traiter
le malade ;* il faut le traiter avec énergie, ne pas se contenter
de donner des doses insignifiantes de mercure ou d'iodure ;
il faut suspendre de temps à autre l'administration du médicament qui a pour résultat d'amener l'accoutumance à la suite
de laquelle mercure et iodure ne semblent plus exercer une
action utile sur le malade. *Le degré d'utilité du traitement
dans les périodes de silence de la maladie est encore sujet à
discussion, et l'incertitude qui règne sur ce degré d'utilité est
l'origine de la division des médecins en deux camps : mercurialistes intensifs et mercurialistes atténués* » *ou mieux sys-
tématiques et opportunistes.* On ne saurait exposer plus clairement l'état actuel de la question.

Mercurialistes systématiques.

*La médication mercurielle intensive prolongée, systéma-
tique, préventive ou supposée telle* est surtout préconisée par
le professeur Fournier qui l'a exposée bien souvent.

Le traitement de la syphilis, dit-il, doit être prolongé,
presque chronique, pour être suffisant, c'est-à-dire préventif.

« Je suis d'avis que la première intervention du mercure,
au seuil même de la diathèse, soit une intervention énergique et énergique à un double point de vue, à savoir :
d'une part comme intensité thérapeutique et d'autre part
comme durée.

« Donc : 1° Dans un premier traitement je prescris le mercure à bonnes doses, soit, pour un sujet adulte, homme,

10 centigrammes de protoiodure quotidiennement, voire davantage, si je vois le remède absolument bien toléré.

« 2° Je prolonge ce traitement six semaines au minimum. J'accorde alors au malade un répit de quelques semaines. Puis je reprends le traitement sur le même pied pour six semaines.

« En sorte que je place au seuil de la diathèse un traitement d'au moins trois mois coupé par un entr'acte assez court. Il y a grande importance, je crois, qu'au cours des traitements intermittents, le mercure soit donné à doses véritablement thérapeutiques, c'est-à-dire susceptibles d'exercer sur la maladie une action sincèrement efficace. A des doses moindres (5 centigrammes et moins) le traitement mercuriel n'est plus un traitement mercuriel ; il devient une sorte d'expectation déguisée sous le masque d'une intervention presque inerte.

« Au delà (c'est-à-dire après le troisième mois), après la première période de suspension, quoi qu'il soit advenu, c'est-à-dire que le malade ait éprouvé de nouveaux accidents ou qu'il soit resté indemne, la médication sera reprise systématiquement. Deux à trois mois de répit peuvent être accordés au malade, d'une part, sans grande crainte de manifestations sérieuses pouvant se jeter à la traverse (car déjà nous avons pris l'avance sur la maladie), et, d'autre part, avec le bénéfice d'une désaccoutumance favorable à l'action ultérieure du remède.

« A cette échéance je reprendrai la médication et toujours pour le même temps ; puis je la suspendrai pour quelques mois ; puis j'y reviendrai encore ; et ainsi de suite toujours avec la précaution de faire succéder à chaque stade de traitement un stade intercalaire de repos ou de désaccoutumance. Car c'est là l'esprit, l'intention de la méthode : et en procédant de la sorte, j'espère réaliser, j'ai la conscience, la certitude expérimentale de réaliser l'effet thérapeutique que je poursuis, à savoir : de conserver au mercure pendant toute la durée du traitement, l'intensité d'action qui lui est propre.

« De la sorte je ferai donc subir au malade (ceci approximativement) quatre traitements mercuriels au cours de la première année ; trois au cours de la seconde ; deux au besoin et suivant les cas, dans le troisième.

« Nous voici au cours de la troisième année environ. A ce moment, je juge opportun (d'accord en cela du reste avec tout le monde) l'intervention de l'iodure. Eh bien je procède pour ce remède comme j'ai procédé pour le mercure. Je l'administre lui aussi, par cures intermittentes, cures d'un mois à six semaines suivant la tolérance gastrique, et à dose moyenne de 3 grammes par jour.

« De même encore j'espace ces cures de plus en plus à mesure que je m'éloigne davantage du début de la maladie. J'en prescris, par exemple, trois ou quatre au cours de la première année de ce traitement (en les alternant ou non avec des cures mercurielles si celles-ci me paraissent opportunes) ; trois au cours de l'année suivante ; deux au cours de l'année suivante.

« Ainsi donc d'une part, *traitement chronique* ou tout au moins *traitement très prolongé* et d'autre part, *traitement intermittent*, voilà toute la méthode. »

Cette façon de voir est partagée par la plus grande partie des syphiligraphes de l'Ecole de Saint-Louis, par Besnier entre autres.

Mercurialistes opportunistes.

Tout autre est la conduite des *opportunistes*, qui, niant la puissance préventive du mercure ou la mettant simplement en doute, ne mercurialisent le syphilitique que pendant les accidents syphilitiques et se bornent pendant les périodes « de silence » de la syphilis aux prescriptions d'une bonne hygiène.

Le plus illustre représentant de cette méthode est peut-être Diday de Lyon, qui a entraîné la conviction d'une grande partie de l'école Lyonnaise, de « l'école de l'Antiquaille ». Elle a à Paris même de brillants défenseurs, nous ne citerons que Mauriac, Tenneson et Ducastel.

Mauriac a soutenu la contre-partie de la théorie et de la pratique de Fournier et a résumé en somme les arguments des opportunistes :

« Il saute aux yeux que si le mercure et l'iodure de potassium possédaient une action préventive radicale ou tout au moins aussi efficace que leur action curative, bien peu de personnes seraient longtemps victimes de leur syphilis. Or, est-ce ainsi que les choses se passent ? Evidemment non ; car d'une part on voit, et j'en ai été témoin maintes fois, les accidents les plus graves survenir en plein traitement alors qu'on faisait tout ce qui est spécifiquement possible de faire pour les prévenir ; tandis que, d'autre part, on voit la syphilis rester bénigne, superficielle et s'arrêter court chez des individus insouciants qui ne se sont pas donné la peine d'absorber un centigramme de mercure ou un gramme d'iodure.

« L'ensemble des faits fournit donc à première vue un argument péremptoire contre l'action préventive absolue. On se retranche alors dans des cas particuliers et on dit : tel malade fâcheusement prédisposé a passé de rudes épreuves, malgré le traitement spécifique ; mais son sort eût été bien plus néfaste s'il ne s'était pas traité du tout. Sans doute, cela est vrai dans une certaine mesure et je l'accorde volontiers, quoiqu'on en soit forcément réduit, en pareil cas, à une supposition. Mais, par contre, combien de fois ne pourrait-on pas répondre en montrant des sujets qui n'ont eu que des accidents bénins et éphémères et qui ont fait prompte justice eux-mêmes de leur syphilis, quoiqu'ils n'eussent pris aucun remède ? Que serait-il arrivé de mieux s'ils s'étaient gorgés de mercure et d'iodure de potassium ?

« Ne faut-il pas conclure de ce qui précède que si l'action

préventive existe, elle est incomplète et qu'elle n'empêche
pas, la plupart du temps, les accidents de se produire à brève
échéance quand ils sont condamnés à survenir par le processus naturel de la maladie.

« Or si cette action est incomplète et de plus très courte,
puisque presque toujours ces manifestations se produisent
cinq ou six fois sous une forme ou sous une autre pendant
les deux ou trois années que dure la période virulente, comment cette action aurait-elle une longue portée, une puissance assez profonde et assez permanente pour dominer la
situation morbide vingt ou trente ans après l'administration
des spécifiques alors qu'elle leur échappait en pleine période
active du traitement ?

« Et dans la période tertiaire est-ce que les récidives ne
sont pas la règle aujourd'hui comme autrefois, avant qu'on
eut découvert les applications de l'iodure de potassium ?
Malgré les propriétés merveilleuses de ce médicament
ne voyons-nous pas tous les jours des malades retomber
sans cesse dans le même ordre d'accidents quoiqu'ils en
absorbent des quantités considérables ? Peut-être ces accidents de récidive auraient-ils été plus graves sans une
médication iodurée antérieure ; mais enfin cette médication
ne les a pas empêchés de se produire à leur heure et de
déjouer notre grande confiance dans la spécificité thérapeutique préventive. »

Statistique de Diday.

Tels sont en résumé les éléments caractéristiques du procès.

En pareille matière, la théorie, l'impression personnelle,
le sentiment individuel importent peu — les faits sont tout.
Malheureusement en l'espèce les faits sont singulièrement
difficiles à recueillir avec rigueur et encore plus à interpréter.

Au fond la seule question réellement importante est la suivante : *Le traitement mercuriel intensif systématique prévient-il dans une mesure quelconque les accidents graves de la syphilis, rend-il moins dangereux ou moins fréquents les accidents tertiaires, donne-t-il une sécurité plus grande quant à l'hérédité?* En d'autres termes les inconvénients évidents, les dangers réels ou supposés de la mercurialisation intensive et prolongée sont-ils compensés par la jugulation incontestable des accidents tertiaires, par une atténuation manifeste de la vérole ?

Etant donnée la marche capricieuse de la syphilis, c'est le cas d'appliquer l'aphorisme célèbre : *testis unus, testis nullus.* C'est donc seulement à défaut de données plus probantes, c'est donc à la méthode statistique que se sont adressés les deux grands maîtres des deux écoles en présence Diday et Fournier ; l'un et l'autre ont donné de leurs statistiques des interprétations favorables à leur méthode. Comme nous le disions ailleurs(¹) : « Les statistiques sont moyens d'inves-« tigations bien trompeurs. Les causes d'erreur sont mul-« tiples ; les unes tiennent à la façon dont sont recueillis les « éléments statistiques (erreurs de diagnostic, cas comptés « deux fois, idées *à priori* du statisticien) ; les autres tien-« nent à l'interprétation desdites statistiques, au groupe-« ment des éléments, à la mise en valeur des facteurs de « variation. Nous ne pouvons estimer même approximati-« vement le coefficient d'erreur ».

La méthode statistique des deux auteurs précédents a été radicalement différente. Diday eut le courage, le sang-froid si l'on préfère, de laisser évoluer naturellement, sans aucune intervention thérapeutique, un certain nombre de syphilitiques de façon à se rendre compte de l'évolution spontanée de la vérole.

Sur 93 cas de syphilis observés par Diday et abandonnés

(¹) Syphilis et prostitution. *Medecine moderne*, 27 mai 1899.

à leur évolution naturelle, il observa : *7 cas de syphilis ébauchée* dans lesquels en deux ou trois mois tous les accidents disparurent à tout jamais ; *53 cas de syphilis faible*, dans lesquels les accidents ne dépassèrent guère la période secondaire et chez lesquels la durée moyenne de la maladie fut de dix mois et demi ; *23 cas de syphilis forte* avec poussées éruptives fréquentes, iritis, douleurs ostéocopes, ecthyma, etc., durée moyenne de vingt mois ; *4 cas de syphilis galopante maligne* avec céphalées intenses, lésions ulcéreuses, rupias, périostoses, débilitation profonde.

Dans les *cas bénins*, toute *médication est inutile ;* dans les *cas faibles* les malades retirent occasionnellement des résultats utiles des remèdes spécifiques ; dans les *cas de syphilis forte* le traitement spécifique est nécessaire, pour triompher des lésions ; dans les *cas de syphilis grave maligne* le traitement est impuissant absolument ou relativement.

Il ne semblait pas à Diday que la mercurialisation systématique, pendant les périodes de silence, dans un but préventif, modifiât sensiblement les proportions précédentes, ce qui l'amenait logiquement à nier tout pouvoir préventif au mercure et à ne l'employer qu'au moment des accidents.

Statistique de Fournier.

Les *conclusions du professeur Fournier* sont tout autres. Pour lui toute syphilis livrée à son évolution propre aboutirait presque fatalement au tertiarisme, mais il n'a pu fournir à ce sujet de statistique rigoureuse et s'est borné à donner une impression, se gardant bien, comme il le disait lui-même, d'une affirmation absolue.

Il s'est efforcé de dégager l'influence de la mercurialisation intense et prolongée sur l'éclosion des accidents tertiaires, en relevant les antécédents thérapeutiques des malades atteints de manifestations tertiaires et il est arrivé

aux chiffres suivants, sur 1703 cas de manifestations tertiaires :

Traitement nul	217 cas
Traitement court (moins d'un an) . . .	1162 »
Traitement moyen (un à deux ans). . .	265 »
Traitement long.	53 »
Traitement d'une durée supérieure à trois ans	6 »

Il conclut de ces chiffres que le tertiarisme est d'autant
moins fréquent que le mercurialisme a été plus intense et
plus prolongé. Peut-il le faire en toute rigueur? Nous ne le
croyons pas et M. Ducastel en a bien fait ressortir les raisons. « Si la méthode des traitements successifs et prolon-
« gés réunit l'approbation de la pluralité des médecins, elle
« est loin d'être celle suivie par la pluralité des malades : de
« fait, ceux-ci se trouvent suivre le plus souvent la méthode
« opportuniste » c'est-à-dire que la pluralité des malades
se soignent quand ils ont des accidents un peu sérieux et
se négligent dans l'intervalle. L'observation nous paraît des
plus exactes. Qu'en doit-on conclure relativement à la statistique précédente? C'est que la durée et l'intensité du traitement suivi sont dans une certaine mesure proportionnelles
à la gravité et à la fréquence des manifestations syphilitiques;
qu'un traitement nul indique au moins au début une syphilis à peine esquissée, un traitement long, intensif, une
syphilis dès le début grave et rebelle. La statistique précédente peut donc, dans une certaine mesure, s'interpréter de
la façon suivante :

Syphilis atténuée aboutissant au tertiarisme	217 cas	
Syphilis faible	»	. 1162 »
Syphilis grave	»	. 318 » (265 + 53)
Syphilis maligne		6 »

Mais dans quelle proportion le traitement intensif a pu ou
aurait pu modifier ces chiffres, il nous paraît difficile de le
dire avec rigueur.

Et l'on aboutit au mot de Montaigne : « Que sais-je ? »

Conclusions pratiques.

En somme scientifiquement, rigoureusement on n'aboutit à l'heure actuelle, qu'aux propositions suivantes :

1° L'action curative du traitement spécifique hydrargyrique et iodo-hydrargyrique contre les accidents actuels de la syphilis à toutes ses périodes est presque toujours efficace et le devient chaque jour davantage avec les progrès de la pharmacologie mercurielle ;

2° L'action préventive du traitement spécifique contre les accidents éventuels est, jusqu'à présent douteuse (nous ne disons pas nulle), insuffisamment démontrée.

Pratiquement donc l'administration du mercure *pendant les périodes patentes de la syphilis est formellement indiquée*, elle se fera conformément aux règles et aux doses que nous allons énumérer et il sera rationnel de la prolonger quelques jours, une semaine environ ou plus après la disparition apparente des accidents; *pendant les périodes latentes*, l'administration du mercure est d'une utilité moins évidente, l'appréciation de son opportunité ne peut être, *jusqu'à présent*, qu'une affaire de jugement, d'impression tout à fait individuels.

Il est cependant deux cas dans lesquels, quelle que soit l'opinion individuelle sur l'action préventive du mercure, le traitement doit être institué sans attendre l'apparition des accidents :

1° *Avant et pendant la grossesse lorsque le père ou la mère ou les deux sont dans les premières années de leur syphilis*, en particulier lorsqu'ils ont eu des éruptions secondaires peu avant la conception. A ce point de vue les statistiques de M. Fournier sont absolument probantes : la mortalité infantile est de 82 p. 100, dans le camp des sujets non traités, elle s'abaisse à 3 p. 100 dans celui des sujets traités. Sur ce point d'ailleurs il est absolument d'accord avec Diday;

2° Il en est de même en ce qui concerne le traitement des *enfants* hérédo-syphilitiques *issus d'un ménage de syphilitiques récents*, dans ces cas l'indication du traitement est établie « soit par l'air de décrépitude de l'enfant, soit par « l'éclosion de syphilides, soit simplement par la courbe « alimentaire qui accuse une perte de poids graduelle et « continue que rien n'explique. » Boissard.

COMMENT IL FAUT PRESCRIRE LE MERCURE

Du choix du mode d'administration.

Le mode d'administration du mercure est une de ces questions de pratique médicale courante qui semble aujourd'hui bien près d'être complètement élucidée, quant à son principe, quant à ses indications, quant aux détails de sa mise en œuvre. La généralisation de la méthode hypodermique, dans la médication hydrargyrique, a beaucoup contribué aux progrès réels réalisés dans cette voie, grâce aux travaux nombreux dont elle a été l'occasion. On semble aujourd'hui revenu des exagérations des néophytes du début (aucune méthode, aucune technique n'est à l'abri de ces partisans fanatiques, plus dangereux mille fois que les pires adversaires), qui affirmaient que la méthode hypodermique était la seule, l'unique, et que, seuls, des esprits rétrogrades pouvaient continuer à accepter la voie cutanée ou la voie digestive qui, pourtant, avaient fait leurs preuves entre les mains des Ricord et des Fournier. Des voix autorisées se sont élevées contre cet exclusivisme, MM. Brocq et Gaucher entre autres, et ici comme ailleurs, l'opportunisme thérapeutique, critique et éclectique, semble la vérité. Les voies digestive, cutanée et hypodermique ont chacune leurs avantages et leurs inconvénients ; leur indication dans chaque cas particulier est fonction de la gravité de la manifestation morbide, de la situation sociale des malades, des conditions particulières de la pratique médicale, c'est seulement par une analyse judicieuse de ces divers éléments que le praticien choisira rationnellement la *méthode de choix* dans le cas donné, c'est-à-dire le *modus faciendi susceptible de donner le maximum de rendement thérapeutique avec le minimum d'inconvénients pour le malade.*

Voie stomacale.

La voie digestive, l'administration buccale du mercure est la méthode, en quelque sorte traditionnelle, et semble devoir rester, en dépit des critiques dont elle a été l'objet, la méthode courante, usuelle, ordinaire. On peut prescrire le mercure en pilules ou en solution, cette dernière forme est de beaucoup préférable, car elle assure une absorption infiniment plus régulière, un dosage bien plus rigoureux de cette substance, et cependant il est probable que la *forme pilulaire* restera longtemps encore, d'une prescription courante, inévitable. C'est que si elle est de tous les modes d'administration du mercure le plus défectueux et le moins sûr, c'est en revanche le plus discret, le plus facile à suivre « même en voyage » et cette considération seule suffirait à expliquer sa vogue auprès des malades sinon des médecins. Qu'on y ajoute l'absence de cette saveur désagréable du mercure qui en rend l'absorption sous forme liquide un véritable supplice pour certains malades et on se rendra compte qu'il est souvent impossible de ne pas l'adopter, tout au moins comme pis aller.

Pilules mercurielles.

Les plus célèbres et non les moins bonnes des *pilules mercurielles* sont celles dites de Ricord à base de proto-iodure d'hydrargyre et celles de Dupuytren à base de bichlorure. Originellement, elles se formulaient de la façon suivante :

Pilules de Dupuytren :

Bichlorure de mercure.	1 centigramme
Extrait d'opium.	2 »
Extrait de gaïac	4 »
Pour une pilule.	

Pilules de Ricord :

Protoiodure d'hydrargyre	5 centigrammes
Extrait thébaïque	2 »
Thridace	5 »
Conserve de roses.	10 »
Pour une pilule.	

Le professeur Fournier a simplifié ces formules de la façon suivante :

Bichlorure de mercure. . . . . . . ⟩	ââ o gr. 01
Extrait thébaïque . . . . ⟨	
Pour une pilule.	
Protoiodure d'hydrargyre	o gr. o5
Extrait thébaïque	o gr. 01
Pour une pilule.	

La dose moyenne est de 2 à 3 pilules par jour, à prendre au commencement ou vers la fin du repas, mais quelques malades exigent des doses exceptionnelles, un malade de Fournier en dut prendre 6.

L'extrait thébaïque a pour but de combattre l'action diarrhéique, parfois déterminée par l'administration du mercure. Il est évident d'ailleurs qu'on pourra et qu'on devra modifier la dose suivant les tolérances individuelles.

Il est enfin d'autres substances qu'il pourra être utile d'ajouter dans un cas donné, tel l'extrait mou de quinquina qui contribue à combattre l'action débilitante du mercure. On pourrait formuler :

Bichlorure d'hydrargyre. . . . . . ⟩	ââ 1 centigramme
Extrait thébaïque . . . . ⟨	
Extrait mou de quinquina.	5 »
F. s. a. pour une pilule.	

Les *inconvénients de la forme pilulaire* sont graves ; les plus importants sont le dosage défectueux de la substance active, l'irrégularité de l'absorption (des pilules anciennes ou mal faites peuvent traverser sans être entamées le tube digestif), l'action irritante exercée sur la muqueuse gastro-intestinale. L'*infidélité de l'action est des plus fâcheuses et doit faire repousser systématiquement cette forme dans les cas graves à évolution rapide.* Dans les syphilis bénignes ou moyennes, si l'on ne peut faire adopter la forme liquide, on sera autorisé à employer la forme pilulaire, qui a donné les plus beaux résultats entre les mains de Ricord et de Fournier et qui, bien maniée (pilules fraîches, doses suffisantes), donne un rendement thérapeutique considérable.

Un mode d'administration qui se rapproche du précédent par sa commodité et du suivant par son efficacité, est l'administration de pastilles ou dragées solubles que l'on fait prendre avec un peu d'eau ou de lait.

Préparations mercurielles en solutions.

Dans une publication récente(*Presse médicale*, 10 avril 1901)', M. Brocq a rappelé les règles qui doivent présider à *l'administration par voie gastrique des composés mercuriels dissous.* Dans la pratique, on prescrira à peu près exclusivement le bichlorure ou le biiodure de mercure en solution ou en sirop. Les formules les plus courantes sont la *liqueur de Van Swieten* ou solution hydro-alcoolique de sublimé corrosif au millième :

Bichlorure d'hydrargyre. . . . .   1 gramme
Alcool à 90°.   100   »
Eau distillée . . . .   Q. S. pour un litre

On prescrit le plus souvent le biiodure sous forme de sirop, par exemple :

Biiodure d'hydrargyre . . . .   10 centigrammes
Sirop d'écorces d'oranges amères . . .   200 grammes
Une à trois cuillers à soupe dans les vingt-quatre heures, suivant le cas et la tolérance.

On pourrait encore prescrire :

Biiodure d'hydrargyre.	o gr. 3o
Dissoudre dans eau	10 grammes
Sirop d'écorces d'oranges amères . . .	400 »
Vin de Malaga.	Q. S. p. un demi-litre

Chaque cuiller à soupe contient 1 centigramme de biiodure.

Mais, dans l'administration du mercure par voie stomacale « la façon de donner vaut mieux que ce qu'on donne » et c'est ce qu'a bien montré M. Brocq. Il est presque d'usage constant d'administrer les préparations précédentes *à doses massives*, c'est-à-dire de faire prendre la dose quotidienne de une à deux cuillers à soupe en une ou deux prises avant le repas du matin, ou avant les deux principaux repas. Les *inconvénients* de cette manière de faire pour être moins marqués que ceux de la forme pilulaire n'en sont pas moins souvent fort graves; l'action irritante sur le tube digestif n'est pas rare et peut se manifester par des coliques et de la diarrhée, le dégoût des malades pour la préparation hydrargyrique est parfois insurmontable et c'est là le grand facteur de popularité des préparations pilulaires insipides, les troubles digestifs possibles peuvent enfin rendre incertaine l'action spécifique du mercure.

Il y a tout avantage à lui substituer la méthode des *doses fractionnées* qui consiste à répartir la dose totale quotidienne (une à deux cuillers à soupe) en 4 ou 6 prises avant les repas et dans leur intervalle. Les avantages de cette manière de faire sont considérables : 1° les troubles digestifs provoqués sont nuls ou réduits au minimum et dans ce dernier cas combattus avec succès par l'administration simultanée au moment de chaque prise de 5 à 20 gouttes d'élixir parégorique ; 2° l'*absorption* du produit administré *est intégrale* et l'action pour sa sûreté comparable à celle des injections; 3° *son efficacité est considérable* et souvent des syphilitiques qui prenaient antérieurement en pilules et sans succès, 2 à 4 centigrammes de bichlorure, voient leurs accidents disparaître

avec des doses moitié moindres administrées à doses fractionnées. Par cette méthode on obtient des effets thérapeutiques presque analogues « à l'action curative des injections
de composés mercuriels insolubles, de l'huile grise ou du
calomel... Dans tous les autres cas sérieux que nous avons
eu à traiter de syphilis maligne précoce, de gommes à tendances destructives, de syphilides ulcéro-serpigineuses tertiaires, de périostites, etc., la méthode des doses fractionnées
de sels mercuriaux solubilisés pris par la bouche, seuls ou
associés à l'iodure de potassium nous a toujours donné d'excellents résultats. » Brocq (*loco citato*).

Les seuls *inconvénients* sont le *dégoût* insurmontable de
certains malades pour les doses les plus minimes de préparations mercurielles (auquel cas force est de s'adresser à la
forme pilulaire pour les cas bénins, aux injections ou aux
frictions pour les cas graves) et l'*incommodité* du procédé,
bien des personnes ne pouvant facilement au cours de leurs
occupations, prendre le médicament aux heures prescrites.
Il est cependant commode de faire prendre au malade une
petite bouteille de poche contenant juste la dose quotidienne
qui sera absorbée en quatre ou six fois dans un peu d'eau
ou de lait. Peu de situations rendent vraiment ce traitement
pratiquement impossible.

Injections mercurielles.

Les *injections sous-cutanées mercurielles* ont été fort préconisées ces dernières années. Leur efficacité est incontestable, elles réussissent souvent où les autres médications
ont échoué : là est l'indication formelle de leur emploi.
Elles doivent être réservées aux cas où des médications
mercurielles antérieures ont échoué ou n'ont pu être tolé-
rées, et à ceux où il est à prévoir qu'elles échoueront étant
données la précocité, la généralisation, la gravité des accidents, les localisations viscérales ou nerveuses.

Maintenant une première question se pose : *faut-ilemployer pour ces injections des sels solubles ou des sels insolubles ?* Nous ne saurions mieux faire ici que reproduire le virulent mais juste *réquisitoire du professeur Gaucher* (¹) *contre les injections de sels insolubles* : « L'injection de sels insolubles est une hérésie pharmacologique ; c'est une méthode aveugle qui peut exposer à de graves accidents.

« On conviendra que livrer à l'organisme une dose toxique de mercure dont la dissolution est soumise au hasard ne constitue pas un traitement scientifique. De fait, dans certains cas, le sel insoluble peut s'enkyster pendant un temps indéterminé ; pendant tout ce temps, les injections successives restent sans effet ; le sel insoluble ne se dissout pas ; puis, tout d'un coup, toute cette réserve de mercure peut se dissoudre très rapidement et répandre dans la circulation une quantité de poison mortelle.

« Donc, irrégularité d'action, inefficacité dans certains cas ; dans d'autres, intoxications plus ou moins graves : tels sont les reproches que j'adresse à la méthode des injections insolubles. J'ajoute que l'excipient du sel insoluble est toujours huileux et cet excipient huileux peut constituer un nouveau danger. Si la matière à injection pénètre dans une veine, les embolies sont à craindre.

« Pour toutes ces raisons, je rejette les injections de calomel, d'oxyde jaune de mercure ou d'autres sels insolubles. C'est seulement dans certains cas spéciaux, commandés par des nécessités pratiques et extrascientifiques que je me résous à les employer ». Nous ne pouvons que souscrire à cette profession de foi.

Si on ajoute que les injections insolubles déterminent des douleurs très vives, parfois intolérables, qu'elles provoquent la formation de nodosités volumineuses, qu'elles sont parfois la cause d'abcès souvent fort étendus ; on

---

(¹) Gaucher. Traitement de la syphilis.

conviendra que les indications en doivent être des plus res-
treintes et qu'il faut des raisons sérieuses pour se résoudre
à l'employer.

On donnera toujours la préférence aux injections de sels solubles.

Les sels les plus couramment employés sont le bichlorure, le biiodure, le cyanure et le benzoate de mercure.

Pour le *bichlorure* on peut formuler de la façon suivante :

> Bichlorure d'hydrargyre. . . . .   o gr. 10
> Chlorure de sodium . . . .   o gr. 075
> Eau distillée bouillie. . . . .   10 grammes

On remarquera que le véhicule salin employé n'est autre
chose que le sérum artificiel, solution de chlorure de sodium
à 7 p. 1000. La dose quotidienne est de un centimètre cube
par jour.

Le *biiodure de mercure* est presque insoluble dans l'eau;
mais soluble dans l'eau additionnée d'iodure de potassium.
Il est insoluble dans l'huile, mais la trituration prolongée à
une température de 75°-80° donne un produit sensiblement
homogène.

On pourra donc formuler avec Panas :

> Biiodure de mercure. . . . .   o gr. 10
> Huile d'olive stérilisée. . . . .   25 grammes

La dose quotidienne classique est un centimètre cube, soit
4 milligrammes de biiodure. très insuffisante le plus souvent.
Cette préparation est très recommandable, mais l'excipient
huileux est un inconvénient sérieux et nous verrons plus
loin à quels accidents elle a donné lieu entre les mains les
plus expérimentées.

Se basant sur la propriété susénoncée de l'eau iodurée,
on pourrait formuler :

Biodure de mercure. . . . . ⟩
Iodure de potassium. . . . . ⟨ àà o gr. 5o
Phosphate basique de soude . . . . .   1 gramme
Eau distillée. . . . .   Q. S. pour 5o cc

qu'on emploierait de même à la dose moyenne de 1 à 2 centimètres cubes.

Le *cyanure de mercure* soluble dans 8 parties d'eau se formule :

Cyanure de mercure. . . . .   dix centigrammes
Eau distillée . . . .   10 grammes

et s'emploie aux mêmes doses, soit un ou deux centimètres cubes par jour.

Le *benzoate de mercure* est très usité et très recommandable. Il est soluble dans l'eau additionnée d'un chlorure alcalin et de benzoate d'ammoniaque. Il a été préconisé par Stoukovenkoff de Kieff qui formulait :

Benzoate d'hydrargyre. . . . . . .   o gr. 25
Chlorure de sodium pur . . . . . . ⟩
Chlorhydrate de cocaïne . . . . . . ⟨ àà o gr. o6
Eau distillée . . . .   3o grammes

formule critiquable, car il est à craindre qu'en présence du mercure le chlorure de sodium ne donne naissance à du sublimé, et qu'on n'injecte plus un produit bien défini ; le chlorhydrate de cocaïne destiné à atténuer la douleur n'est pas indispensable. Il semble préférable d'adopter la formule de Bretonneau :

Benzoate de mercure. . . . .   o gr. 3o
Benzoate d'ammoniaque . . . .   1 gr. 5o
Eau distillée bouillie. . . . .   3o grammes

qu'on emploie à la même dose quotidienne que les précédentes, soit un à deux centimètres cubes par jour.

Plus récemment Gaucher a proposé la formule chlorurée sodique isotonique suivante :

Benzoate de mercure. . . . .   1 gramme
Chlorure de sodium chimiquement pur.   o gr. 75
Eau distillée . . . .   1oo grammes

Signalons seulement 2 sels solubles de mercure d'introduction récente dans la thérapeutique et qui semblent appelés à prendre une place honorable à côté des précédents le
cacodylate-iodo-hydrargyrique employable à des doses un
peu plus fortes (o gr. o3 à o gr. o6) et l'*hermophényl* (oxyde
de mercure-phénol-disulfonate de sodium) qui a été employé
à la dose quotidienne de o gr. o2.

En somme quel que soit le sel soluble employé, la dose
quotidienne sera d'environ 2 centigrammes.

Posologie des sels solubles de mercure.

La question de la posologie des sels solubles de mercure
en injection a fait l'objet de travaux récents de Jaulin, Barthélemy, Lafay, Lemoine, Leredde d'où il semble résulter :

1° Que *la puissance thérapeutique des composés mercuriels
est approximativement proportionnelle à leur richesse en mercure.* M. le professeur Pouchet par une tout autre méthode
est arrivé sensiblement à la même proposition. Il est intéressant de rappeler, à ce sujet, les proportions de mercure
contenues dans les divers composés mercuriels :

Proto-chlorure mercureux (calomel)	HgCl.	. . . .	85 p. 100
Bi-chlorure mercurique (sublimé)	HgCl²	. . . .	74 »
Cyanure de mercure	Hg(Caz)²	. .	79 »
Proto-iodure mercureux	HgI	. . . . .	61 »
Bi-iodure mercurique	HgI²	. . . . .	44 »
Benzoate de mercure	Hg(C⁶H⁵Co²)².		45 »

On en peut conclure, *grosso modo*, que les doses actives
de biiodure et de benzoate devront être une fois et demie à
deux fois plus fortes que celles de protochlorure, de bichlorure et de cyanure.

Toutefois M. Danlos s'est inscrit en faux contre la proposition précédente. Pour lui, la teneur absolue en mercure est
sans rapport utilisable en clinique avec les effets des injections. C'est ainsi que l'hermophényl contient 40 p. 100 de mercure ; on a pu le donner à la dose de o gr. 32, ce qui correspond

à o gr. 17 de sublimé : il n'y aucun rapport entre la puissance thérapeutique de ces deux doses.

2° Que *dans les accidents graves de la syphilis on peut et on doit élever d'une façon considérable les doses classiques de mercure administrées*. C'est ainsi que Leredde propose dans ces cas les doses quotidiennes de o gr. o3 à o gr. o4 de sels forts (cyanure, sublimé) et de o gr. o6 à o gr. o8 de sels faibles (benzoate ou biiodure) ; il prévoit même, pour l'avenir et pour la cure des accidents parasyphilitiques en particulier, des doses encore plus fortes et des moyens encore plus énergiques. Il est difficile de se prononcer sur la légitimité et l'innocuité de ces doses — mais on peut dire dès maintenant qu'exceptionnelles elles ne peuvent s'appliquer qu'à des cas tout à fait exceptionnels — et qu'on ne devra se résoudre à tenter l'aventure de pareilles doses que quand le traitement aux doses habituelles se sera montré impuissant.

Pratique des injections mercurielles.

Le *lieu d'élection* pour ces injections est la fesse dans ses parties latérales et supérieures. Les deux points d'élection sont la fossette rétro-trochantérienne à un travers de doigt en arrière du trochanter et le point dit de Galliot en pleine fesse, à l'intersection d'une ligne horizontale à deux travers de doigt du grand trochanter et d'une verticale à l'union du tiers interne et des deux tiers externes de la fesse. On évitera la région des ischions car il pourrait en résulter pour le malade une gêne notable dans la station assise.

Les injections solubles peuvent se faire dans le tissu cellulaire sous-cutané ou mieux dans la masse musculaire; mais en tous cas il est inutile de pénétrer très profondément et une aiguille de 2 centimètres à 2 centimètres et demi sera suffisante. On la choisira fine, très fine, ce qui réduira la douleur au minimum, et rendra la piqûre aussi facile qu'une piqûre de morphine.

L'injection sera naturellement pratiquée suivant toutes les règles de l'antisepsie hypodermique, stérilisation de la seringue à l'eau bouillante, flambage de l'aiguille qui sera en platine iridié, et on choisira de préférence une seringue d'une contenance de 2 centimètres cubes de façon à pouvoir faire au besoin en une seule fois une injection de 2 centigrammes.

L'injection est si facile qu'elle peut être confiée, dit M. Gaucher « à une personne étrangère à la médecine, à un parent ou à un serviteur du malade » et « sur plusieurs milliers d'injections faites dans ces conditions soit par des infirmiers, soit par des personnes de l'entourage des malades, je n'ai jamais observé d'accidents, je n'ai jamais vu d'abcès ». Cependant nous conseillerons d'être plus circonspects, surtout en ce qui concerne les injections d'huile biiodurée, car M M. Brocq et Danlos ont communiqué des observations d'escarres profondes et étendues consécutives à ces injections, faites par des mains très expérimentées. En tout cas, ces observations mêmes sont en faveur de la superficialité relative des injections de sels solubles, soit au plus 2 centimètres et demi de profondeur, qui doit, nous semble-t-il, mettre sûrement à l'abri de tels accidents.

Frictions mercurielles.

Il est un dernier mode d'administration du mercure qui, après un moment de presque oubli, a reconquis ces années dernières quelque faveur, nous voulons parler des *frictions mercurielles*.

Elles sont particulièrement recommandables et trouvent une indication précise dans les cas où les voies digestives s'accommodent mal de l'ingestion mercurielle (gastrite, dyspepsie, gastro-entérite, etc.) et où les injections mercurielles sont impossibles (pusillanimité, occupations du malade, éloignement du médecin, etc.).

Pratiquées avec méthode et rigueur, elles se montrent seulement inférieures aux injections comme efficacité ; souvent elles donneront des résultats remarquables là où l'administration stomacale aura échoué.

Les 2 préparations usuelles sont : *l'onguent gris ou onguent mercuriel simple* et *l'onguent napolitain ou onguent mercuriel double* dont nous rappelons les formules :

Onguent napolitain :

Mercure métallique	5oo grammes
Axonge benzoïnée	46o »
Cire blanche	4o »

Onguent gris :

Pommade mercurielle double	1oo grammes
Axonge benzoïnée	3oo »

La première est la plus recommandable, elle s'emploie à des doses moyennes de 4 à 8 grammes. A ce point de vue, il sera commode de faire répartir l'onguent napolitain en cartouches de 2 grammes, ce qui permettra au malade un dosage facile. On trouve d'ailleurs dans le commerce des cartouches ainsi préparées.

Les frictions seront pratiquées de la façon suivante : Etendre sur la région choisie la quantité d'onguent prescrite, frictionner légèrement pendant une dizaine de minutes avec de l'ouate ou de la flanelle, recouvrir ensuite d'ouate et fixer par un mouchoir ou quelques tours de bande. Le lendemain matin, savonner avec soin.

Les lieux d'élection pour les frictions sont : la partie latérale du tronc, le pli du coude, la face interne des cuisses, le pli de l'aine. On recommande de ne pas faire deux jours de suite la friction dans la même région.

Le mercure chez les enfants.

Dans la syphilis héréditaire, *chez les enfants à la mamelle* on pourra donner la *liqueur de Van Swieten* à la dose quotidienne de 10 gouttes par mois d'âge, en 5 prises (de 4 à 6 gouttes) dans du lait au moment des tétées.

On pourra aussi à partir de 3 mois donner le sirop de Gibert à la dose d'un tiers de cuiller à café, à prendre en 3 fois dans les 24 heures. Par exemple :

Sirop de Gibert	5 grammes
Elixir parégorique.	V gouttes
Eau de tilleul	10 grammes

F s.

une cuiller à café — 3 fois par jour — au moment des tétées.

Comby indique comme posologie du sirop de Gibert une demi-cuiller à café par jour et par année d'âge dans l'hérédo-syphilis.

On pourrait encore, si l'on craignait de provoquer des troubles digestifs, par l'administration buccale, donner la préférence aux *frictions mercurielles* à dose quotidienne progressive de o gr. 50 à un gramme et même 2 grammes, suivant tolérance. On choisirait comme lieu d'élection : les aisselles, les reins, les jarrets, le foie, la rate ; on laisserait à demeure 12 heures, après quoi on savonnerait avec soin pour éviter l'irritation de la peau. Ces frictions sont très efficaces dans l'enfance et ne déterminent jamais de salivation.

Le traitement mercuriel sera continué tous les jours pendant trois mois ; le quatrième mois, on laissera dix jours de repos à l'enfant ; le cinquième mois, quinze jours, puis on cessera le traitement un mois ou deux (sauf accidents).

Au-dessus de 2 ans, on donnera un mois sur trois la liqueur de Van Swieten à dose progressive quotidienne de 60 à 100 gouttes ; le sirop de Gibert à la dose progressive quotidienne de 1/2 à 2 cuillers à café ; l'onguent napolitain 1 gramme à 2 grammes. L'iodure de potassium sera administré également un mois sur trois à la dose quotidienne de o gr. 20.

La 3e année, les frictions seront continuées un mois sur trois, et la dose quotidienne d'iodure portée à o gr. 40.

La 4ᵉ année, on donnera seulement un mois sur quatre l'iodure à la dose quotidienne de o gr. 5o.

La 5ᵉ année, le traitement pourra être, sauf rechute, considéré comme terminé.

ACCIDENTS ET ASSOCIATIONS MERCURIELS

Association synergique spécifique.

L'association hydrargyrique la plus connue et peut-être aussi la plus rigoureusement efficace est l'*association ioduro-hydrargyrique* qui constitue essentiellement le *traitement mixte*, véritable spécifique des périodes avancées, tertiaires et secondo-tertiaires, de la syphilis. Quel est le mode d'action de cette association ? L'iodure possède-t-il à un degré comparable au mercure une action spécifique dans la syphilis ? Cela est peu probable, étant donnée l'inefficacité presque absolue de la médication iodurée pure à toutes les périodes de la syphilis. Agit-il comme résolutif contre les néoplasies de la période tertiaire ou bien, par son action vaso-dilatatrice et stimulatrice des circulations périphérique et viscérale, permet-il simplement une imprégnation plus profonde des éléments cellulaires par le mercure, seul spécifique, et partant une action plus profonde de la médication hydrargyrique concomitante ? Nous en sommes sur ce point réduits encore aux hypothèses ; mais la plupart des auteurs semblent aujourd'hui d'accord pour refuser toute action vraiment spécifique à l'iodure, et pour le considérer plutôt ou comme agissant de façon banale, résolutive, ou comme agent de renforcement de la médication hydrargyrique.

La plus célèbre des médications ioduro-hydrargyriques est le *sirop de Gibert* :

Biiodure de mercure.	2o centigrammes.
Iodure de potassium.	1o grammes
Sirop simple	5oo »

Chaque cuiller à soupe de ce sirop renferme o gr. oo8 de biiodure de mercure et o gr. 4o d'iodure de potassium. Il se prescrit à la dose quotidienne de une, deux et même trois cuillers à soupe à prendre au commencement des repas, entre deux cuillers de soupe ou de lait de préférence. Ce sirop est encore aujourd'hui couramment employé, et cependant cette préparation est bien médiocre; sa saveur est fort désagréable, elle est mal tolérée par beaucoup d'estomacs, et, chose plus grave, la dose d'iodure de potassium est beaucoup trop faible. Nous ne voyons à sa vogue persistante que deux raisons : l'habitude routinière et la facilité de la prescription qui dispense de toute formule.

Vidal en avait déjà fait une critique très exacte et avait proposé la formule suivante, certainement beaucoup meilleure :

Biiodure de mercure.	15 centigrammes
Iodure de potassium	15 grammes
Sirop de quinquina.	5oo »

F. s. a., ne pas filtrer, agiter.

Chaque cuiller à soupe renferme o gr. oo5 de biiodure de mercure et o gr. 5o d'iodure de potassium. Cette préparation s'emploie aux mêmes doses que le sirop de Gibert : une, deux, trois ou même quatre cuillers à soupe par jour au moment des repas. Les proportions relatives du biiodure d'hydrargyre et de l'iodure de potassium sont meilleures, et elle est beaucoup mieux tolérée. Elle devra être préférée à la précédente.

Actuellement, on tend à s'éloigner chaque jour davantage de ces préparations mixtes, et à leur substituer l'administration séparée de l'iodure et du mercure, beaucoup moins désagréable, beaucoup mieux tolérée par l'estomac, et qui permet l'administration de doses beaucoup plus considérables des deux médicaments. Le mercure sera prescrit, par exemple, en frictions — mode d'administration qui semble revenir en honneur après un moment de discrédit — ou en injections hypodermiques. L'iodure de potassium sera donné par la voie stomacale suivant les règles indiquées précédemment.

Associations correctives.

A côté de cette association synergique spécifique, il existe un grand nombre d'*associations correctives* qui se proposent de parer plus ou moins aux accidents mercuriels, aux accidents gastro-intestinaux en particulier. C'est ainsi que dans les cas où l'on est en droit de craindre une action diarrhéique, très fréquente dans la médication mercurielle, on associe le mercure à un correctif anti-diarrhéique (quinquina, opium, ratanhia). On formule par exemple :

> Biiodure de mercure. . . . . 15 centigrammes
> Sirop de quinquina. . . . . 500 grammes
> Une à 4 cuillers à soupe par jour pendant la période secondaire.

ou bien

> Bichlorure de mercure. . . . . 1 centigramme.
> Extrait thébaïque . . . . 2 »
> Fs. pour une pilule, 2 à 3 par jour

ou encore.

> Protoiodure d'hydragyre . . . . . . ⎫
> Extrait de ratanhia. . . . . ⎬ àà 5 centigrammes
> Extrait de quinquina. . . . . ⎭
> Fs. pour une pilule, 2 à 3 par jour.

Toutes formules, évidemment modifiables, suivant que l'effet diarrhéique du mercure ou astringent du correctif se manifeste prédominant.

Accidents mercuriels.

Mais les associations les plus savantes ne peuvent supprimer complètement les accidents mercuriels qu'il faut bien connaître, pour les dépister, les soigner, les guérir.

Les plus fréquents sont les *accidents gastro-intestinaux* sus-mentionnés, véritables *accidents locaux* qui sont surtout consécutifs à l'administration stomacale du mercure et qui paraissent provoqués par l'action directe, irritante, exercée par le contact des préparations mercurielles avec la muqueuse digestive ; ils se traduisent surtout par de la gastralgie, des coliques, de la diarrhée, des vomissements et à la longue de la gastrite chronique.

A ce point de vue les préparations mercurielles semblent pouvoir être classées de la façon suivante : tannate de mercure, proto-iodure, bi-iodure, sublimé, liqueur de Van Swieten, sirop de Gibert. Cela explique dans une certaine mesure la faveur dont jouissent auprès des syphiligraphes les plus réputés, le protoiodure et le biiodure. Au surplus nous avons indiqué plus haut comment certaines associations pouvaient diminuer la fréquence et la violence des accidents.

Plus importants peut être sont les *accidents en rapport avec l'intoxication mercurielle, accidents généraux* qui sont communs à tous les modes d'administration du mercure et au premier rang desquels il faut placer la *stomatite.*

On ne voit plus guère aujourd'hui ces stomatites malignes avec ulcérations, gangrène, chute des dents, nécrose, résultat le plus appréciable des cures mercurielles hyperintensives d'un autre âge; mais on constate encore quelquefois surtout chez des malades à mâchoire négligée, une stomatite mercurielle d'intensité variable, débutant de préférence au niveau des incisives médianes inférieures, sur les parties latérales au niveau des dents malades et en arrière de la dernière molaire. Nous indiquerons plus loin les moyens les plus propres à la prévenir.

Après la stomatite ce sont les *éruptions cutanées mercurielles* que l'on observe le plus fréquemment.

On en décrit classiquement trois formes (Alley) :

1° L'*hydrargyria mitis*, forme bénigne, caractérisée par un érythème accompagné parfois de miliaire localisé au ventre, aux aines, à la face interne des cuisses, au voisinage des grandes articulations ; elle s'accompagne de cuisson et se termine en quelques jours par une desquamation légère.

2° L'*hydrargyria febrilis*, forme de gravité moyenne caractérisée par un érythème nettement scarlatiniforme localisé ou généralisé avec phénomènes généraux plus ou moins marqués (fièvre, frissons, diarrhée, albuminurie) ; la surface érythémateuse peut comme la précédente se couvrir de vésicules voire de pustules ; la desquamation se fait par de larges lambeaux comme dans la scarlatine, sa durée est très variable dix à quinze jours en moyenne, dans quelques cas quatrevingts jours.

3° L'*hydrargyria maligne*, forme maligne, éruption scarlatiniforme quasi purpurique, avec bulles purulentes et sanguinolentes, adénites, abcès superficiels, ulcérations gangréneuses, phénomènes généraux intenses (fièvre, diarrhée, etc.) . La mort a été observée en quelques cas.

Les injections de calomel semblent provoquer plus fréquemment que les autres sels mercuriels et que les autres modes d'administration du mercure l'hydrargirie cutanée, aussi conviendra-t-il (au cas où cette médication serait estimée indispensable) d'admettre trois centigrammes comme dose maximum de début, et 5 centigrammes comme dose maximum absolue.

A l'occasion des injections mercurielles nous avons mentionné les *accidents locaux possibles du fait de ces injections* (douleur, abcès, eschares, etc.). Ajoutons à la liste les accidents cérébraux graves observés à la suite des injections de sels insolubles et les embolies pulmonaires qu'il semble possible d'éviter en rejetant les véhicules huileux et en s'assurant avant de faire l'injection que la canule n'a pas été introduite dans une veine.

Pour réduire au minimum la probabilité d'accidents mercuriels chez un malade en cours de traitement, il conviendra de prendre les précautions suivantes :

1° *Examiner l'état de la bouche* et s'il y a lieu (dents cariées, chicots, tartre dentaire, etc.), envoyer avant tout traitement le malade chez le dentiste qui devra procéder à un *nettoyage sérieux de la mâchoire*.

Recommander au malade des soins de la bouche réguliers (brossage soigné et prolongé des dents, savonnage, rinçage avec de l'eau alcaline chloratée); employer à cet effet une solution à 2 p. 100 de chlorate de potasse dont on fera usage matin et soir après chaque repas.

2° *Examiner avec soin le tube digestif* (dyspepsie, gastralgie, entérite, diarrhée ou constipation) de façon à le mettre en état, si possible, avant tout traitement, ou à choisir un mode particulier d'administration du mercure (frictions, injections) ou à faire la médication corrective nécessaire (addition de quinquina, d'opium, de ratanhia, antisepsie intestinale) chez des malades ayant de la tendance à la diarrhée.

Prescrire les préparations mercurielles au commencement des repas, mais avec une grande tasse de lait, jamais à jeun.

3° *Examiner l'état des reins* surtout si l'on doit faire un traitement intensif et prolongé.

4° Varier au besoin au cours du traitement la préparation mercurielle employée ; en cas d'action nulle ou insuffisante, s'assurer que le malade prend bien la dose prescrite, que la préparation (surtout pour les pilules) est bien faite et absorbable, n'augmenter la dose qu'après ces constatations et si l'insuccès persiste, changer rapidement la préparation employée, substituer les frictions à l'absorption buccale, les injections aux frictions, etc.

L'administration prolongée ou à doses élevées du mercure est-elle capable d'adultérer profondément l'organisme, de déterminer des dégénérescences incurables, de provoquer en particulier les grands accidents nerveux parasyphilitiques (tabes, pseudo-tabes, paralysie générale) comme l'ont soutenu quelques neuro-pathologistes allemands ? La chose est

soin de la série des actions secondaires dont quelques-unes sont cependant d'une haute valeur thérapeutique comme nous l'avons rappelé plus haut.

A s'en tenir aux faits on constate qu'une dose minime ou moyenne de morphine soit un à deux centigrammes détermine d'abord des *phénomènes d'excitation cérébrale* caractérisés par une sensation de bien-être, avec hyperidéation, agitation, accroissement de la force musculaire, d'une durée variable suivant la vigueur du sujet, la dose de morphine employée, les conditions matérielles qui suivent l'ingestion. A cette période, succède une *période de dépression* caractérisée par la diminution des forces, la confusion des idées, l'engourdissement de la sensibilité, la tendance invincible au sommeil qui se produit après un temps variable excédant cependant rarement quelques minutes et qui est d'ordinaire profond.

Plus les doses sont élevées plus la période d'excitation est brève, plus le sommeil est rapide et profond. A doses très fortes la période d'excitation est presque nulle, et le sommeil se transforme rapidement en un véritable coma quelquefois précédé de mouvements convulsifs (*période de collapsus*). La torpeur est absolue, l'insensibilité complète, la face pâle, cadavérique, les pupilles contractées, punctiformes, la respiration embarrassée et la mort, si elle survient, semble résulter d'un arrêt mécanique de la respiration par paralysie des nerfs respiratoires.

Il est à remarquer que *la moelle est moins influencée que le cerveau*, et que si des petites doses l'excitent, les réflexes persistent pendant le sommeil morphinique et que des doses considérables paralysent incomplètement les nerfs moteurs. En somme la morphine agit surtout sur les centres nerveux et en particulier sur l'encéphale et c'est ce qui explique, peut-être, que l'homme y soit beaucoup plus sensible que les animaux ; c'est ainsi qu'on peut injecter à un chien un gramme de morphine sans l'empoisonner.

Tels sont les faits. Comment convient-il de les interpréter?

Il est très probable que la morphine exerce une action directe sur les cellules nerveuses, pour les exciter d'abord, les déprimer ensuite, en inhiber le fonctionnement, y déterminer une paralysie plus ou moins profonde. Comme constatation directe, nous ne connaissons guère que les expériences de Binz qui ne peuvent évidemment établir qu'une simple présomption. Binz prit trois morceaux de substance grise cérébrale fraîche et plaça le premier dans une solution à 7 p. 1000 de chlorure de sodium (sérum artificiel), le second dans une solution d'atropine, le troisième dans une solution de morphine ; à l'examen microscopique il constata, que dans les deux premières préparations, les cellules nerveuses étaient restées claires à contours vagues, à substance intercellulaire transparente, alors que, dans la dernière, le protoplasma cellulaire était trouble, les contours bien marqués, la substance intercellulaire obscurcie. Binz constata dans la suite que seules les substances procurant le sommeil (chloral, chloroforme, éther) étaient capables de produire l'aspect trouble des cellules nerveuses. Il en conclue donc et nous avec lui que *le sommeil morphinique est dû au moins en partie à une action spéciale et directe de la morphine sur les cellules cérébrales.*

Les expériences réalisées dans ces dernières années à l'institut Solvay, de Bruxelles, par M. Demoor, ont entièrement confirmé cette proposition. Chez les animaux normaux les ramifications protoplasmiques des cellules pyramidales se montrent hérissées de petites aspérités abondantes et régulières décrites par Ramon y Cajal sous le nom d'épines. Chez les animaux morphinés presque tous ces prolongements surtout les filaments du panache se trouvent rétractés d'une façon plus ou moins remarquable et non seulement on voit ces épines en quelque sorte rentrées dans la tige qui les supporte normalement, mais on observe encore une rétraction et un épaississement de cette tige se traduisant par un aspect moniliforme. Ces modifications sont en une certaine mesure proportionnelles au degré de morphinisation de l'animal.

Action sur la circulation.

Le régime circulatoire joue certainement aussi un rôle, c'est ce que nous allons voir maintenant.

L'*action sur la circulation* est variable suivant la dose employée.

A doses petites, même répétées, on constate l'accélération et le renforcement des battements cardiaques, la dilatation vasculaire, l'abaissement de la pression sanguine et par conséquent une stimulation de la circulation générale et en particulier de la circulation cérébrale en sorte que, à petites doses fréquemment répétées, la médication opiacée pourra exercer la meilleure influence sur l'anémie cérébrale des affections cardio-aortiques et par conséquent, fait paradoxal, lutter avec succès contre l'invincible somnolence de quelques-uns de ces malades. C'est l'ensemble de ces phénomènes bien observés par Sydenham qui lui faisait attribuer à l'opium une puissante action « cordiale », toni-cardiaque.

A doses fortes, pendant la narcose morphinique par exemple, l'action vaso-dilatatrice et hypotensive s'accentue, mais l'action sur le cœur est différente ; il y a ralentissement et affaiblissement des battements cardiaques, en sorte qu'il y a tendance à la stase, à la congestion, trouble de la circulation générale.

L'*état de la circulation cérébrale* est particulièrement intéressant. On sait qu'à doses moyennes l'opium produit le sommeil, à doses très fortes le coma. Or comme le fait remarquer Lauder Brunton « on a observé que pendant le « sommeil le cerveau est anémié, tandis que pendant le « coma il est hyperémié. Cette hyperémie est non pas arté-

« rielle mais veineuse. La différence du cerveau pendant ces
« deux états est analogue à celle présentée par les mains
« d'un garçon qui a jeté des boules de neige ou a été exposé
« au froid. Les mains sont d'abord blanches par suite de
« l'anémie artérielle et deviennent ensuite bleues par suite
« de l'hyperémie veineuse ».

Mais il est à remarquer avec Nothnagel et Rossbach que
le cœur est l'organe qui résiste le plus longtemps à l'action
de la morphine, qu'il résiste longtemps après la suppression
physiologique du système nerveux central et qu'il ne peut
être tué que par des doses très élevées.

*Quel est le mécanisme de cette action cardiaque et vaso-
motrice ?* Il semble probable qu'elle soit due surtout à l'action
d'abord excitante puis inhibitrice de la morphine sur les
centres cardiaques et vaso-moteurs, sur les noyaux du
pneumogastrique et sur les ganglions cardiaques en particulier.

Action sur le tube digestif.

L'*action de l'opium sur le tube digestif* est bien connue
quant à ses phénomènes et commence à l'être quant à son
mécanisme.

Il est commode et peut-être logique d'examiner séparément l'action sur l'estomac et sur l'intestin.

Souvent l'usage interne de l'opium ou de la morphine
s'accompagne de nausées et de vomissements, et ces phénomènes se produisent même et peut être surtout après l'administration sous-cutanée, ce qui indique qu'ils sont dus
très probablement à une excitation du centre vomitif; toutefois, il faut tenir compte des expériences de Alt, qui a
montré que la morphine s'élimine au moins en partie par
la muqueuse stomacale et que l'excitation des terminaisons
nerveuses stomacales du pneumogastrique joue un rôle cer-

tain dans la genèse des nausées et des vomissements morphiniques.

En dehors de cette action vomitive, l'opium exerce une action inhibitoire sur la sécrétion gastrique : la quantité de suc gastrique sécrétée diminue, les digestions en sont rendues plus difficiles, plus lentes, le sentiment de la faim disparaît, il y a en définitive atonie, hypocrinie stomacale et anorexie. C'est là un écueil de la médication opiacée, il ne faudra jamais le perdre de vue, surtout chez les malades, tels les tuberculeux, chez lesquels l'estomac doit être entouré de soins pieux.

Au surplus, cette action hypocrinique, antisécrétoire ne s'exerce pas seulement sur la sécrétion gastrique, mais sur les sécrétions en général (urinaire, salivaire, bronchique, intestinale). Cette dernière mérite de nous arrêter un instant.

L'*opium et ses dérivés constipent*, tel est le fait clinique indiscutable. Comment constipe-t-il? On se trouve en présence de deux opinions inverses, comme pour l'action des purgatifs salins. Il est certain que ces deux opinions contiennent leur part de vérité, nous devons les retenir et les associer : 1° L'opium exerce une action véritablement antisécrétoire par l'intermédiaire des nerfs sécréteurs; il est *anexosmotique*. La preuve expérimentale en a été donnée par Moreau : une anse isolée de l'intestin d'un chien, dans laquelle on introduit 20 centimètres cubes d'une solution au cinquième de sulfate de magnésie, contient, au bout de dix-huit heures, 500 centimètres cubes de liquide exsudé; si l'animal est morphinisé, la même expérience ne fournit que quelques centimètres cubes d'un liquide purulent; 2° L'opium exerce une action antispasmodique sur l'intestin, en d'autres termes *apaise les mouvements péristaltiques*. Les preuves cliniques en sont multiples : apaisement du ténesme rectal, des coliques par spasme intestinal, des diarrhées douloureuses, etc.

Les deux actions ne sont nullement antagonistes et on

peut admettre que l'*opium constipe en arrêtant la sécrétion intestinale et les mouvements péristaltiques.*

L'action hypocrinique s'étend à peu près à toutes les sécrétions.

Il est digne de remarque que cette *action hypocrinique s'étend à peu près à toutes les sécrétions*, ainsi qu'en témoignent la sécheresse de la bouche, la dysphagie, la diminution de la sécrétion lactée consécutives à l'ingestion d'opium.

La sécrétion sudorale seule fait exception, la diaphorèse opiacée est marquée, et cette diaphorèse est très vraisemblablement en rapport avec l'action d'excitation cardio-vasculaire du médicament. Ettmüller a signalé à ce propos que si l'opium était capable de déterminer l'apparition de sueurs plus ou moins profuses, en revanche il arrêtait dans une mesure plus ou moins accentuée les sueurs pathologiques.

QUAND IL FAUT ADMINISTRER L'OPIUM

Les indications de l'opium ou de ses dérivés (morphine, codéïne, narcéïne, dionine, péronine, etc.) sont tellement nombreuses que les étudier toutes avec quelque détail amènerait à passer en revue la pathologie presque entière. Nous nous bornerons à rappeler les propriétés caractéristiques des opiacés, à en déduire les indications les plus fréquentes et les plus rationnelles.

Schématiquement l'*opium agit* comme *somnifère et sédatif du système nerveux, analgésique, antispasmodique, tonicardiaque et anti dyspnéique, anexosmotique et modificateur des sécrétions, modificateur des échanges nutritifs*. A chacune de ces propriétés correspond des indications particulières.

Opium somnifère et sédatif du système nerveux.

Somnifère et sédatif du système nerveux, il procure le sommeil en calmant la douleur, en régularisant la circulation cérébrale et probablement aussi, comme nous l'avons vu précédemment, en vertu d'une action élective directe de l'opium sur les cellules nerveuses.

A ce titre, il se montrera supérieur au chloral dans *les insomnies douloureuses*, en particulier contre celles provoquées par les névralgies et les viscéralgies; au contraire, il est peu efficace dans l'insomnie nerveuse par surmenage, qui s'accompagne toujours d'un certain degré de congestion cérébrale et contre laquelle le chloral et le sulfonal sont particulièrement actifs. Trousseau et Pidoux recommandent de même l'opium dans l'*insomnie des aliénés* avec hypocondrie et hyposthénie. L'opium enfin procure le sommeil aux *anémiques* en diminuant l'anémie cérébrale qui causait l'insomnie.

Comme sédatif du système nerveux et calmant, il est recommandable dans le *délire d'inanition* de la fin des maladies aiguës, où il remplit deux des indications principales, savoir une action sédative du système nerveux et une action toni-cardiaque. A ce même titre, il est indiqué dans les *délires asthéniques* postinfectieux (fièvre typhoïde, pneumonie, etc.). Dans le *délire alcoolique*, son emploi est plus délicat, il doit être repoussé dans le cas où le délire s'accompagne d'un certain degré de congestion cérébrale, il faudra alors lui préférer le chloral, les bromures, le chanvre indien, la jusquiame, etc.

Enfin, d'une *façon générale l'opium sera indiqué dans la plupart des cas où le trouble cérébral sera sous la dépendance de l'anémie, de l'hyposthénie; il sera au contraire contre-indiqué dans tous ceux qui dépendront de la congestion, de l'hyperactivité fonctionnelle.*

Opium analgésique.

Son *pouvoir analgésique* lui crée les indications les plus étendues, puisqu'il en fait le *médicament type de la douleur*, c'est-à-dire du symptôme que nous ayons le plus souvent à combattre et pour lequel nous sommes sollicités de la façon la plus pressante.

Névralgies, viscéralgies, quelles qu'en soient la cause, douleurs aiguës à caractères paroxystiques, coliques de plomb, coliques hépatiques, coliques néphrétiques imposent souvent l'emploi de l'opium, de la morphine en injection sous-cutanée en particulier.

Il en est de même des douleurs du tabes, du cancer et, d'une façon générale, de toutes les manifestations douloureuses des affections aiguës ou chroniques; mais dans ces derniers cas le praticien doit toujours être hanté par la crainte de la morphinomanie et ne devra se déterminer à ce moyen vraiment héroïque qu'après avoir épuisé la gamme des analgésiques possibles dans le cas particulier (antipyrine, exalgine, chloral, applications externes, etc.). Si enfin l'acuité des accidents l'obligent aux piqûres de morphine, il devra toujours se demander si l'affection est certainement assez douloureuse ou incurable pour faire courir à son malade le risque de la morphinomanie, et nous nous rallions à la formule de Manquat : « *Il faut réserver la* « *morphine pour les douleurs transitoires ou graves*, celles « que provoque l'appendicite ou le cancer par exemple, et « *aux périodes ultimes des maladies douloureuses*, pour « faire passer sans trop de souffrance les derniers moments « du malade. »

Opium antispasmodique.

Comme *antispasmodique*, inhibitoire des contractions réflexes, il trouvera son indication dans *la toux*, et à ce sujet on devra toujours avoir présent à l'esprit qu'il est des toux, véritablement utiles, expulsives, expectorantes qu'il faut savoir respecter car elles constituent une réaction de défense de l'organisme des plus efficaces et des plus salutaires ; en revanche les toux inutiles, non expulsives, non expectorantes devront être combattues avec vigueur. Quoi qu'il en soit, l'action antispasmodique de l'opium unie à son action sur les sécrétions en fait un médicament des plus employés dans les *affections broncho-pulmonaires tussigènes;* nous ne saurions assez mettre en garde contre l'abus qui est fait de cette drogue dans ces cas et ne saurions assez insister sur ce fait que quand la toux est expectorante, elle est utile, nécessaire, indispensable et qu'il convient tout au plus de la modérer ; la supprimer c'est augmenter l'encombrement des bronches, inhiber leur pouvoir réflexe de défense, aggraver la maladie, en prolonger la durée sinon pis encore.

De même quand le *vomissement* est provoqué par une irritation des nerfs de la muqueuse digestive comme dans le cas d'ingestion d'une substance vomitive, de cancer, d'ulcère, l'opium pris par voie stomacale peut rendre d'utiles services.

Les *spasmes douloureux de la dysenterie, de l'iléus spasmodique*, de la *hernie étranglée, de l'appendicite*, seront de même calmés par l'opium, et nous avons vu quelquefois des occlusions intestinales qui avaient résisté aux moyens médicaux ordinaires et même au lavement électrique céder sous l'influence de quelques centigrammes d'extrait thébaïque et des hernies étranglées se réduire sous la même influence. Toutefois, dans l'appendicite au moins, l'opium ne doit être donné qu'avec ménagement car il diminue la résistance nerveuse et favorise l'infection de ce fait, et, objection plus grave, il procure un calme trompeur qui peut masquer la gravité réelle de la maladie et faire différer, pour le grand malheur du malade, l'opération libératrice.

La cystalgie, les érections douloureuses de la blennorha-

gie, la coqueluche, l'asthme, sont aussi quelquefois très heureusement amendés par l'opium.

En somme les spasmes musculaires des fibres lisses (bronchiques, digestives, génito-urinaires) sont très heureusement combattus par l'opium, et cette loi est bien vérifiée par *l'action curative de l'opium à haute dose dans l'avortement.* Quand il y a menace d'avortement le repos absolu combiné avec l'emploi de lavements laudanisés (20 à 25 gouttes pour un lavement), renouvelés au besoin au bout de six ou de douze heures, pendant deux ou trois jours si cela est nécessaire, constitue le meilleur traitement de l'avortement.

Dans les affections convulsives, (spasmes musculaires des fibres striées) l'action de l'opium est incertaine et inconstante. Flechsig cependant traite *l'épilepsie* par l'association bromuro-opiacée (V. Bromures). Son emploi dans le *tétanos* est à peu près abandonné, en tous cas il devrait être, suivant le conseil de Babinski, associé au chloral. Dans *l'hystérie*, dans la *chorée grave* son action est médiocre, inférieure en tous cas aux valérianates dans le premier cas, aux bromures dans le second.

Opium antidyspnéique.

Le pouvoir antidyspnéique de la morphine est fonction d'actions multiples que nous avons précédemment énumérées : 1º l'opium, nous l'avons dit, est *toni-cardiaque*, à ce titre il soulage le cœur et peut agir heureusement sur la *dyspnée d'effort des aortiques* par exemple, en abaissant la tension sanguine et en dilatant les vaisseaux périphériques ; 2º il *combat dans une certaine mesure l'anémie cérébrale et bulbo-protubérantielle* qui joue un rôle fort important dans . la *dyspnée des aortiques et des péricardites*, en revanche cette action congestionnante relative le *contre-indique dans les affections mitrales* où la tendance congestive cérébro-spinale est déjà manifeste ; 3º *il calme les névralgies des plexus aor-*

tique et pulmonaire et est, de ce fait, le médicament de choix dans *l'angine de poitrine par lésion aortique* à moins toutefois qu'il ne s'agisse d'angine de poitrine à forme asphyxique d'ailleurs fort rare, forme dans laquelle l'opium ne pourrait qu'exagérer les accidents d'asphyxie ; 4° enfin peut-être faut-il admettre *une action élective, antidyspnéique sur le centre respiratoire bulbaire* pour expliquer les résultats souvent merveilleux de la morphine dans la *dyspnée paroxystique de l'asthme essentiel* et même quelquefois dans la *dyspnée urémique* et dans la *dyspnée terminale des grands cavitaires* ou du pneumothorax ; en revanche l'opium échouera à peu près sûrement dans le faux asthme, dans l'asthme cardiaque des mitraux en particulier.

Mais il faut bien savoir qu'inversement *l'opium est contre-indiqué* quand il y a tendance à la *congestion et à la stase cérébrale* (somnolence, subdélire) et surtout quand il y a un *obstacle quelconque à la circulation pulmonaire* (affections mitrales, catarrhe prononcé, etc.) ou phénomènes de *parésie broncho-pulmonaire* (cyanose, asphyxie, toux non expulsive, etc.). Nous avons déjà insisté sur ce point à l'occasion des indications qui dérivent du pouvoir antispasmodique de l'opium, et de son emploi dans les bronchites en particulier.

Enfin *l'imperméabilité rénale* est une *contre-indication* au moins relative.

Opium anexosmotique.

Pour combattre les hypercrinies, pour diminuer les sécrétions, c'est-à-dire comme *anexosmotique*, on emploie l'opium dans les catarrhes intestinaux (diarrhée) et bronchiques (bronchites très humides).

Dans la *dysenterie* on l'emploie souvent associé à l'ipéca (Voy. Associations opiacées). Dans la *diarrhée*, l'opium en nature, le laudanum, l'élixir parégorique sont très supérieurs à la morphine. Il est probable qu'ici l'opium agit de façon complexe : 1° par son action antispasmodique, en diminuant les mouvements intestinaux ; 2° par une action anexosmotique, anti-sécrétoire peut-être d'origine nerveuse, centrale ; 3° par atténuation de la douleur cause provocatrice de réflexes sécrétoires et péristaltiques. Mais ici comme pour la toux il ne faudra pas oublier que la diarrhée est souvent un réflexe de défense de l'organisme qui évacue des substances nocives, irritantes ou toxiques et qu'avant d'essayer de l'arrêter, il faut se demander si cette action thérapeutique est utile ; le plus souvent il conviendra tout au plus de la modérer par des doses opiacées moyennes. On l'a employé avec succès dans la diarrhée prodromique du *choléra asiatique*.

De même que l'opium nous paraît contre-indiqué dans tous les cas de bronchite avec parésie broncho-pulmonaire et tendance à l'encombrement bronchique, à la cyanose, à l'asphyxie, de même il nous paraît contre-indiqué dans les cas de diarrhée avec tendance à l'infection, à la toxémie (ralentissement et petitesse du pouls, refroidissement des extrémités, abaissement de la température centrale, etc.), cette règle s'applique avec plus de rigueur encore qu'aux adultes, aux enfants dont la sensibilité à l'opium est si grande.

L'opium ralentit les échanges organiques.

L'opium, nous l'avons dit, paraît *ralentir chez l'homme les échanges organiques*, modérer le mouvement de désassimilation, et les oxydations azotées, diminuer la formation du sucre dans le foie, abaisser la quantité des urines. Il peut donc être employé dans le *diabète* où Fraser et Lécorché l'ont vu réduire rapidement la polyurie, la glycosurie, la boulimie et la polydypsie. Mais son action n'est que temporaire et semble cesser après l'administration du médicament, un certain nombre d'auteurs l'ont accusé de prédis-

poser aux accidents toxiques, en sorte qu'il est contre-
indiqué chez les diabétiques menacés d'acétonémie, qu'il ne
doit être donné qu'à doses modérées, et qu'enfin il ne doit
être donné, comme le fait M. Robin, que de façon intermittente, *alternante*, avec d'autres drogues antidiabétiques (antipyrine, quinine, arsenic, bromures, etc.). Et comme l'a dit
ce dernier auteur, « ce qui a nui à l'extrait thébaïque plus
que les objections de ses adversaires, c'est l'exagération de
ses partisans qui n'ont pas craint, comme Tomasini, d'en
donner 3 grammes par jour quand o gr, 25 à o gr. 50 sont
largement suffisants. » On se rappellera d'ailleurs que dans le
diabète, la codéine dont l'action hypnotique et stimulante
est faible est presque aussi efficace que la morphine elle-
même.

Contre-indications de l'opium.

Nous avons, toutes les fois que l'occasion s'en est présentée,
indiqué les *contre-indications absolues ou relatives de l'o-
pium*, nous les résumerons pour finir, car il faut les avoir
toujours présentes à l'esprit dans la pratique journalière où
la médication opiacée tient une si large place.

L'opium est contre-indiqué :

1° *Dans les états inflammatoires et congestifs du système
nerveux central* en particulier quand il y a éréthisme circulatoire, pouls plein et dur, dans la *méningite* par exemple
où on lui préférera le chloral et les bromures, dans la
fièvre où on lui préférera les antipyrétiques, dans le *surmenage* où le trional et le sulfonal font mieux, dans la *congestion cérébrale, la tendance à l'apoplexie ;*

2° Dans les *états adynamiques* et en particulier dans les
adynamies s'accompagnant de parésie broncho-pulmonaire,
avec tendance à l'œdème pulmonaire, à la cyanose et à l'asphyxie, à la dilatation du cœur droit ;

3° Dans les *affections rénales*, surtout dans celles où l'élimination rénale est très amoindrie, quoique, nous l'avons dit, la morphine soit souvent un remède héroïque contre la dyspnée des urémiques ;

4° Enfin il faut bien savoir que *les très jeunes enfants* supportent mal, en général, les opiacés.

COMMENT IL FAUT PRESCRIRE L'OPIUM

Les principales formes pharmaceutiques opiacées de la pharmacopée sont :

Préparations d'opium.

1° *L'opium brut*, opium en nature, poudre d'opium peu employée. L'opium des pharmaciens séché à 100° doit donner environ 10 p. 100 de morphine et 50 p. 100 d'extrait;

2° L'extrait gommeux ou aqueux d'opium ou *extrait thébaïque*;

3° Des extraits vineux ou acétiques d'opium, véritables vins ou vinaigres d'opium, dont les plus usités sont :

a Les *gouttes noires anglaises*, (opium, acide acétique, muscade, eau distillée) ;

b Le *laudanum de Rousseau,* vin d'opium obtenu par fermentation d'opium et de miel dans du vin. Il ne renferme pas d'aromates comme le suivant auquel il devrait être préféré pour l'usage interne ;

c Le *laudanum de Sydenham*, le plus connu en France, vin d'opium composé obtenu par macération. Nous en rappelons la formule : (opium 200, safran 100, cannelle 15, girofle 15, vin de Grenache, 1600).

4° La *morphine*, alcaloïde tiré de l'opium, que l'on emploie le plus souvent sous forme de chlorydrate de morphine, habituellement en solutions aqueuses pour injections hypodermiques;

5° Des sirops opiacés officinaux dont les principaux sont les suivants :

a Sirop diacode ou sirop d'opium faible dont nous reproduisons la formule :

Extrait d'opium. . . . .   o gr. 5o
Eau distillée. . . . .   4 gr. 5o
Sirop de sucre. . . . .   995 grammes
Un centigramme d'extrait thébaïque par cuiller à soupe.

b Sirop thébaïque ou sirop d'extrait d'opium :

Extrait d'opium . . . .   2 grammes
Eau distillée   3   »
Sirop de sucre.   995   »
4 centigrammes d'extrait thébaïque par cuiller à soupe.

c Sirop de morphine, titré à un centigramme de chlorhydrate de morphine par cuillère à soupe.

d Sirop de codéine, titré à 4 centigrammes de codéine par cuillère à bouche.

e Sirop de narcéine, peu employé, titré à 2 centigrammes par cuillère à soupe.

Préparations de morphine.

1° Quant aux *préparations de morphine leur préparation doit être aussi récente que possible,* tant à cause de leur dissociation possible, que de la formation d'apomorphine et de l'envahissement par les mucédinées et les bactéries des solutions anciennes. Cette remarque s'applique avec une force particulière au sirop de morphine de Codex qu'il y aura intérêt, vu son ancienneté probable, à remplacer par la préparation magistrale suivante qui titre de même un centigramme de chlorhydrate de morphine par cuillère à soupe.

Chlorhydrate de morphine . . . . . .   10 centigrammes
Eau distillée . . . .   100 grammes
Sirop de framboise . . . .   6o   »

2° On a préconisé, ces années dernières, la *dionine* qui est un chlorhydrate d'éthyl-morphine. On en obtient les effets les meilleurs. On l'emploie sensiblement aux mêmes doses que la morphine tant en injections sous-cutanées, qu'en gouttes en solution dans l'eau de laurier-cerise et qu'en potions.

Par exemple :

    Dionine. . . . .   10 centigrammes
    Eau de laurier cerise. . . . . (
    Eau distillée . . . .) āā 5 grammes
Pour injection sous-cutanées, 1 à 3 cent. cubes.

    Dionine. . . . .   0 gr. 40
    Eau de laurier cerise. . . . .   10 grammes
X gouttes soit 2 centigrammes dans un liquide sucré.

    Dionine. . . . .   0 gr. 40
    Sirop de framboises . . . .   150 grammes
    Eau distillée   200   »
Une cuiller à soupe contient 0 gr. 02 de dionine.

Mentionnons encore la *péronine* (chlorydrate de benzyl-morphine), et l'*héroïne* (diacétyl-morphine) succédanés possibles de la morphine.

Equivalence des préparations opiacées.

Rappelons les *équivalences approximatives* de ces diverses préparations opiacées les plus communément employées, nous disons approximatives, parce qu'elles ne tiennent compte en définitive que de leur teneur moyenne en principes opiacés actifs :

Un centigramme de chlorhydrate de morphine équivaut :
à cinq centigrammes d'extrait thébaïque ;
à dix centigrammes d'opium brut ;
à vingt-cinq centigrammes ou sept gouttes de gouttes noires anglaises ;
à quarante centigrammes ou 14 gouttes de laudanum de Rousseau ;

à quatre-vingts centigrammes ou vingt-huit gouttes de laudanum de Sydenham ;

à dix grammes soit cinq cents gouttes d'élixir parégorique;

à vingt grammes, une cuillère à soupe de sirop thébaïque, de sirop de codéine, et de sirop de morphine, et de sirop de narcéine ;

à quatre-vingts grammes, quatre cuillères à soupe, de sirop diacode.

Posologie infantile.

La posologie indiquée par Comby chez les enfants est la suivante :

La *morphine* peu employée chez les enfants, a cependant été recommandée dans le premier âge par M. Borde qui lui attribue la guérison de nombreux cas de diarrhée et le prescrit à la dose de 1/2 milligramme par mois d'âge soit un gramme d'une solution à 1 p. 2000, (un centigramme de chlorhydrate de morphine pour 20 grammes d'eau). Comby indique pour l'injection sous-cutanée un milligramme par année d'âge.

Pour l'*extrait thébaïque* on peut admettre un demi-centigramme par année d'âge ;

Pour l'*opium brut*, un centigramme ;

Pour le *laudanum de Rousseau*, quatre centigrammes soit une goutte ;

Pour le *laudanum de Sydenham*, huit centigrammes soit deux gouttes ;

Pour le *sirop de morphine*, deux grammes ;

Pour le *sirop de codéine*, deux grammes ;

Pour le *sirop thébaïque*, deux grammes ;

Pour le *sirop diacode*, trois grammes.

On se rappellera qu'en fractionnant les doses, et en procédant à leur élévation graduelle on peut aller très loin sans danger.

Posologie chez l'adulte.

Quant à la *posologie chez l'adulte*, quant à la détermination des doses dites faibles, fortes, moyennes, il faut bien savoir que cette détermination est essentiellement individuelle et que telle dose réputée 100 fois toxique est parfaitement tolérée par tel individu ; ainsi le malade de Trousseau absorba, en une fois, près de 800 grammes de laudanum et cette dose effrayante ne lui procura qu'un sommeil de quelques heures. Un cas d'intoxication mortelle avec une dose de six centigrammes de chlorhydrate de morphine a été publié récemment et nous avons vu, d'autre part, un adulte, n'ayant jamais absorbé d'opium sous une forme quelconque, dormir seulement deux heures et n'accuser aucune espèce de malaise après une injection massive de six centigrammes de chlorhydrate de morphine.

« De tous les médicaments héroïques, dit Pouchet, l'opium « est certainement celui qui varie le plus dans les doses « capables d'amener les mêmes résultats, non seulement « chez des individus différents, mais encore chez un même « individu, suivant les circonstances particulières dans les- « quelles il se trouve placé. Toutefois comme il est néces- « saire de fixer certaines quantités pour représenter ce qu'on « veut dire, voici quelles sont, en moyenne, les quantités « d'opium, en extrait thébaïque, capables de déterminer cha- « cune des phases que je viens d'indiquer : l'impression, « l'imprégnation, la saturation et l'intoxication. »

L'*impression* est caractérisée par l'absence de sommeil, la suractivité cérébrale, un état agissant du cerveau, qui est pré- cisément l'état recherché par les morphinomanes; cet état est réalisé par l'ingestion en une fois, par un individu non accou- tumé d'une *dose de 2 à 5 centigrammes d'extrait thébaïque.*

La *dose d'imprégnation* qui va déterminer, au moins dans la grande majorité des cas, un effet hypnotique est en moyenne de 5 à 10 centigrammes.

MARTINET. Thérapeutique clinique.

La *phase de saturation* qui porte à son summum l'activité médicamenteuse de la substance toxique sera atteinte par l'ingestion d'une *dose de 10 à 20 centigrammes.*

Enfin la *phase d'intoxication* caractérisée par l'enchaînement de toutes les fonctions nerveuses et l'apparition des phénomènes toxiques que nous étudierons ultérieurement sera réalisée par les *doses supérieures à 20 centigrammes.*

ASSOCIATIONS OPIACÉES

L'opium et ses dérivés se prêtent à des associations nombreuses répondant à des indications multiples. Quelques-unes sont sanctionnées par une expérience séculaire et font l'objet de *préparations officinales.* Nous rappellerons les principales.

éparations officinales.

Les *pilules dites de Cynoglosse* du Codex, pilules de 20 centigrammes, renferment chacune deux centigrammes d'extrait thébaïque et autant de jusquiame associés à de l'écorce de racine de cynoglosse, de la poudre de myrrhe, d'oliban et de castoréum. Elles constituent un excellent calmant de la toux et s'emploient à la dose de 2 à 4 par jour.

La *poudre de Dower* est une des poudres composées officinales dont les indications sont le plus fréquentes. Un gramme de poudre de Dower a la composition suivante :

Poudre d'ipécacuanha	⎰ àà o gr 10
Poudre d'opium officinal	⎱
Sulfate de potasse	⎰ àà o gr. 40
Nitrate de potasse	⎱

Elle est évacuante, expectorante par son ipéca, calmante, sédative par son opium, diurétique et diaphorétique par ses sels de potasse. On pourra à ce titre l'employer dans les maladies rhumatismales et éruptives, dans la grippe, dans la congestion pulmonaire. On admet classiquement que la dose moyenne quotidienne est de *cinq centigrammes par année d'âge;* on conseille l'abstention de cette poudre chez les enfants, jusqu'à 3 ans; si les indications en sont précises nous ne voyons pas pourquoi on s'en passerait même à cet âge.

La poudre de Dower ou poudre d'ipécacuana opiacée peut à son tour entrer dans des préparations composées ; c'est ainsi que dans certaines formes de congestions pulmonaires pyrétiques avec toux opiniâtre on pourrait remplir les multiples indications du cas donné en formulant :

> Poudre de jusquiame . . . . o gr. 10
> Sulfate de quinine . . . . o gr. 5o
> Poudre de Dower . . . . o gr. 4o
> Pour un cachet n° 2.

à prendre en deux fois (suivant prescription) dans les 24 heures, avec une tasse de tisane aromatique bien chaude.

Une *bonne pilule expectorante* serait la suivante, proposée par Liégeois :

> Poudre de Dower . . . . o gr. 10
> Gomme ammoniaque . . . . ⎰ ââ o gr. o5
> Benjoin de Siam . . . . ⎱
> Baume de soufre anisé . . . . II gouttes
> Pour une pilule, 5 à 6 par jour.

L'*association opium-ipéca-calomel* a été préconisée dans le *traitement de la dysenterie*, elle est réalisée dans les *pilules de Segond*, peut-être un peu trop délaissées aujourd'hui :

> Extrait aqueux d'opium . . . . o gr. o5
> Calomel . . . . o gr. 20
> Ipéca en poudre . . . . o gr. 4o
> Sirop de nerprun ou extrait de rhubarbe. q. s.
> Pour 6 pilules à prendre de deux en deux heures.

L'*élixir parégorique*, ou teinture d'opium camphrée, est une préparation opiacée non moins célèbre et encore plus recommandable. C'est une solution dans de l'alcool à 6o°, d'extrait thébaïque, d'acide benzoïque, de camphre et d'essence d'anis. 10 grammes équivalent théoriquement à 5 centigrammes d'extrait thébaïque, équivalence toute théorique, car l'action de l'élixir parégorique est certainement très différente de celle de l'extrait thébaïque pur et en tous cas 10 grammes d'élixir parégorique bien préparé nous ont toujours paru très supérieurs comme action à o gr. o5 d'extrait thébaïque.

L'action en est tout à fait remarquable dans les affections douloureuses gastro-intestinales, dans les diarrhées d'été, les entéralgies provoquées pas les gaz, etc. Outre son action calmante, elle Jouit de propriétés anexosmotiques et antiseptiques.

Son goût fort agréable de teinture anisée en rend l'administration des plus faciles ; on peut la prescrire en gouttes dans un demi-verre à liqueur d'eau sucrée. Un gramme est représenté par 48 gouttes, ce qui nous paraît une bonne dose moyenne pour une prise qui pourra être renouvelée, si besoin est chez un adulte, 5 à 6 fois dans les 24 heures.

La *posologie infantile* est mal déterminée, toutefois les doses suivantes nous paraissent recommandables comme moyenne : dose pro die 12 à 20 gouttes par année d'âge, dose par prise 2 à 3 gouttes par année d'âge.

Au surplus, comme la poudre de Dower, l'élixir parégorique se prête admirablement aux formules plus complexes, c'est ainsi que dans la gastro-entérite aiguë des enfants, nous nous sommes souvent bien trouvés, outre le régime, de la mixture suivante :

Elixir parégorique.	XXX gouttes
Benzonaphtol	o gr. 5o
Sirop de coings	10 grammes
Eau distillée de canelle.	5o »

Par cuiller à café toutes les trois heures.

Nous ne rappelons que pour mémoire deux électuaires opiacés célèbres, la *thériaque* et le *diascordium*, qu'on ne peut vraiment rationnellement recommander, car le mieux qu'on en puisse dire, c'est que la composition nous en est mal connue, que la préparation officinale ne peut, de l'aveu même des pharmaciens, nous donner aucune garantie, et qu'il y a partant tout avantage à les remplacer par des formules moins compliquées et plus modernes. La thériaque était en somme composée d'opium, d'amers telle la gentiane et d'aromatiques telle la cannelle. Le diascordium, outre l'extrait thébaïque (6 milligrammes pour un gramme), renfermait des astringents tel le tannin et des feuilles de scordium, plante inerte comme la cynoglosse.

Préparations magistrales.

Ces quelques exemples de préparations officinales opiacées font pressentir l'extrême variété des *préparations magistrales* possibles.

Il est des *associations particulièrement recommandables*, en ce que les substances associées exercent une action synergique de l'opium, telles sont celles : *avec le choral* (hypnotique) par exemple.

<pre>
Sirop de chloral. . . . . \   ää
Sirop de morphine. . . . . /
</pre>

comme hypnotique ;

Avec le chloroforme, comme anesthésique externe.

<pre>
Laudanum de Sydenham . . . .   3o grammes
Chloroforme   10   »
Pour usage externe.
</pre>

Avec les astringents comme hypocrinique, antisécrétoire, c'était le principe du diascordium. Par exemple dans la diarrhée des tuberculeux, on se trouvera souvent bien de la préparation suivante :

<pre>
Poudre de Dower . . . . \
Salicylate de bismuth . . . . | ää o gr. 25 centigr.
Tanin . . . . |
Phosphate de chaux . . . . /
Pour un cachet, en prendre 2 par jour.
</pre>

Avec l'alcool comme diaphorétique et excitant cardiaque, c'est ainsi que dans la gastro-entérite des enfants avec tendance au collapsus, Grasset recommande la formule suivante :

· Acide lactique.	5 grammes
Laudanum de Sydenham	I goutte
Rhum ou cognac.	} àà 4o grammes
Sirop de coings	
Eau distillée	q. s. p. un demi-litre

A donner par gorgées après des petits repas composés de viande crue.

Il en est au contraire que l'on doit éviter à cause des *actions antagonistes.* Quelques-unes sont à déconseiller franchement, telle l'association à la *strychnine* (excitant du système nerveux), au café ou à la *caféine* pour la même raison.

Les autres sont moins formellement mauvaises, telle l'association de l'opium et de la *quinine,* qui peut rendre, nous l'avons vu, des services dans les hémoptysies et qui est souvent le remède héroïque de la *névralgie* où l'on pourra prescrire :

Extrait thébaïque	o gr. o25
Bi-chlorhydrate de quinine.	o gr. 25

Pour un cachet, en prendre 4 par jour à trois heures d'intervalle.

L'association de l'opium et de la *belladone,* a déjà fait couler beaucoup d'encre. En fait *il y a entre ces deux substances, un certain antagonisme* pour quelques-uns de leurs effets physiologiques : l'opium excite les noyaux du pneumogastrique, la belladone les paralyse ; l'opium paralyse le centre respiratoire, la belladone l'excite ; l'opium produit la contraction de la pupille, la belladone sa dilatation ; l'opium est sudorifique, la belladone anti sudorifique. *Mais il y a synergie entre quelques autres de leurs effets*, l'opium et la belladone excitent puis paralysent les centres nerveux, les centres vaso-moteurs, les nerfs sensitifs. L'opium et la belladone ne sont donc que partiellement antagonistes, en

sorte que cet antagonisme partiel peut être thérapeutiquement utilisable pour obvier par exemple à certains accidents
de la médication morphinique sans pourtant en inhiber les
effets utiles. C'est ainsi que l'association de l'atropine et de
la morphine est spécialement indiquée dans les coliques
néphrétique et hépatique où l'action antispasmodique des
deux drogues est synergique et où d'autre part elle semble
prévenir les nausées que cause souvent la morphine seule.
Dastre et Morel enfin l'ont préconisée dans le but de prévenir les accidents de la chloroformisation.

Sulfate d'atropine	o gr. o1
Chlorhydrate de morphine	o gr. 10
Eau de laurier-cerise.	q. s. pour 10 cc.

Un centimètre cube renferme un centigramme de chlorydrate de morphine et un milligramme de sulfate d'atropine.

L'association *éthéro-opiacée* est aussi recommandable
chez les sujets affaissés, déprimés, chez lesquels on doit
craindre une *défaillance*, le collapsus ; on pourra faire
simultanément une piqûre d'éther et une de morphine.

On pourrait encore, pour augmenter l'*action toni-cardiaque*, associer la *morphine à la spartéine* dont l'action est
rapide et puissante.

Sulfate d'atropine	o gr. o1
Chlorhydrate de morphine	o gr. 10
Sulfate de spartéine	o gr. 5o
Eau de laurier-cerise.	q. s. pour 10 cc.

un centimètre cube renferme : un milligramme de sulfate
d'atropine, un centigramme de chlorydrate de morphine,
cinq centigrammes de sulfate de spartéine.

Pour renforcer l'*action analgésique* de la morphine et la
rendre plus durable, on pourra associer la *morphine et la
cocaïne*.

Chlorhydrate de morphine	āā o gr. 10
Chlorhydrate de cocaïne	
Eau stérilisée.	20 grammes

Enfin si l'on emploie le *sulfate de morphine*, il sera prudent de l'associer à *l'acide phénique* ou à *l'acide salicylique* *pour en éviter l'altération rapide.*

Sulfate de morphine	àà o gr. 5o
Acide phénique..	
Glycérine pure	10 grammes
Eau distillée bouillie.	5o »

Opium comme correctif.

Nous pourrions multiplier ces exemples à l'infini : —comme *correctif* en particulier l'opium joue un rôle considérable en thérapeutique. Eisenmann, dans son très remarquable travail sur *les propriétés correctives de l'opium*, arrive à cette conclusion que *tous les remèdes héroïques gagnent en vertu curative et perdent de leurs propriétés toxiques par leur association avec l'opium.* D'après Pouchet cette action corrective s'exerce de deux façons : en empêchant ou modérant « l'intolérance gastro-intestinale, les nausées, les vomissements, la diarrhée, la flatulence, l'irritation plus ou moins intense que peut provoquer ce médicament et en facilitant, voire en exaltant les propriétés actives des autres médicaments. » C'est ainsi que le tartre stibié est beaucoup mieux supporté quand on administre d'une façon temporaire une certaine quantité d'extrait thébaïque, c'est ce qui ressort de la si consciencieuse étude de Delioux de Salignac, relative à l'influence de l'opium et des huiles essentielles sur la tolérance et l'action thérapeutique des antimoniaux. Il en est de même du mercure (voy. mercure). L'association du camphre à l'extrait thébaïque et aux préparations opiacées exalte la valeur hypnoptique de ces différentes préparations.

Conclusion.

Ces considérations légitiment dans une certaine mesure la *conclusion* de Fonssagrives. « Combien nombreuses sont

les applications de l'opium, ce *médicament princeps* qui
domine en quelque sorte la thérapeutique tout entière et
que le praticien apprend à manier pendant toute la durée
de son activité professionnelle, sans pouvoir espérer qu'il
arrive jamais à en prendre une possession complète. C'est
un sujet d'étude en quelque sorte inépuisable ; il a commencé
avec la médecine et il finira avec elle. »

ACCIDENTS DE L'OPIUM

L'intoxication par l'opium présente avec l'intoxication
alcoolique, à côté de quelques différences, de telles analogies symptomatiques tant dans sa forme aiguë (empoisonnement aigu, ivresse) que dans sa forme chronique
(alcoolisme, morphinisme), tant dans ses manifestations
individuelles, que dans ses conséquences sociales (alcoolisme
des Européens, opiophagie des Asiatiques) que le parallèle
s'impose.

Intoxication aiguë.

De fait, dans les deux cas, des doses, même modérées,
peuvent le lendemain provoquer des troubles divers tels
que la céphalalgie, la sécheresse de la bouche, un état
nauséeux.

Des doses plus considérables provoquent souvent une
excitation psychique temporaire, mise à profit par quelques
auteurs (Verlaine, Musset, etc.), avec augmentation de l'activité physique, accélération des battements du cœur ; période
à laquelle succède *un état de somnolence* avec *diminution de
la sensibilité* après laquelle *le sommeil* s'établit.

Des doses plus fortes encore, variables d'ailleurs, suivant
l'accoutumance du sujet, abrègent sa période d'excitation,
rendent le sommeil plus rapide, plus profond et aboutissent
à un *état comateux* avec abolition des réflexes, respiration

stertoreuse, dont l'analogie est assez grande dans les deux cas (alcool, opium) pour en rendre souvent le diagnostic difficile ; cependant dans l'empoisonnement alcoolique les pupilles sont dilatées, le pouls plein et mou, la peau plutôt chaude, dans l'empoisonnement par l'opium les pupilles sont, à l'ordinaire, fortement rétrécies, le pouls faible et arythmique, la peau froide et visqueuse.

La terminaison est la même ou bien la respiration et la circulation s'améliorent, le sommeil devient plus naturel, le malade revient à la vie, ou au contraire le pouls s'affaiblit de plus en plus, la respiration s'embarrasse et le malade meurt soit dans un collapsus brusque, soit après une période de convulsions cloniques et toniques.

Tel est en résumé le tableau de l'intoxication aiguë opiacée et alcoolique.

Intoxication chimique.

Le *Morphinisme* ou intoxication chronique par l'opium présente de même les plus grandes analogies avec l'alcoolisme et le tableau clinique que M. Lancereaux a fait jadis du morphinisme et auquel nous ne pouvons mieux faire que nous reporter s'applique presque trait pour trait à l'alcoolisme. Le morphinisme se traduit dans l'ordre chronologique :

1° Par *le besoin impérieux de la morphine*, résultat de la propriété qu'a la morphine de provoquer après la période d'excitation un état de dépression dont une nouvelle dose de morphine peut seule tirer le malade, en sorte que dans la cure du morphinisme la suppression du toxique peut provoquer des phénomènes dits d'abstinence (faiblesse du cœur, troubles digestifs, albuminurie, troubles nerveux, insomnie, asthénie) dont un seul est vraiment redoutable, l'insuffisance cardiaque.

2° Par des *troubles digestifs* consistant en de l'inappétence, de la sécheresse de la bouche, de la constipation et plus tard de la diarrhée.

3° Par des *désordres nerveux*, consistant en une stimulation cérébrale avec trouble et déséquilibre de ses fonctions, diminution de la sensibilité, de la mémoire, perversion des perceptions produisant une sorte de délire imaginatif, un affaiblissement des sentiments affectifs et du sens moral. Les hallucinations sont rares, les sens tardivement atteints. On peut constater du tremblement et la suppression des réflexes tendineux.

4° Par des *troubles de la nutrition* : amaigrissement, émaciation, teinte jaune et terreuse de la peau, atrophie musculaire, etc.

5° Par des *troubles génitaux*, absence de désirs vénériens, aménorrhée, stérilité chez la femme, impuissance chez l'homme.

Alcoolisme et opiophagie.

« Si nous introduisions l'usage de l'alcool dans l'Inde,
« dit Lauder-Brunton([1]), il est probable qu'il y causerait plus
« de ravages qu'ici. Inversement quand nos compatriotes
« contractent l'habitude de l'opium, ils en ressentent les
« effets les plus pernicieux. L'habitude de manger l'opium
« semble être plus fatale aux Occidentaux qu'aux Orientaux ;
« car dans l'Inde et en Chine le peuple semble accoutumé
« à ce poison depuis des siècles : une foule de personnes y
« prennent l'opium comme on prend l'alcool chez nous. En
« Angleterre, vous compterez des milliers, des dizaines de
« milliers de personnes qui prennent un verre de bière ou
« de vin, deux ou trois fois par jour, sans jamais dépasser ou
« vouloir dépasser cette dose. Elles s'en trouvent bien, et
« probablement elles le sont réellement. Les Chinois et les

([1]) LAUDER BRUNTON. Action des médicaments. (C. Naud, éditeur.)

« Indiens usent de l'opium absolument de la même façon.
« Ils en avalent une petite quantité deux ou trois fois par
« jour, ils s'en trouvent bien et ne demandent jamais à en
« prendre de plus grandes quantités. On n'y entend pas
« critiquer, ou très peu, les mangeurs d'opium, parce qu'il
« n'y a là rien d'extraordinaire, rien qui frappe l'attention ;
« mais à l'étranger, chez nous, on parle à chaque instant
« des orgies d'opium et des ravages produits par ce poison.
« Or il arrive dans l'Inde et la Chine pour l'opium, ce que
« nous observons ici pour l'alcool. Un grand nombre de
« personnes sont emportées ici par l'alcool, de même un
« grand nombre de personnes quoiqu'en moindre propor-
« tion, à ce que je crois, le sont par l'opium en Orient ; mais
« les deux poisons sont employés en Occident et en Orient
« dans le même but et à peu près de la même manière, c'est-
« à-dire, régulièrement et avec modération pour la plupart,
« en excès par le petit nombre. Mais si nous échangions ces
« habitudes, c'est-à-dire, si nous transplantions ici la passion
« de l'opium et dans l'Inde la passion de l'alcool, il en résul-
« terait probablement un mal bien plus considérable. »

LE PHOSPHORE

I. LA MÉDICATION PHOSPHORÉE

La médication phosporée présente en ce moment un regain d'actualité et les causes en sont multiples : les progrès des techniques histo-chimiques et physiologiques ont mis hors de contestation le rôle important joué par le phosphore dans la vie cellulaire, les applications cliniques de la médication phosphorée basées sur les constatations précédentes ont donné les résultats les plus encourageants, enfin des préparations phosphorées diverses, minérales ou organiques, ont été ces temps derniers préconisées avec chaleur, chacune étant représentée — est-il besoin de le dire? — comme la solution idéale et *ne varietur* de la médication phosphorée. Il nous paraît opportun de rappeler les faits histo-chimiques, physiologiques et cliniques sur lesquels s'appuie à l'heure actuelle ladite médication, dont l'exacte appréciation permettra peut-être au clinicien de dégager de façon précise en l'état actuel de la question les indications réelles et les détails de la mise en œuvre.

Le phosphore dans l'organisme.

Le phosphore est un des éléments importants entrant dans la composition des êtres vivants. Telle est la première constatation capitale. « Sans phosphore, nulle cellule ne peut se former, ni même subsister » (Bouchard). Il s'y trouve, soit à l'état de *combinaisons minérales* (phosphates de potasse, de soude, de chaux et de magnésie), soit à l'état de *combinaisons organiques* (nucléo-albumines, nucléines, lécithines). Chez un adulte, le système nerveux renferme environ 12 grammes d'acide phosphorique, les muscles 130 grammes, le squelette 1.400 grammes; cela donne de suite une idée approximative du rôle qu'un corps si abondant doit jouer dans l'économie. Si nous rapportons maintenant à la masse totale le poids des substances organiques phosphorées, des lécithines en particulier, nous voyons qu'elles représentent 11 p. 100 de la substance cérébrale, 7 p. 100 du jaune d'œuf, 1,50 p. 100 des spermatozoïdes. Les nucléines constituent 78 p. 100 des matériaux solides contenus dans les leucocytes, 5 à 10 p. 100 des hématies. Le sperme contient de la nucléine presque pure et 10 p. 100 de phosphore.

Ces derniers chiffres nous amènent de suite à une seconde constatation intéressante : *les substances phosphorées organiques sont surtout abondantes dans les tissus et organes manifestant la plus haute vitalité, et dans les organismes animaux jeunes en voie de formation* ([1]), *elles diminuent au cours de l'ontogenèse et les phosphates augmentent au fur et à mesure que se parachève le tissu osseux* (Lilienfeld et Monti). Elles sont plus abondantes dans le noyau des cellules que dans le reste du protoplasma, et elles semblent varier proportionnellement à la vitalité, à la puissance mitosique, multiplicatrice de la cellule.

On est arrivé par ces simples constatations histochimiques à soupçonner l'influence capitale du phosphore ou des substances phosphorées sur le développement des tissus, et à en faire un agent bioplastique de premier ordre.

Des expériences multiples furent instituées pour contrôler cette action bioplastique, dûment constatée depuis longtemps pour le règne végétal (emploi agricole des superphos-

---

([1]) SARKE. *Med. Chem. Unters*, ucb, Heft 2 p. 218.

phates ou phosphates acides) (¹). Les plus récentes ont été surtout exécutées avec des lécithines, et les plus remarquables sont celles de Danilewsky, qui firent l'objet de communications à l'Académie des sciences par M. Chauveau, en 1895, à la Société de biologie par M. Charrin en 1897 (²). Nous ne rappellerons que les expériences principales. Une racine de cresson plongeant dans de l'eau lécithinée doublerait de longueur par rapport à la plante de contrôle, et se couvrirait de poils en plus grande quantité que la racine normale. Du frai de grenouille immergé dans de l'eau lécithinée donnerait des têtards plus développés que du frai immergé dans de l'eau ordinaire. Enfin, sous l'influence d'injections sous-cutanées de cette substance faites à des chiens, Danilewsky aurait constaté une élévation du taux de l'hémoglobine et du nombre des globules rouges, une grande excitation de la croissance, une vivacité anormale de l'intelligence. Il en concluait que la *lécithine avait une influence stimulatrice directe sur le processus de multiplication des éléments cellulaires.*

Quoique Wildiers (³), répétant les expériences de Danilewsky concernant la croissance des têtards dans un milieu lécithiné, se soit inscrit en faux contre les affirmations de cet auteur, on peut dire que, d'une façon générale, elles ont été vérifiées et acceptées.

Desgrez et Aly-Zaky (⁴) concluaient, d'expériences exécutées sur des cobayes dans le laboratoire du professeur Bouchard, que les lécithines injectées sous la peau exercent

---

(¹) STOCKLASA. « Ueber die physiol. Bedeutung des Lecithins in den Pflanzen ». *Berichte der deutsch. Chem. Gesellschaft*, 1896, 14 Décembre, n° 17.

(²) DANILEVSKY. « De l'influence de la lécithine sur la croissance et la multiplication des organismes ». *Comptes rendus*, CXXI, p. 1167. « De l'influence de la lécithine sur la croissance des animaux à sang chaud ». *Comptes rendus*, CXXIII, p. 196.

(³) WILDIERS. « Inutilité de la lécithine comme excitant de la croissance ». *La Cellule*, 1900, T. XVII, n° 2, p. 385.

(⁴) DESGREZ et ALY ZAKY. « De l'influence des lécithines sur les échanges nutritifs ». *Comptes rendus de la Société de biologie*, LII, p. 794.

sur les échanges nutritifs une action favorable se manifestant par une augmentation notable de l'élaboration azotée, une fixation notable du phosphore, un accroissement marqué du poids des animaux ».

Gilbert et Fournier (¹) ont confirmé ces résultats.

D'autre part, Liebreich a montré que la lécithine cérébrale disparaît sous l'influence du surmenage intellectuel, de la fatigue excessive, de la peur ou de la douleur.

Pour le professeur Armand Gautier, la combustion de cette substance est l'une des principales sources de l'excès d'excrétion phosphorique pendant le travail nerveux ; il en résulte que la perte de phosphate est d'autant plus importante que la vie intellectuelle ou physique est elle-même plus active ; d'où cette conclusion que *la valeur innervante d'un aliment est approximativement proportionnelle à la quantité de phosphore contenue dans la molécule de ses matières azotées.*

L'action physiologique du phosphore n'avait pas échappé d'ailleurs aux anciens thérapeutes, et si la médication phosphorée est restée si longtemps quasi-délaissée, cela tient aux dangers de l'administration beaucoup plus qu'à la méconnaissance de l'action thérapeutique possible du médicament.

Gübler écrivait déjà : « A petites doses, le phosphore détermine dès le premier jour ou les jours suivants, des symptômes d'excitation nerveuse et d'éréthisme vasculaire. Le pouls devient plus développé et plus fréquent ; il y a de l'expansion périphérique, la température du corps s'élève, la peau devient sudorale malgré l'augmentation de la diurèse aqueuse. En même temps, l'activité mentale et le pouvoir musculaire s'accroissent, le tour d'esprit devient gai et la sensibilité tactile s'exalte. A doses plus fortes, ces phénomènes s'exagèrent jusqu'à devenir des accidents. »

(¹) GILBERT et FOURNIER. *Société de biologie*, 1901, 9 Février,

Il y a longtemps que l'on applique la médication phosphorée à la cure de certaines dystrophies (rachitisme, ostéomalacie, cachexie goutteuse, etc.). Au surplus, il serait fastidieux de rappeler la série des observations cliniques susceptibles d'être groupées pour ou contre l'administration du phosphore. Après avoir rappelé l'opinion déjà ancienne, mais rigoureusement exacte de Gübler relative à l'action du *phosphore en nature*, opinion à laquelle les recherches cliniques contemporaines ont en somme peu ajouté, nous résumerons les acquisitions les plus récentes relatives aux substances minérales ou organiques dont l'action physiologique semble manifestement sous la dépendance du radical phosphore qu'elles renferment. Trois de ces combinaisons ont été plus particulièrement étudiées depuis quelques années : l'*acide phosphorique, les glycéro-phosphates et les lécithines*. Les nucléines commencent à peine à entrer dans la thérapeutique.

LES LÉCITHINES

Constitution chimique.

Nous rappellerons en quelques formules, sans y insister, la constitution chimique des lécithines.

Les lécithines sont des produits qui dérivent de la combinaison de l'acide glycéro-phosphorique avec un acide gras et avec une base, la choline.

L'acide glycéro-phosphorique provient lui-même d'une combinaison de l'acide phosphorique avec la glycérine. Sa formule est :

$$O = P \underset{\displaystyle \diagdown O - C^3H^5}{\overset{\displaystyle \diagup OH}{-OH}} \underset{\displaystyle \diagdown OH}{\overset{\displaystyle \diagup OH}{}}$$

(Glycérine)

Acide glycéro phosphorique

Il contient encore 4 H remplaçables, deux dans le noyau acide phosphorique, deux dans le noyau glycérine ; il est donc 2 fois acide (H. d'acide phosphorique) et 2 fois alcool (H. de glycérine).

Les hydrogènes alcooliques de la glycérine peuvent se combiner avec des acides pour donner des éthers, par exemple avec les acides gras oléique, palmitique, stéarique.

$$O = P \underset{\diagdown O-C^3H^5}{\overset{\diagup OH}{\overline{-OH}}} \underset{\diagdown O.R.}{\overset{\diagup O.R}{}}$$

où R = Radical d'acide gras

$$\text{acide di} \underset{\diagdown \text{palmito}}{\overset{\diagup \text{stéaro}}{\overline{-\text{oléo}}}} \longrightarrow \text{glycéro-phosphorique}$$

Les hydrogènes acides non remplacés peuvent se combiner aux bases organiques, à une en particulier, la *choline*, et former ainsi les composés qu'on a appelés *lécithines*. On conçoit de suite l'existence de lécithines distéarique, dioléique, dipalmitique. La presque totalité de la substance phosphorée du jaune d'œuf est constituée par le *distéaroglycérophosphate de choline* ou *lécithine distéarique*.

$$O = P \underset{\diagdown O-C^3H^5}{\overset{\diagup O-C^2H^4-Az}{\overline{-OH}}} \underset{\diagdown O.C^{18}H^{45}O}{\overset{\diagup (CH^3)^3}{\diagdown OH.}} \overset{}{\underset{}{}}$$

Recherches expérimentales et cliniques.

La priorité des recherches cliniques relatives à la lécithine semble appartenir à C. Serono, de Turin, qui en 1896, expérimenta sur lui-même et sur un certain nombre de malades neurasthéniques, tuberculeux, et sur des vieillards. Il nota une amélioration de l'état général et des forces, une augmentation de l'appétit et du poids, une stimulation évidente de l'hématopoièse et conclut *que l'action reconstituante de la lécithine était comparable à celle de l'arsenic, mais beaucoup plus rapide.* Ces conclusions ont été sensiblement confirmées par les expérimentateurs italiens Micheli, Toneli, Maggia, Foa, etc. En France Gilbert et Fournier, Claude et Zaky, Lancereaux et Paulesco, Huchard reprirent cette étude et aboutirent à des conclusions concordantes qu'on peut résumer comme suit :

I. La lécithine semble agir comme un agent plastique et morphogène (Danilewski); elle n'est pas toxique, elle est assimilée en totalité aux doses ordinaires du moins (Bunge); son action *semble* différente de celle du jaune d'œuf dont elle est tirée.

II. *Cliniquement* on constate :

1° L'augmentation du nombre des globules rouges (Serono);

2° L'augmentation, *en certains cas*, de l'hémoglobine (Tonelli);

3° L'augmentation de l'urée, de l'azote urinaire total et du coefficient d'utilisation azotée (Desgrez et Ali-Zaki);

4° La stimulation de la croissance (Danilewski);

5° L'accroissement de l'appétit, l'augmentation rapide du poids du corps (Serono, Desgrez et Ali-Zaki, Gilbert et Fournier, Lancereaux et Paulesco).

III. Il en résulte que la *lécithine est indiquée :*

1° Dans les anémies, dans la chlorose ;

2° Dans toutes les maladies où la dénutrition est marquée : tuberculose (surtout au début), diabète, ulcère de l'estomac, cachexies, convalescences.

Au sujet de la tuberculose il est digne de remarque que *comme tous les médicaments et toutes les médications* prônés à plus ou moins juste titre, la lécithine se montre efficace au début, d'un effet douteux à la période de ramollissement, et qu'elle est tout à fait impuissante, sinon nuisible, au delà. Elle n'a, cela est certain, aucune action spécifique sur la tuberculose.

3º Dans la neurasthénie, la phosphaturie, le surmenage physique et intellectuel.

IV. La lécithine sera *administrée* soit par la voie hypodermique en solution dans l'huile à la dose de 5 à 10 centigrammes, soit par la voie gastrique (pilules, dragées, granulé), à jeun de préférence et à la dose de 10 à 40 centigrammes. Ces doses mêmes indiquent que la lécithine doit agir beaucoup plus à la manière d'un ferment que comme un composé phosphoré simple. Pour nous, aux doses classiques susindiquées la lécithine, s'est le plus souvent montrée inopérante et le prix élevé de la drogue empêche l'administration à doses plus élevées.

Notons qu'en cas d'ingestion buccale la préparation devra être dissoute dans un liquide froid ou seulement tiède, car la chaleur détruit la lécithine. Notons encore qu'il semble reconnu que la lécithine en ingestion buccale se montre au moins aussi active qu'en injection sous-cutanée.

Les *nucléines* encore peu connues, mal étudiées semblent appelées à un brillant avenir thérapeutique (Voy. Martinet. Les nucléines, *Presse médicale*, 20 décembre 1902.)

GLYCÉRO-PHOSPHATES

Les lécithines sont entrées tardivement dans la pratique médicale, parce que les premiers observateurs, frappés de leur décomposition inévitable dans un milieu acide ou alcalin en glycéro-phosphates, sels d'acide gras et choline, avaient été amenés logiquement à leur substituer les *glycéro-phosphates*, qui leur paraissaient se rapprocher davantage de la forme sous laquelle le phosphore était directement assimilable.

M. Albert Robin ([1]), qui les a introduits dans la thérapeu-

---

([1]) ALBERT ROBIN. *Académie de médecine*, 1891. 24 avril. *Bull. gén. thérap.*, 1895, T. CXXVIII. p. 385 et 433.

tique, leur a consacré un mémoire resté classique. Pour lui, le glycéro-phosphate de chaux en injection sous-cutanée à la dose de 25 centigrammes augmente le résidu total de l'urine, le taux de l'urée, des chlorures, des sulfates, de la chaux, de la magnésie, de la potasse, le coefficient d'oxyda-tion azotée $\left(\dfrac{\text{Azote total}}{\text{Azote de l'urée}}\right)$, le coefficient d'oxydation du soufre. *Il exerce donc une accélération puissante sur la nutrition des organes, une accélération des échanges azotés sans influence appréciable sur la formation de l'acide urique, une stimulation générale de l'organisme.*

M M. Portes et Prunier ([1]), ont administré le glycéro-phos-phate de chaux par la voie stomacale et ont constaté l'aug-mentation du taux de l'urée, la diminution de l'acidité urinaire, de l'acide urique, de l'acide phosphorique. Cette dernière constatation serait des plus importantes car elle tendrait à faire admettre une mise en réserve, une sorte d'épargne des phosphates. Malheureusement les observa-tions publiées sont peu concluantes.

Depuis ces mémoires initiaux, les travaux se sont multi-pliés sur la question sans y apporter beaucoup d'éléments nouveaux ; l'impression générale qui s'en dégage est que *la dépression nerveuse est l'indication principale*, et quelques auteurs ont rapproché l'action des glycéro-phosphates de celle des injections du suc testiculaire ; le fait n'a rien qui surprenne si on se rappelle la richesse du sperme en subs-tances phosphorées.

Mode d'administration.

La *voie digestive* est la plus généralement adoptée. On emploie les glycéro-phosphates à des doses variant de 2 à 12 grammes et plus par jour. Quand il n'y a pas d'indica-

---

([1]) PORTES et PRUNIER. *Journal de pharmacie et de chimie,* 1894, p. 393.

tion spéciale on peut employer la médication polyphosphatée, par exemple la formule de Robin :

Glycéro-phosphate de chaux	o gr. 3o	
— de soude		
— de potasse	àà o gr. 3o	
de magnésie.		
— de fer	o gr. o5	

Pour un cachet, 2 par jour.

On peut aussi les administrer en *solution* ce qui est, semble-t-il, la forme la plus sûre et la plus active, mais à la condition qu'elle soit de préparation récente, car les solutions s'altèrent vite.

On peut aussi employer la *voie hypodermique* avec des doses de o gr. 25 à o gr. 5o, *pro die*, mais alors il faut employer des sels neutres.

Récemment, Trillat et Adrian auraient reconnu aux glycéro-phosphates acides outre l'action commune des glycéro-phosphates, — stimulation du système nerveux, accélération de la nutrition, — une action marquée sur l'acidité générale de l'organisme qu'ils relèvent, ce qui en rendrait l'indication particulière dans les cas d'hypoacidité générale. Bardet[1] leur aurait reconnu en plus de leurs propriétés générales une action laxative, cholagogue précieuse chez les hypersthéniques.

Dans ces derniers travaux nous voyons poindre une préoccupation évidente d'une nouvelle médication thérapeutique basée sur la connaissance de la réaction du milieu intérieur, du taux de l'acidité générale de l'organisme ; c'est cette indication qui a été l'origine de la médication par l'acide phosphorique, dont il nous reste à nous occuper.

---

[1] BARDET. *Bull. de Soc. thérap.* 1900. 9 Mai, p 249.

ACIDE PHOSPHORIQUE

C'est à ℷ. Joulie que revient incontestablement l'honneur d'avoir non pas inventé la *médication phosphorique* — il s'en défend lui-même — mais de l'avoir systématisée, d'en avoir étendu les indications. L'enchaînement des faits qui l'ont amené à l'établissement de cette méthode mérite d'être rappelé.

Bases urologiques de la médication phosphorique.

A la suite d'accidents personnels, ledit auteur en vint à se demander si les procédés habituels de dosage de l'acidité urinaire étaient exacts, il conclut que non, se servit de la méthode dite du « sucrate de chaux », fit consciencieusement un grand nombre d'analyses dans des conditions variées et arriva à cette première proposition : *le plus grand nombre des malades sont hypoacides.*

Les conséquences en étaient nombreuses : un grand nombre d'accidents attribués à l'hyperacidité relèvent, en réalité, de l'hypoacidité et la médication alcaline en usage ne peut, *a priori*, qu'exagérer et exagère en fait lesdits accidents.

Avant d'aller plus loin, disons de suite (sans entrer dans le détail de la discussion), disons de suite que cette proposition a trouvé d'ardents et passionnés contradicteurs. ℷ. Gautrelet ([1]), en particulier, a critiqué avec autorité la technique adoptée par ℷ. Joulie tant au point de vue du choix de l'échantillon d'urine à examiner (urine du matin), que du choix de la solution de sucrate de chaux et de ses conséquences (filtrage, appréciation du trouble produit, chiffres d'acidité trop faibles obtenus, etc.) ; il a ébranlé, mais non

---

([1]) GAUTRELET. *Bull. des sc. pharm.*, 1901, Janvier.

pas renversé, l'édifice urologique sur lequel est bâti la méthode dite phosphorique.

Quoi qu'il en soit, partant de sa première proposition, l'auteur cherche à quel acide il devrait s'adresser pour relever le taux défaillant de l'acidité urinaire et s'arrête à l'*acide phosphorique* en vertu des considérations suivantes : 1° tout acide organique doit être, *a priori*, rejeté puisqu'il est oxydé dans l'organisme et ne laisse en définitive que de l'acide carbonique et de l'eau ; 2° les autres acides minéraux (sulfurique, chlorhydrique, etc.) n'agissent qu'en mettant en liberté de l'acide phosphorique puisqu'ils trouvent dans le sang un excès de phosphate de soude ; 3° la diathèse hypoacide augmente fortement l'excrétion urinaire des phosphates et, par conséquent, les pertes de l'organisme en acide phosphorique ; 4° l'alimentation humaine est souvent déficitaire en acide phosphorique.

C'est donc en s'appuyant sur ces notions relativement simples que M. Joulie fut amené à employer la médication phosphorique qu'il a depuis systématisée. Il se proposait en somme de rétablir l'équilibre humoral quant à son acidité, quant à sa teneur en acide phosphorique.

Résultats obtenus.

Les résultats ont été souvent des plus remarquables en maintes affections dans lesquelles l'hypoacidité et l'hypophosphatie étaient prédominantes, mais il est bien évident, et on ne saurait assez insister sur ce point, il est bien évident que cette médication ne peut et ne doit être appliquée que sous le contrôle d'analyses rigoureusement faites et grâce à une exacte interprétation des résultats urologiques quant à leur grandeur et quant à leurs rapports.

Cautru [1], qui l'a un des premiers expérimentée, estime

---

[1] CAUTRU. *Soc. therap.*, 1900 ; *Bull. Soc. therap.* 1900, 23 mai, p. 276.

qu'elle constitue le traitement de choix de l'hypoacidité neurasthénique et qu'on obtient par elle un triple résultat : rétablissement de l'acidité normale, suppression de la phosphaturie, remplacement dans les cellules des phosphates éliminés. Pour lui, toutes les manifestations de la diathèse arthritique (dyspepsie, eczéma, furonculose, diabète, etc.) sont favorablement influencées par la dite médication. D'ailleurs, pour Joulie, 12/13 des arthritiques (ces hyperacides classiques) sont des hypoacides; pour Morel-Lavallée, c'est 17/18 qu'on devrait dire.

Bardet[1] l'aurait employé avec succès chez les hyper-. chlorhydriques (!) et les rhumatisants.

Dalché[2] aurait obtenu un résultat remarquable dans un cas de rhumatisme articulaire chronique — rebelle à tous les traitements classiques.

Morel-Lavallée[3] établit que dans la goutte on constate, contrairement à l'opinion courante, un état hypoacide de l'organisme (17 fois sur 18) et que, par suite, la thérapeutique en doit être complètement renversée et comporte l'administration de l'acide phosphorique.

Jolly[4], qui a fait un travail des plus importants sur la question, conclut que « l'acide phosphorique est un stimulant général qui s'adresse plus particulièrement au système nerveux ; il augmente la force du cœur, il influence manifestement le système vaso-moteur, on peut le considérer comme un tonique des nerfs ».

Nous-mêmes avons obtenu des résultats appréciables que nous avons en partie publiés[5], dans un certain nombre de dyspepsies hypomotrices avec fermentations anormales, de neurasthénie, de diabète, de rhumatisme chronique avec

[1] BARDET. *Bull. Soc. thérap.* 1900, 9 Mai, p. 247.

[2] DALCHÉ. *Soc. de thérap.*, 1900, 25 avril ; *Bull. Soc. thérap.*, 1900, 9 Mai, p. 244.

[3] MOREL-LAVALLÉE. *Académie de médecine*, 1901, 30 avril.

[4] JOLLY. Eléments de thérapeutique générale basés sur la physiologie cellulaires, p. 24.

[5] MARTINET. *Presse Médicale*, 1902.

déformations plastiques, de psychosthénie avec idées fixes, dans lesquels les indications hypophasphatique et hypoacide étaient précises.

Action thérapeutique.

Ingéré au commencement du repas, l'acide phosphorique agit comme *eupeptique* « en produisant, suivant la remarque de Ɔ. Joulie, au moyen du chlorure de sodium des aliments, de l'acide chlorhydrique et du phosphate acide de soude

$$NaCl + PhO^5 3HO = NaO_2HOPhO^5 + HCl,$$

sans refouler dans le sang du bicarbonate de soude et en y faisant pénétrer au contraire du phosphate acide de soude qui en diminue l'alcalinité ».

Tant qu'il est libre, il agit comme un puissant *antiseptique*, « s'opposant au développement des fermentations qui déterminent dans l'estomac la formation des acides organiques ».

Parfois, il exerce une *action dynamogénique générale marquée*. Un certain nombre de malades, outre l'amélioration ou la disparition de tel ou tel symptôme particulier à leur affection, accusent une impression de bien-être général très marqué avec accroissement de la puissance musculaire et de l'acuité mentale, tendance à la gaieté. Ɔais cette action n'est pas constante, et, détail à noter, il nous a paru qu'elle était surtout évidente chez les malades qui avaient antérieurement tiré le plus grand bénéfice de la médication cacodylique.

Les incidents imputables à la méthode nous ont paru minimes et rares (crises hyperchlorhydriques, énervement, tension et chaleur à la peau, sensation de [congestion rénale) ils nous paraissent devoir être absolument évités par une analyse rigoureuse des résultats urologiques. En tous cas, ils ne nous ont pas paru supporter le parallèle avec les effets thérapeutiques employables. Mais bien des points sont encore à étudier : indications, mode d'emploi, doses, choix des préparations. La parole est aux cliniciens.

Quel est le rôle exact de l'élément phosphoré dans cette médication ? C'est ce que nous ignorons encore. On le pressent considérable, mais aucune expérience rigoureuse ne permet d'en mesurer la grandeur. Mais on doit remarquer, avec M. Barbier ([1]), que les diabétiques, les dyspeptiques, les rhumatisants, qui appartiennent à la diathèse hypoacide, sont des malades déphosphatés, et si, en administrant l'acide phosphorique, on relève l'acidité urinaire, on introduit en même temps dans l'économie une notable quantité de phosphore.

Mode d'emploi.

L'acide phosphorique dont on fait usage est l'*acide phosphorique officinal*.

Les doses varient selon les indications et la tolérance individuelle de o gr. 5o à 10 grammes et plus. A notre avis, la dose de 4 grammes devra être rarement dépassée, encore conviendra-t-il au début, et quel que soit le degré de l'hypo-acidité, de ne débuter que par des doses faibles et espacées permettant de tâter la susceptibilité du malade et la tolérance du tube digestif.

L'acide phosphorique étant caustique devra toujours être administré pendant le repas, étendu d'une grande quantité d'eau ou d'un liquide aqueux (vin, bière, etc.). Le lait ne peut servir de véhicule parce que la caséine est coagulée par les acides.

En général l'usage de l'acide phosphorique doit être longtemps prolongé.

Le phosphate acide de soude en solution pourra être em-

([1]) Barbier. *Bull. Soc. therap.*, 1900, 9 Mai.

ployé comme succédané à des doses doubles ou triples de celles susindiquées pour l'acide phosphorique.

La formule type de Joulie est la suivante :

```
Acide phosphorique officinal. . . . . . .   17 grammes
Phosphate de soude. . . . . . . . . .   34    —
Eau distillée. . . . . . . . . . . . .  250    —
```
3 à 12 cuillers à café, *pro die*, dans de l'eau sucrée ou non.

V. — LES PRÉPARATIONS PHOSPHORÉES CLASSIQUES

Les préparations précédentes ne doivent pas nous faire oublier les préparations classiques, dont les indications sont encore si fréquentes, en médecine infantile en particulier, et que nous mentionnerons simplement :

Phosphore.

C'est un poison très violent et par conséquent très dangereux, qui a été et qui est encore quelquefois employé en solution huileuse, à la dose de quelques milligrammes.

L'huile phosphorée au millième du Codex est trop riche en phosphore

```
Phosphore . . . . . . . . . . . . . .    1 gramme
Huile d'amandes douces . . . . . . .  1000    »
```

il est préférable d'employer avec Comby une huile à 1 pour 10.000.

```
. Huile phosphorée du Codex . . . . .   10    »
Huile d'amandes douces . . . . . . .   90    »
```

Une cuiller à café contient 1/2 milligramme de phosphore.

Rappelons enfin la *solution de Roussel*, modifiée pour injections hypodermiques :

```
Phosphore . . . . . . . . . . . . .   10 centigrammes
Eucalyptol . . . . . . . . . . . .   20 grammes
Huile stérilisée . . . . . . . . . .  q. s. pour 100 gr.
```

Un milligramme par centimètre cube.

Phosphure de zinc.

Il représente 1/8 de phosphore pur et se prescrit en granules de quatre milligrammes représentant 1/2 milligramme de phosphore actif, et à la dose de 4 au plus dans les 24 heures chez les enfants, et de 4 à 8 chez les adultes, pris de préférence en deux fois à chacun des repas principaux.

Phosphates.

Phosphate tribasique de chaux, insoluble, s'emploie dans la diarrhée. Il constitue la base de la *Décoction blanche de Sydenham*.

Phosphate bicalcique est de même insoluble, mais on peut le prescrire en solution ou en sirop, dissous dans l'acide phosphorique, l'acide chlorydrique (chlorhydro-phosphate de chaux) ou l'acide lactique (lacto-phosphate de chaux).

Solution :

Phosphate bicalcique de chaux	17 grammes
Acide phosphorique médicinal.	23 »
Eau distillée	95 »

Une cuillerée à soupe (15 grammes) contient 0 gr. 40 de phosphate monocalcique, 1 à 3 par jour.

Sirops :

Phosphate bicalcique	12 grammes
Acide phosphorique	48 »
Alcoolature d'orange ou de citron. . .	10 »
Eau distillée	325 »
Sucre.	625 »

Sirop de phosphate de chaux, 1 à 4 cuillers à soupe par jour. On remarquera la teneur en acide phosphorique de ces préparations classiques.

En remplaçant dans cette formule l'acide phosphorique par de l'acide chlorhydrique (10 grammes) ou de l'acide lactique (12 grammes), on obtient les *sirops de chlorhydro-phosphate* et de *lactophosphate* de chaux qui s'emploient aux mêmes doses.

On obtiendrait des vins phosphatés en remplaçant dans ces formules l'eau par du vin de Grenache ou de Malaga.

Hypophosphites.

Ils forment la base du sirop de Churchill.

Hypophosphite de soude.	5 grammes
Sirop de fleurs d'oranger.	50 »
» simple	350 »

o gr. 25 d'hypophosphite par cuiller à soupe. 1 à 4 cuillers à café par jour.

PURGATIFS

Classification des purgatifs.

Des classifications nombreuses des purgatifs ont été proposées. Les plus connues sont celles de *Fonssagrives*, basée sur la composition (salins, salés, huileux, sucrés, résineux), de *Germain Sée*, basée sur l'action physiologique (excitants, neuro-musculaires, mécaniques, irritants), de *Bouchardat*, basée sur l'intensité d'action (forts ou drastiques, moyens ou cathartiques, doux ou laxatifs), de *Dujardin Beaumetz*, basée comme celle de G. Sée sur l'action physiologique vraie ou supposée ;

1° Drastiques, excitant la sécrétion et les mouvements de l'intestin (jalap, scammonée, croton, etc.);

2° Purgatifs augmentant la sécrétion intestinale sans exagérer les mouvements de l'intestin (salins, sucrés, végétaux non drastiques);

3° Purgatifs neuro-musculaires (strychnées, café, belladone);

4° Purgatifs mécaniques (graine de lin, de moutarde, charbon, huile de ricin);
celle enfin qui, suivant la nature des garde-robes, distingue les *cholagogues* provoquant des selles bilieuses, des *hydragogues* produisant des selles séreuses.

Toutes les classifications de purgatifs, sauf celle de Fonssagrives, reposent sur la prédominance d'action de la substance envisagée, action principale non exclusive d'autres effets. Et suivant la dose, telle substance donnée pourrait être rangée dans telle ou telle catégorie ; par exemple la podophylle, laxative à faible dose, drastique à haute dose. Toutefois ce mode de classification, basé sur le principe de la subordination des caractères, est actuellement le seul possible, et c'est ce principe qui a présidé aussi à la classification de *M. Patein* que nous adopterons :

1° *Purgatifs mécaniques* n'agissant qu'en excitant la sensibilité réflexe de l'intestin (graines, charbon, huiles) ;

2° *Purgatifs ayant une action sur la sécrétion biliaire, cholagogues* (calomel, bile) ;

3° *Purgatifs augmentant la sécrétion intestinale sans exagérer les mouvements péristaltiques* (purgatifs salins et sucrés) ;

4° *Purgatifs musculaires agissant seulement sur la contraction des fibres musculaires, sans agir sur la sécrétion* (noix vomique, belladone) ;

5° *Purgatifs augmentant la sécrétion intestinale et provoquant des mouvements péristaltiques violents, drastiques* (scammonée, jalap, croton).

Il est fort important de connaître, au moins de façon approximative, le mécanisme physiologique de l'action, ou du moins l'action prédominante des diverses préparations purgatives en usage. Car on conçoit par la diversité même de cette action, que les indications en soient absolument différentes, parfois même opposées. C'est ainsi que l'administration habituelle de purgatifs salins chez un constipé par parésie musculaire, exagérera la constipation, alors que la belladone fera souvent merveille, et qu'au contraire contre les accidents urémiques, la belladone sera quasi sans action, alors qu'un purgatif salin, voire drastique, sera des plus efficaces. Ici comme dans toute thérapeutique clinique, la thérapeutique rationnelle ne sera possible que par la connaissance exacte, physiologique du processus à combattre et par la connaissance non moins précise des propriétés pharmacodynamiques des substances employées.

Purgatifs mécaniques.

Les purgatifs mécaniques n'agissent guère que par l'abondance de leur résidu qui distend l'intestin et provoque de façon réflexe les besoins d'expulsion : ils agissent en quelque sorte par indigestion. Ils sont absolument inoffensifs, non irritants pour l'intestin et peuvent, par suite, être continués longtemps sans inconvénients. Ils comprennent les graines, le charbon végétal et les huiles.

Les *graines* d'un emploi courant sont la graine de lin et la graine de moutarde blanche, dont Trousseau faisait grand cas. La *graine de lin* est très mucilagineuse ; on peut prescrire la graine par cuiller à soupe à prendre avec un peu d'eau sucrée ou la donner en tisane. La *graine de moutarde blanche* était très employée autrefois contre la constipation habituelle. On la prescrivait au voisinage des repas ou le matin à jeun à la dose d'une ou deux cuillers à café. Son emploi est aujourd'hui à peu près abandonné depuis que Dujardin-Beaumetz a publié des observations d'occlusion véritable provoquée par l'accumulation de ces semences dans l'intestin.

Le *charbon végétal* est, chez certaines personnes, d'une activité singulière. Une de nos malades atteinte de cancer de l'estomac était fortement purgée par une cuiller à dessert de charbon de Belloc prise dans un peu d'eau. On le prescrira à la dose de une ou deux cuillers à café, pendant ou après le repas, dans un peu d'eau (beaucoup de personnes acceptent très bien ce mode d'administration) ou enrobé dans du pain azyme. On l'associera de façon heureuse à la

magnésie calcinée, dans les cas de constipation, avec hyperacidité stomacale et fermentations gastro-intestinales. On
pourra prescrire :

    .   Charbon préparé . . . .｀} ăă o gr. 5o
         Magnésie calcinée. . . . .╱
    Pour un cachet à prendre 1 heure et demie après la fin du repas de midi
et du soir.

Les *huiles d'olive ou de lin ou d'amandes douces* sont
purgatives à la dose d'environ 6o grammes, soit 3 à 4 cuillers à soupe. Elles ne renferment aucun principe actif que
des corps gras, et ne semblent agir que par le résidu de
leur digestion incomplète. L'huile se prendra à la dose précédemment indiquée, soit pure, soit aromatisée avec
quelques gouttes d'essence de menthe et sucrée, soit avec
une tasse de thé, le matin à jeun et de préférence 3 à 5 jours
de suite. Ce modus faciendi est susceptible de rendre de
notables services dans les congestions hépatiques avec tendance à la lithiase biliaire.

L'*huile de ricin*, d'un emploi si répandu, ne semble pas
agir autrement quand elle est pure et fraîche, et l'on sait
que les Chinois s'en servent comme condiment habituel,
sans observer aucun effet purgatif. Plus tard il s'y forme
une substance particulière, une toxalbumine ricine ou
ricinoléine qui donne à l'huile de ricin, outre les propriétés
communes avec les huiles précédentes, des propriétés
purgatives particulières. *La dose laxative* en est de *5 à
15 grammes*, une cuiller à café à une cuiller à soupe, la
dose purgative de 10 à 30 grammes. Elle se prescrit à jeun
pure ou dans du café ou du bouillon. Bien battue dans du
lait aromatisé, elle se supporte souvent très bien, mais
son goût la rend absolument repoussante pour certains
malades, aussi s'est-on ingénié à préparer certaines émul-
sions, souvent plus répugnantes encore que l'huile en nature. On peut, dans ces cas, essayer de l'aromatiser avec

quelques gouttes de rhum ou de menthe, ou mieux la faire prendre entre deux jus d'orange après avoir mouillé préalablement les parois du verre pour empêcher l'adhérence de l'huile. On peut enfin l'administrer sous forme de capsules de gélatine, en se rappelant que les boîtes de capsules d'huile de ricin que l'on trouve dans les pharmacies, renferment toutes 32 grammes d'huile de ricin, soit une dose purgative répartie en 4, 6 ou 8 capsules, suivant la grosseur des capsules.

L'huile de ricin est un purgatif doux, inoffensif, très employé et très recommandable. La médecine infantile en fait un large emploi, et l'on observe rarement chez les enfants la répugnance vraiment invincible manifestée par bien des adultes. Chez le nourrisson, une cuiller à café d'huile de ricin est peut-être le meilleur purgatif qui se puisse employer.

Purgatifs cholagogues.

Les *purgatifs cholagogues* sont ceux qui semblent agir surtout sur la sécrétion ou l'excrétion biliaire et partant sur l'intestin, la bile ayant une action manifeste sur la régularité des fonctions intestinales (constipation opiniâtre des ictères par obstruction).

Le type en est le *calomel* ou protochlorure de mercure, qui est un puissant agent hépato-intestinal, le « roi des cholagogues », le « quinquina » la « digitale » du foie.

Abstraction faite des théories relatives au mode d'action du calomel, il est un fait incontestable : *l'administration du calomel provoque l'expulsion de selles de coloration verdâtre* caractéristique, coloration attribuée à l'augmentation de la bile. L'interprétation dudit fait est très discutée, on tend à admettre aujourd'hui : 1° que le calomel est sans action sur la sécrétion proprement dite de la bile (expériences de Prévot et Binet) ; 2° que les selles verdâtres caractéristiques apparaissent après administration du calomel même chez les chiens pourvus d'une fistule biliaire complète, c'est-à-dire chez lesquels la bile ne peut pas passer dans l'intestin. 3° que le *calomel agit surtout sur l'excrétion biliaire*, soit par suppression du catarrhe des voies biliaires (Köhler), soit par modification du catarrhe duodénal (Launder-Brunton), soit par irritation propagée du duodénum aux voies biliaires et contraction réflexe de la vésicule (Mürchison).

L'*action antiseptique intestinale du calomel* est de même discutée. Pour Wasilieff, elle empêcherait la fermentation des albumines, les selles ne contiendraient ni indol, ni scatol et la coloration verte susmentionnée serait due à la persistance des matières colorantes de la bile qui ne seraient pas détruites par la fermentation intestinale.

C'est aussi un bon *antihelmintique*.

Quoi qu'il en soit, le calomel agit comme un purgatif doux, peu irritant, excitant peu les mouvements péristaltiques de l'intestin.

La *dose purgative* est d'environ cinq centigrammes par par année d'âge, soit o gr. 8o à 1 gramme chez l'adulte. Chez l'enfant, la dose susindiquée 5 centigrammes par année d'âge est recommandable ; mais si certains médecins d'enfant montrent, quant à cette posologie, une pusillanimité peut-être excessive et arrivent à le prescrire à doses homœopathiques, d'autres le manient avec une vigueur singulière et nous avons vu M. le Dr Variot le prescrire, avec le plus grand succès, à la dose de o gr. 5o chez un enfant de deux ans atteint de broncho-pneumonie, dans le but de provoquer une violente dérivation intestinale.

Comme laxatif et antiseptique intestinal, on peut le prescrire à petites doses quotidiennnes de 1 à 2 centigrammes ou bi-hebdomadaires de 5 à 10 centigrammes.

N'ayant aucune saveur, il est facilement accepté, on le prescrira en paquets à prendre dans du lait, ou en cachets.

Dans ce dernier cas, comme l'action du calomel est parfois un peu lente, on pourra l'associer heureusement à une quantité égale de scammonnée qui en rend l'action plus certaine.

> Calomel . . . .)
> Scammonée . . . .) ãã

Chez les enfants on le prescrit habituellement en paquets, mélangé à du sucre.

> Calomel . . . . 5 centigrammes
> Sucre vanillé . . . . 1 gramme
> Pour un paquet à prendre dans du lait.

Pendant longtemps on a énuméré les *incompatibilités suivantes du calomel* : le sel, les préparations cyanurées ou à base d'acide cyanhydrique (eau de laurier-cerise, looch, lait aux amandes amères) acides, chlorures et bromures solubles. Mais on tend de plus en plus à admettre après des expériences répétées que cette incompatibilité n'existe ni avec les chlorures, ni avec les acides minéraux, ni avec les acides organiques. Au surplus comme on l'a fait fort justement remarquer, s'il y avait incompatibilité entre le calomel et le chlorure de sodium, le suc gastrique suffirait à lui seul à rendre le calomel toxique.

Quant aux préparations cyanhydriques (eau de laurier-cerise, looch blanc), le mélange n'est pas toxique comme on l'avait cru, mais il y a incompatibilité à cause de la décomposition. (Patein).

Purgatifs sucrés et salins.

Les *purgatifs sucrés et salins* agissent de façon toute différente des précédents en *augmentant la sécrétion intestinale sans exagérer les mouvements péristaltiques*.

Les *purgatifs sucrés* sont à proprement parler plus laxatifs que purgatifs, ce sont des laxatifs doux, d'une administration facile, qui sont surtout employés en médecine infantile.

Le *miel fin* est légèrement laxatif à la dose de 20 à 40 grammes, il en est de même de la *glycérine*.

La *manne* se présente sous forme de manne en larmes et de manne en sorte, la première plus agréable, la seconde plus active ; c'est un purgatif très doux, non irritant, mais d'action lente que l'on ne donne guère qu'aux enfants, dans du lait de préférence, à la dose de 40 grammes ; chez l'adulte, il faut une dose d'au moins 100 grammes. Tous ces purgatifs procurent une exonération douce, sans douleur ; ils augmentent très peu la sécrétion intestinale, ils se rapprochent en somme des purgatifs huileux ; leur action est plus mécanique qu'hypersécrétoire, ce en quoi ils se séparent des purgatifs salins. A ce point de vue *les cures de petit-lait et de raisin* s'en rapprochent bien davantage.

Mode d'action des purgatifs salés

Les *purgatifs salés* méritent de nous arrêter davantage. Par quel mécanisme se produit leur action ? Le point est loin d'être élucidé.

La première théorie en date, celle de l'*exosmose*, fait des purgatifs salins des *purgatifs dialytiques*. Les solutions salines concentrées qui constituent en somme les purgatifs salés agiraient sur l'intestin, provoqueraient une hypersécrétion intestinale grâce à leur pouvoir endosmotique considérable, et Rabuteau qui, après Poiseuille, a repris cette théorie, en donnait une preuve expérimentale qu'il croyait décisive : une solution purgative salée injectée dans les veines d'un chien provoque de la constipation. Et Rabuteau l'expliquait ainsi : une solution saline concentrée, douée d'un pouvoir endosmotique considérable introduite dans l'intestin accroît le passage osmotique du sérum sanguin vers l'intestin d'où l'effet purgatif ; introduite dans le sang l'action osmotique s'exerce en sens inverse, d'où constipation.

Le fait a été nié par Cl. Bernard qui aurait obtenu des

effets purgatifs par injection intraveineuse de solutions salines. Mais ni A. Moreau, ni Vulpian n'ont pu provoquer de selles par ces mêmes injections.

Cependant ce dernier combattait la théorie de l'exosmose : 1° parce que les sels de magnésie passent dans l'urine ; 2° parce qu'il y a congestion intestinale, qu'on trouve dans le liquide diarrhéique des cellules épithéliales, du mucus, des leucocytes, indices certains d'une irritation de la muqueuse intestinale, cause prochaine pour Vulpian de l'effet purgatif.

De cet exposé Manquat conclut : « Ces objections ont « démontré la fausseté de la théorie de l'exosmose dont on « peut dire qu'il ne reste rien. » La conclusion nous paraît excessive, car au point de vue du fait, l'action purgative des injections intraveineuses affirmée par Cl. Bernard est niée par Poiseuille, Rabuteau, Moreau et Vulpian. Quant aux arguments de Vulpian, ils sont insuffisants ; les sels de magnésie passent en effet dans l'urine, mais dans quelle proportion, voilà ce qu'il serait intéressant de savoir. La congestion intestinale n'est pas niable, elle joue un rôle certain dans l'hypersécrétion purgative, mais elle n'est pas exclusive de l'action osmotique à laquelle les travaux récents sur l'isotonie semblent au contraire donner quelque vraisemblance.

Les recherches expérimentales de Clopatt sur les purgatifs (Archives de médecine expérimentale, tome VIII n° 1) s'éloignent trop des conditions normales d'action des purgatifs pour qu'il soit permis d'en tirer de solides conclusions ; toutefois elles ont mis hors de doute l'action élective des sulfates de soude et de magnésie sur la muqueuse intestinale, l'intensité des phénomènes glandulaires hypersécrétoires, l'augmentation des mouvements péristaltiques, les modifications profondes des cellules épithéliales, des villosités, des glandes de Lieberkühn.

La *théorie exclusivement mécanique*, soutenue surtout en

Allemagne par Nothnagel. Rossbach. Radziejeroski paraît
pour le moins aussi insuffisante que la précédente. Elle nie
l'existence de la transsudation et de l'hypersécrétion intestinales et attribue aux mouvements péristaltiques provoqués
de l'intestin, le pouvoir d'empêcher la résorption des sucs
intestinaux normalement versés par le pancréas et les
glandes intestinales dans les parties supérieures de l'intestin.
Il n'y aurait donc pas hypersécrétion, mais hypo-résorption.

Mais les expériences de *Moreau* et de *Vulpian* ont démontré la réalité de cette hypersécrétion qu'ils ont attribuée
surtout à *l'irritation*, la congestion, *l'inflammation de la muqueuse intestinale*.

On isole une anse intestinale : on y fait quatre ligatures
circulaires de façon à constituer 3 segments isolés ; on
injecte un liquide purgatif dans le segment moyen qui seul
est trouvé quelques heures après plein de *liquide d'irritation*
constitué par une desquamation épithéliale abondante avec
mucus et suc intestinal : donc les purgatifs provoquent une
hypersécrétion manifeste (Moreau).

Si dans cette même expérience on supprime les mouvements péristaltiques grâce à l'administration antérieure de
curare, l'hypersécrétion ne s'en produit pas moins et à l'autopsie la muqueuse est trouvée rouge, enflammée, recou-
verte de mucus, le liquide présente les mêmes caractères de
liquide d'irritation (Vulpian).

On peut donc et on doit donc conclure avec Vulpian « les
« purgatifs salés agissent en irritant la muqueuse : l'exci-
« tation des extrémités périphériques des nerfs intestinaux
« centripètes est portée jusqu'aux ganglions nerveux thora-
« ciques inférieurs et intra-abdominaux (ganglions mésen-
« tériques des plexus solaires, des plexus de Meissner et
« d'Auerbach), puis se réfléchit par les nerfs vaso-moteurs
« sur les vaisseaux des parois intestinales et, par les nerfs
« sécréteurs, sur les éléments anatomiques de la membrane
« muqueuse, entre autres sur ceux des glandes de Lieber-

« kühn » d'où congestion de la muqueuse et sécrétion active. La question de l'exosmose doit être réservée jusqu'à plus ample informé.

Effets des purgatifs salés.

Abstraction faite du mécanisme intime de leur action, les purgatifs salés ont un certain nombre d'effets directs ou indirects, médiats ou immédiats qu'il faut bien connaître si on veut en saisir rationnellement les indications.

1° Ils sont *exonérateurs*, provoquent l'évacuation des matières stercorales accumulées dans l'intestin, de la bile, des gaz, des aliments non digérés.

2° Ils sont *dépuratifs* en ce qu'ils soustraient à l'organisme une quantité appréciable de déchets organiques et de produits toxiques.

3° Ils sont *dérivatifs*, en ce qu'ils provoquent une irritation locale, une congestion plus ou moins vive de l'intestin, en ce qu'ils soustraient au sang une certaine quantité d'eau et de sels.

4° Ils exercent une *action manifeste sur les sécrétions hépatique et intestinale,* qu'ils excitent (présence de bile et de suc intestinal dans les selles purgatives).

5° Secondairement, ils peuvent exercer *une action régulatrice sur la circulation* (ralentissement) et *sur le système nerveux* (sédation).

Eléments de la purgation saline.

Les éléments de la purgation saline sont surtout représentés par les sels de magnésie et de soude.

Les sels de magnésie le plus ordinairement employés sont la magnésie calcinée, l'hydrate de magnésie, le sulfate et le citrate de magnésie.

La *magnésie calcinée* et l'*hydrate de magnésie* sont plus laxatifs que purgatifs ; la dose laxative est de o gr. 3o à

2 grammes, la dose purgative 15 à 20 grammes. Leur action est lente à se produire (6 à 12 heures), en sorte qu'il **sera** convenable de les donner le soir pour avoir un effet le **len-demain matin**. Ils jouissent encore de deux propriétés **qui** peuvent leur créer des indications particulières : **ils sont anti-acides**, susceptibles de saturer le cas échéant les **acides** de l'estomac sans cependant passer dans le sang de **façon** appréciable pour l'alcaliniser, ce en quoi ils diffèrent **du** bi-carbonate de soude ; ils sont absorbants des gaz ; **leur** indication est donc formelle dans tous les cas de dyspepsie hyperacide avec fermentations anormales et constipation.

Le *sulfate de magnésie* est purgatif à la dose de 20 à 60 grammes, qu'on fera prendre dans 2 ou 3 verres d'eau naturelle ou d'eau de Seltz, ou de limonade, ou de citronnade. Il peut être administré en lavement.

Sulfate de magnésie	30 grammes
Infusion de follicules de séné.	8 »
Décoction émolliente.	300 »

Fs. pour un lavement à garder.

Le *citrate de magnésie* est peut-être le plus agréable des purgatifs salins, il constitue la base de la célèbre limonade de Rogé. La dose moyenne purgative est 50 grammes. Comme il est très altérable, il est mieux de la préparer extemporanément en faisant agir de l'acide citrique sur du carbonate de magnésie.

On pourrait formuler pour une limonade gazeuze purgative :

Acide citrique.	30 grammes
Carbonate de magnésie.	20 »
Limonade citrique.	200 »

F. s. a.

Bicarbonate de soude	4 »

A ajouter au moment de boucher la bouteille.

Le *sel de soude* le plus généralement employé est le *sulfate de soude* (sel de Glauber, sel d'Epsom) qui s'emploie aussi à la dose de 30 à 50 grammes. Son action est plus violente que celle des sels précédents, les selles sont séro-bilieuses, abondantes, fréquentes. C'est le sel qui semble réaliser au maximum l'action dérivatrice. Il constitue la base de l'eau de Glauber des pharmaciens. C'est le purgatif salin dont la saveur est le plus désagréable, aussi con-viendra-t-il de le prescrire dans de l'orangeade, de l'eau de Seltz ou sous forme de limonade.

Il est particulièrement recommandable comme lavement purgatif.

Sulfate de soude. . . . . 15 grammes
Feuilles de séné. . . . . 10 »
Miel de mercuriale. . . . . 50 »
Eau bouillante. . . . . 450 »
Faites une décoction très légère, passez, exprimez, pour un lavement à garder.

Les *eaux minérales purgatives naturelles* contiennent toutes du sulfate de soude ou du sulfate de magnésie, sou-vent les deux réunis, associés ou non aux chlorures de sodium, de magnésium et de calcium.

Nous ne rappellerons que les principales :

Pullna, Sedlitz (Bohème), Birmenstoff (Suisse), Epsom (Angleterre), Hunyadi-Janos, François-Joseph, Royale hon-groise (Hongrie), Rubinat, Carabana (Espagne), Brides (France).

Une mention spéciale doit être faite à l'eau de Châtel-Guyon, qui est une eau purgative chlorurée sodique.

Purgatifs musculaires.

Les *purgatifs musculaires agissant seulement sur la con-traction des fibres musculaires sans agir sur la sécrétion* sont rarement employés seuls, au moins comme purgatifs.

La *belladone* en est le type ; elle était particulièrement recommandée par Trousseau, qui en faisait presque le spé-cifique de la constipation habituelle ; il la donnait à prendre le soir en se couchant soit en teinture, soit en pilules de

1 à 2 centigrammes. La *jusquiame* a une action comparable à celle de la belladone, mais est moins toxique, ce qui permet de la donner à doses doubles. Comme laxatifs, il sera bien de les associer à d'autres purgatifs, on pourrait formuler :

> Extrait de belladone. . . . . ⎰ àà 1 centigramme
> Poudre de belladone. . . . . ⎱
> Podophyllin . . . . 2 »
> Pour une pilule n° 20, une le soir en se couchant.

On pourrait encore l'associer à la *noix vomique*, qui provoque la contraction des muscles de la vie organique, en particulier de l'estomac et de l'intestin, sans excitation notable de la muqueuse :

> Extrait de jusquiame. . . . . 3 centigrammes
> Poudre de noix vomique . . . . 5 »
> Fs. pour une pilule n° 20, une le soir en se couchant.

On conçoit que, si en quelques cas, l'action exonératrice de ces substances peut être remarquable, leur action pratiquement nulle sur la muqueuse intestinale les prive à peu près complètement de toute action dépurative et dérivatrice. Utiles par conséquent dans la constipation habituelle, ils seront peu recommandables dans les états rangés sous la rubrique « embarras gastro-intestinaux », fébriles ou non, et dans les états où l'action hypersécrétoire dépurative ou déplétive semble être l'indication principale, tels l'asystolie ou l'urémie.

Purgatifs drastiques.

Les *purgatifs augmentant la sécrétion intestinale et les mouvements péristaltiques* sont les plus actifs, les plus violents aussi. Parmi ceux-ci, les *drastiques* (jalap, scammonée, huile de croton) sont les plus irritants et ne doivent être employés que pour produire une dérivation intense du côté de l'intestin ; ils sont contre-indiqués dans les cas d'état inflammatoire de l'intestin.

Le *Jalap* est tiré de la racine du Convolvulus Jalapa du Mexique ; son odeur est nauséabonde, sa saveur âcre. Son action purgative commence dès les premières parties du tube digestif. A petites doses (o gr. 5o de racine, o gr. 20 de résine), il provoque une purgation légère, à doses plus élevées (1 à 2 grammes de racine, o gr.5o à 1 gramme de résine) il détermine des effets purgatifs intenses avec nausées, quelquefois vomissements, hypercholie, exagération intense des mouvements péristaltiques ; à doses supérieures aux précédentes, il détermine une violente gastro-entérite.

La *poudre de racine* s'emploie en pilules ou en cachets, à la dose de 1 à 2 grammes ; la *résine de jalap* s'emploie en pilules ou incorporée à des biscuits, à des pastilles de chocolat à la dose de o gr. 10 à o gr. 5o ; l'*eau-de-vie allemande*, qui est un purgatif si énergique, n'est en somme que de la teinture de jalap composée :

Jalap. . . . . , ...	8o grammes
Turbith.	10 »
Scammonée	20 »
Alcool à 6o⁰.	96o ″

on l'emploie à la dose de 10 à 20 grammes, avec parties égales de sirop de séné ou de nerpum.

Eau de vie allemande.	äà 20 grammes
Sirop de nerprun	

Pour purgation violente.

La *Scammonée* est aussi une gomme résine retirée par incision de la racine du convolvulus scammonia. C'est une résine à cassure poreuse, noire et brillante. C'est un purgatif drastique, hydragogue, très énergique, dont l'action porte surtout sur l'intestin grêle.

Ses indications sont celles du jalap avec lequel on l'associe souvent.

Sa *poudre* s'emploie aux doses de o gr. 3o à 1 gramme dans du lait, en cachets, en pilules ou incorporée à des pastilles de chocolat ou à des biscuits. Sa *résine* à la dose de o gr. 3o à o gr. 6o. entre dans la constitution des fameuses pilules cardio-toniques-diurétiques-purgatives étudiées précédemment

Poudre de scille	
Résine de scammonée	ââ o gr. o5
Poudre de digitale.	
A prendre 6 par jours pendant trois jours.	

L'*huile de croton* que nous ne mentionnons que pour en déconseiller l'emploi, à notre avis, vraiment trop dangereux est le plus violent des purgatifs drastiques. Pour se rendre compte de l'action produite sur l'intestin, il suffit d'avoir vu une seule fois l'éruption pustuleuse produite sur la peau par l'application de cette substance. Qu'on sache bien en tous cas qu'*elle ne s'emploie que par gouttes*, une ou deux au maximum, à doses fractionnées dans une potion huileuse de 3o à 100 grammes.

Les substances purgatives suivantes, quoique agissant suivant le même mécanisme que les précédentes, savoir en augmentant la sécrétion intestinale et les mouvement péristaltiques, sont moins violentes, provoquent des coliques moins fortes, irritent beaucoup moins l'intestin, c'est sans doute à ces causes qu'elles doivent un emploi incontestablement plus répandu :

La *cascara sagrada* (écorce sacrée, en espagnol), jouit actuellement d'une très grande vogue. On peut la faire prendre en cachets de o gr. 25 à o gr. 5o de poudre de cascara. Selon la tolérance individuelle et selon l'effet désiré, on la donnera à la dose quotidienne de o gr. 5o à un gramme.

L'*extrait fluide*, employé surtout il y a une vingtaine d'années, est purgatif à la dose moyenne quotidienne de 20 à 40 centimètres cubes.

La *cascarine* enfin qui serait le principe actif de la cascara, a conquis ces années dernières une place importante comme spécifique ou prétendu tel de la constipation chronique. La dose quotidienne pour adultes est de o gr. 10 à o gr. 30 et doit être continuée une dizaine de jours au moins. Sans être l'anticonstipant idéal, toujours efficace, c'est certainement une des préparations qui donnent le moins d'échec.

La *rhubarbe*, un des purgatifs les plus célèbres, s'emploie surtout actuellement en poudre, comme laxatif, en cachets de o gr. 50 à 1 gramme au commencement des repas. Elle est purgative à la dose de 2 à 5 grammes. C'est un excellent correctif de la constipation des préparations ferrugineuses, on l'associera volontiers au protoxalate de fer.

> Protoxalate de fer . . . .) àà o gr. 15
> Poudre de rhubarbe . . . .)
> Pour un cachet, 2 à 4 par jour au commencement des repas.

La teinture, peu employée, se donne à la dose de 10 à 20 gouttes.

Les *follicules de séné* s'emploient plutôt, comme nous l'avons vu, dans la préparation des lavements purgatifs (V. plus haut). Pris par la voie stomacale, ils provoquent des coliques. Il se prescrivent en poudre à la dose de o gr. 50 à 2 grammes, et en tisane 10 à 20 grammes de poudre par 1000 d'eau. Une bonne préparation consiste aussi à faire cuire avec des pruneaux quelques gousses de séné enfermées dans un sachet de mousseline ; le jus de pruneau ainsi obtenu est doué de propriétés laxatives très marquées.

L'*aloès* se rapproche davantage des drastiques énumérées plus haut. Il provoque des coliques assez fortes, une irrita-

tion vive de l'intestin, de la cuisson à l'anus, de la conges
tion marquée des veines intestinales et du petit bassin, de
veines hémorrhoïdaires en particulier. Son emploi est don
contre-indiqué chez les pléthoriques, les hémorrhoïdaires, le
femmes enceintes ou atteintes d'affections utérines, les ma
lades atteints d'affections vésicales.

La poudre d'aloès presque uniquement employée se donn
en pilules ou en cachets à la dose de o gr. 3o à o gr. 6o.

Elle est la base d'une foule de pilules purgatives dont le
plus célèbres sont peut-être les pilules écossaises ou d'An
derson, dont nous rappelons la formule :

Aloès . . . . ⎱
Gomme gutte pulvérisée . . . . . . ⎰ ãã o gr. 10
Essence d'anis. . . . . I goutte
Miel blanc . . . . q. s.

Pour une pilule, provision 20, 2 à 6 dans les vingt-quatre heures, sa
contre-indication.

S'il entre dans la composition de la plupart des pilul
purgatives, c'est qu'il a le pouvoir de stimuler de façon pa
ticulière la dernière partie du gros instestin, dont l'aton
est peut-être la cause la plus fréquente de la constipatio
habituelle.

L'essence d'anis qui entre dans la composition de la pilu
précédente est un carminatif qui atténue de façon fort sen
ble les coliques que pourraient provoquer l'aloès et la gomm
gutte. Cette formule est un type bien étudié sur lequel
pourra modeler d'autres formules de pilules purgative
elle comprend en effet une drogue active (aloès) associée
une drogue synergique (gomme gutte) qui en assure l'a
tion, à une drogue corrective (essence d'anis) qui en corri
les inconvénients, le tout enrobé dans du miel qui en re
la prise agréable ; elle réalise donc une association qu
idéale : action sûre, effets non douloureux, prise agréab

L'aloès étant un purgatif lent, dont l'effet se manife
au plus tôt 6 à 10 heures après l'absorption se prescrit

préférence au moment du coucher trois à quatre heures après le repas du soir ; il agit le lendemain matin.

La formule suivante nous a donné toute satisfaction :

Extrait de belladone		
Podophyllin.	àà 1 centigramme	
Extrait de cascara.		
Sel de Marienbad		
Extrait d'aloès.	2	"
Poudre de rhubarbe	3	"

Mélangez, comprimez, kératinisez et argentez.
Fs. pour une pilule n° 20, une le soir en se couchant.

Cette liste déjà trop longue et un peu fastidieuse, pourrait être allongée en quelque sorte indéfiniment, le nombre des substances purgatives étant presque infini. Nous croyons avoir cité les plus usitées, il appartiendra à chacun, suivant son expérience individuelle, de l'allonger ou de la restreindre, de la compléter en tous cas, car c'est le propre d'une semblable énumération d'être toujours trop longue et toujours incomplète.

QUAND ET POURQUOI IL FAUT ADMINISTRER LES PURGATIFS

Etudier toutes les indications des purgatifs envisagés dans leurs modes d'action divers est une tâche qui nécessiterait à elle seule un gros volume, aussi ne peut-on guère que rappeler les grandes règles cliniques qui doivent présider à l'emploi et au choix des purgatifs. A ce point de vue, la classification adoptée, par son caractère suffisamment physiologique, basée sur la subordination des actions des diverses drogues étudiées, par la mise en évidence de l'action principale du médicament facilite et rend plus compréhensive cette exposition.

Des auteurs récents, mus par le désir louable de calquer le plus possible les indications purgatives sur les actions élémentaires des divers purgatifs ont multiplié les divisions

(antisepsie intestinale, exonération intestinale, sollicitat
des mouvements intestinaux, dérivation sanguine, spoliat
séreuse, modification de la nutrition). Nous croyons qui
question n'est pas mûre pour une subdivision absolum
rationnelle, la plupart des actions susénumérées sont c
nexes : l'antisepsie intestinale est presque inséparable
l'exonération intestinale ou du moins lui est liée de fa
étroite ; les modifications de la nutrition sont quelque
fonction de la spoliation séreuse. Tout en admettant et en d
rant une classification plus complète, nous ramènerons
visoirement à trois les indications des purgatifs.

1° Débarrasser l'intestin des matières qui l'obstruent
tières stercorales, bile, déchets organiques, toxines, alim
non digérés) ; on utilisera l'*action exonératrice* des purga
qui sera du même coup évacuante, dépurative, antisepti

2° Dériver vers l'intestin, une quantité appréciable
sang, *action dérivatrice*, qui sera secondairement déplé
décongestive pour d'autres régions.

3° Soustraire à l'organisme une quantité plus ou m
considérable de liquide, réaliser une sorte de saignée l
che, *action spoliative*.

Action exonératrice.

L'*action exonératrice* des purgatifs trouve ses princi
indications dans la constipation et dans les divers états f
les ou non, d'embarras gastro-intestinaux.

Le traitement de la *constipation habituelle* est une
questions les plus touffues de la thérapeutique couran
que nous ne pouvons traiter dans toute son ampleu
comme ailleurs il faut s'efforcer toujours de remonter,
la combattre, à la cause de la constipation et étudier
soin à ce point de vue les habitudes du malade (sédenta
le régime (trop carné), les tendances psychiques (par
l'état du tube digestif (hémorrhoïdes, fissures à l'ar

On ne devra, suivant le conseil de Trousseau, se résoudre
aux purgatifs qu'à la dernière extrémité ; le plus souvent
une bonne hygiène alimentaire, une stimulation de l'intestin par quelques massages quotidiens de l'abdomen, quelques pratiques hydrothérapiques, une suggestion un peu
forte viendront à bout de la constipation.

Il faudra tenter ensuite les lavements à l'eau froide qui
suffisent souvent à secouer l'atonie intestinale primitive ou
secondaire cause ordinaire de la constipation.

Si l'on est réduit à employer des purgatifs, il faudra surtout les choisir parmi les purgatifs musculaires (belladone,
jusquiame, strychnine), ou muco-musculaires (drastiques,
aloès, rhubarbe, cascara, podophyllin, etc.), dont l'action
constipante secondaire est quasi nulle, contrairement aux
purgatifs salins qu'on doit proscrire dans ce cas. Nous avons
rappelé la formule des pilules écossaises, on peut en faire
de similaires quasi à l'infini. Par exemple.

Huile de clou de girofle	I goutte
Extrait de belladone	o gr. oı
Podophyllin	o gr. o3
Aloès	àà o gr. o5
Scammonée	
Miel blanc	q. s.

Pour une pilule à prendre le matin au réveil ou le soir en se couchant.

Dans l'*occlusion intestinale*, les purgatifs drastiques ou
musculaires ne conviennent que dans les occlusions à
marche lente, obstructions fécales par atonie du gros intestin, chez les vieillards en particulier. Au contraire, tout
purgatif est formellement contre-indiqué, et plus particulièrement les purgatifs violents (drastiques et musculaires)
dans le volvulus, l'invagination intestinale, l'étranglement
interne ou externe, l'appendicite perforante, la péritonite
qui relèvent à peu près exclusivement du traitement chi-
rurgical.

Dans l'*embarras gastro-intestinal, l'indigestion*, les pur-

gatifs doux, l'huile de ricin ou les purgatifs salés ser(
prescrits suivant l'acuité des accidents, le retentissem(
général. Les purgatifs salés sont plus particulièrement in
qués si l'embarras gastrique s'accompagne de *diarrhée*,

Dans la *fièvre typhoïde*, la méthode évacuante purgat
de Louis, Beau, Grisolle, a été généralement abandon(
comme prédisposant à la perforation ; aussi n'emploie-t(
guère les purgatifs que s'il y a constipation, et encore p
fère t-on habituellement les lavements. Toutefois, M. B
chard a prescrit l'emploi du sulfate de magnésie à d
laxative, soit 15 grammes tous les 3 jours.

Dans la *dysenterie*, les sels neutres dans les for(
légères, le calomel dans les formes graves sont les pur
tifs de choix, encore ne doit-on prescrire de fortes do
ni des uns, ni des autres. Rappelons à ce sujet la com
sition des fameuses *pilules anti-dysentériques de Segond*

Extrait aqueux d'opium.	o gr. o5
Calomel	o gr. 20
Ipéca en poudre.	o gr. 40
Sirop de nerprun ou extrait de rhubarbe.	q. s.

Par 6 pilules à prendre de deux heures en deux heures.

L'*entéro-colite muco-membraneuse* est la plus rebelle
affections intestinales, le maniement des purgatifs est
plus délicats dans ce cas, car « le purgatif idéal qui jou(
« le rôle d'évacuateur simple sans action sur les muque(
« des voies digestives n'existe pas. » On donnera la pr
rence aux *laxatifs* : huile de ricin (une cuiller à café a
le premier déjeuner), sulfate de soude ou de magn
(6 à 8 grammes le matin), podophyllin ou belladone (1 c(
gramme le soir), magnésie calcinée (o gr. 50 à 1 gra(
après chacun des repas), cascara sagrada, etc., etc.; o(
alternera l'usage avec celui de *grands lavements*.

Dans l'*empoisonnement par le phosphore*, on ne don(
pas de *purgatifs huileux* qui dissoudraient le phosph
Dans l'*intoxication saturnine* on conseillera les *cholag(*

(aloès, eau-de-vie allemande, podophyllin, salicylate de soude, évonymin, principalement), car il semble résulter des recherches d'Oddo et Silbert, que la bile est la principale voie d'élimination du plomb.

Dans *l'urémie*, certains auteurs, avec Bouchard, considèrent les purgatifs comme dangereux, leur reprochant de n'avoir qu'une action incertaine au point de vue de l'élimination des toxines. Se basant sur ce fait que 32 grammes de sang éliminent autant que 280 grammes de liquide diarrhéïque et 100 litres de sueur, Bouchard reproche aux purgatifs d'abaisser la pression sanguine, de déshydrater le sang et de provoquer de ce fait une concentration plus grande des principes toxiques qui deviennent ainsi plus nocifs. Mais, suivant la remarque de M. Renaut (Traité de thérapeutique de Robin, f. I), « la pratique ne s'accorde « pas absolument avec la théorie. Elle a montré souvent « l'utilité des purgatifs contre les accidents urémiques, et « on peut les considérer comme de bons adjuvants du trai- « tement. Du reste il est facile de remédier à la déshydra- « tation du sang, en faisant suivre l'administration des pur- « gatifs d'une quantité d'eau suffisante pour remplacer celle « qui est évacuée. Tous les purgatifs peuvent être employés. « Gübler préférait les purgatifs *salins* aux drastiques ; les « médecins anglais emploient surtout le *calomel*, qui est « condamné en France malgré ses propriétés diurétiques « récemment vantées. On a recours le plus souvent aux « *drastiques*: scammonée et jalap, eau-de-vie allemande « seule ou associée au sirop de nerprun, lavement purgatif « du Codex au séné et au sulfate de soude, etc. »

Dans l'*obstruction biliaire, les hépatites*, les purgatifs favorisent la circulation biliaire, combattent l'infection, empêchent la résorption des toxines. Les cholagogues, calomel, salicylate de soude, benzoate de soude sont plus spécialement indiqués, mais on pourra aussi employer l'huile de ricin, le séné, l'aloès.

Action dérivative.

Les purgatifs provoquant un afflux plus ou moins cc
dérable de sang vers la muqueuse intestinale, pourront
employés en vue de provoquer cette congestion intesti
et de détourner ainsi d'autres organes le sang qui s'y
tait en trop grande abondance ; *action dérivative.*

Dans les *congestions cérébrales* on emploiera les
gatifs salins ou les purgatifs drastiques, l'aloès entre au
suivant que la congestion est habituelle ou accident
Dans les cas graves on saignera le malade et on lui a
nistrera un drastique, l'eau-de-vie allemande de préfére

Les purgatifs peuvent être employés dans le même
en vue de combattre les *congestions des yeux, des poum
des reins.*

Dans les *congestions abdominales,* l'indication es
même, mais il faut savoir que l'aloès congestionne forte
les organes du petit bassin, l'utérus et le rectum en p
culier, en sorte qu'il sera contre-indiqué dans les ca
grossesse, de congestion utérine, d'hémorrhoïdes,
revanche il sera spécialement indiqué pour favoriser l'é
lement menstruel et pour rappeler, si la chose est util
flux hémorrhoïdaire.

Action spoliative.

Une des conséquences de l'action purgative, des salin
particulier, est la soustraction à l'organisme d'une qua
appréciable de liquide, véritable « saignée blanche »
comme la « saignée rouge », abaisse la tension vascul
active la résorption des liquides extra-vasculaires, fave
l'amaigrissement: *action spoliative.*

A ce titre les purgatifs trouvent leur indication dans l'a
tolie, dans laquelle agissant sur la pression veir

contribuent à soulager le cœur, et où d'autre part ils faci-
litent la résorption et l'élimination des liquides épanchés.
Le régime lacté, les toni-cardiaques, les diurétiques, les
purgatifs constituent en somme le traitement de l'asystolie,
et nous avons déjà indiqué (V. digitale) que l'association
suivante remplissait assez heureusement les indications
diverses:

> Poudre de digitale. . . . . 〉
> Poudre de scille.   . . . . 〉 āā o gr. o5
> Résine de scammonée . . . . 〉
> Pour une pilule n° 20, à prendre en trois jours.

Cette même action peut être utilisée dans le traitement
des *hydropisies* (d'origine cardiaque ou rénale) et des divers
épanchements cavitaires ou interstitiels (ascite, pleurésie,
péricardite, œdème, etc.).

Enfin par l'action spoliative qu'ils exercent, par les modifications qu'ils imposent à la nutrition, l'emploi des purgatifs est légitime dans la cure de l'*obésité*, de la *polysarcie*,
mais leur emploi devra être combiné, pour être efficace, à
une hygiène alimentaire sévère, réalisant une diète relative
plus ou mois déguisée et à une hygiène générale qui combatte
la sédentarité. Dans ce cas on emploie généralement les eaux
minérales purgatives, le sel de Carlsbad en particulier.

Mentionnons, pour finir, que les *purgatifs salins et drastiques sont contre-indiqués* au moment des menstrues, de la
grossesse, de gastro-entérite violente, d'anémie très prononcée et que, dans ces cas, les purgatifs huileux et doux
ne doivent être prescrits qu'avec ménagement.

QUININE

POURQUOI IL FAUT ADMINISTRER LA QUININE

La quinine est une des drogues les plus largement[
ployées en thérapeutique — et semble-t-il avec raiso[
mais on est à peine en ce qui la concerne sorti du s[
empirique. Le mécanisme intime de son action est en[
mal élucidé ; aussi, hors quelques cas spéciaux tels le p[
disme, où la quinine agit de façon quasi-spécifique, les i[
cations sont imprécises, les conclusions des auteurs s[
vent contradictoires. Les progrès de la biologie cellul[
commencent à jeter quelque clarté dans cette ques[
obscure, et semblent devoir conserver à cette substanc[
large place que l'empirisme lui avait assignée dans la th[
peuthique.

Le pouvoir oxydant du protoplasma est dimiuué par
quinine.

Une notion de date relativement récente et qui acquér[
sans doute une importance capitale, est la suivante : *le p[*
voir oxydant du protoplasma est diminué par la quin[
Lauder Brunton rappelle à ce sujet quelques expérien[
qui, pour n'être pas absolument démonstratives, n'en s[
pas moins fort suggestives. La résine de gaïac jouit[
la propriété de devenir bleue par l'oxydation, en so[
que si à une solution aqueuse de résine de gaïac on ajo[
un peu de sang, la coloration bleue apparaît lenten[

si on ajoute de l'éther ozonisé, la coloration bleue est
intense et rapide. L'oxydation peut d'autre part être déterminée par le protoplasma vivant : si sur la tranche de section d'une pomme de terre imbibée d'eau pure, on dépose
un peu de teinture de gaïac, la coloration bleue apparaîtra
immédiatement. Eh bien ! si nous répétons la même expérience avec une pomme de terre ayant séjourné dans une
solution de quinine, on constate une coloration bleue beaucoup plus lente et beaucoup plus pâle. *Le pouvoir oxydant*   •
du protoplasme semble donc diminué.

Si l'on songe maintenant que le pouvoir moteur du protoplasme est en rapport étroit avec le pouvoir oxydant —
dans les mêmes rapports que la chaleur et le mouvement —
on en arrive à penser que la quinine doit exercer une *action
inhibitive, de suppression ou de ralentissement des mouvements protoplasmiques*, et de fait cette action a été observée
non seulement sur les organismes cellulaires tels que l'a-
mibe, mais aussi sur les leucocytes examinés sur le porte-
objet ou en circulation dans le sang (dans la membrane
interdigitale de la grenouille, par exemple). Binz a développé cette notion avec ampleur dès 1868 ; nous n'entrerons
pas dans le détail de ses expériences. Quelle part, en tout
état de cause, cette propriété a-t-elle dans l'action antipyrétique de la quinine, c'est ce que nous ne saurions dire.

Action antiseptique.

Les autres propriétés de la quinine ont évidemment d'é-
troits rapports avec les précédentes, telle son *action antiseptique*, surtout énergique vis-à-vis des infusoires et de
l'hématozoaire du paludisme ; faible, nulle ou douteuse sur
les bactéries et les spores végétales. La quinine, véritable
spécifique du paludisme, dont elle coupe la fièvre et combat
heureusement les autres manifestations (céphalalgie, névralgie, diarrhée, etc.), agit non pas sur les leucocytes ou plu-

tôt non seulement sur les leucocytes, mais surtout sur l⟨
plasmodies mêmes. Il y a longtemps que Laveran a mont⟨
qu'une solution même très faible d'un sel de quinine m⟨
langée à du sang renfermant des hématozoaires leur f⟨
prendre des formes cadavériques. Peut-être n'y faut-il v⟨
qu'une action élective de cette substance sur certains par⟨
sites cellulaires, mais une action ne différant que par ⟨
intensité de celle signalée plus haut : *ralentissement ⟨*
processus d'oxydation et des mouvements des cellules. '

Il faut d'ailleurs ajouter que la constatation directe ⟨
ralentissement des mouvements amiboïdes a été ni⟨
Hayem et Bochefontaine qui, contrairement à Binz, ⟨
raient pas réussi à observer l'arrêt de la diapéd⟨
les grenouilles ou le ralentissement des mouvem⟨
leucocytes. Au point de vue de l'observation pure, l⟨
tion reste donc entière.

Action antipyrétique.

L'action *antipyrétique* est probablement corrélat⟨
précédentes ; elle est facteur de l'action antiseptique ⟨
part, d'autre part de l'action inhibitive des processu⟨
dation cellulaire mentionnée plus haut. Le nombre ⟨
lories dégagé en un temps donné par un organisme ⟨
n'est, en définitive, que la somme des calories dég⟨
dans les processus cellulaires d'oxydation, et parta⟨
température centrale de cet organisme, fonction de ce ⟨
ment total de calories, sera évidemment impressionné⟨
toute substance susceptible de ralentir les processus d'⟨
dation. La question est d'ailleurs plus complexe, et de⟨
teurs multiples peuvent et doivent intervenir dans ⟨
action antipyrétique (action antiseptique, action sur la ci⟨
lation, action sur les centres régulateurs thermogènes)⟨
Pratiquement, l'action antipyrétique est nulle ⟨
l'homme sain, — mais la quinine semble en uniformis⟨

température, c'est-à-dire que les oscillations normales diminuent et que le travail musculaire élève moins la température qu'à l'état normal.

Chez les fébricitants, l'action antipyrétique est fonction de la dose et de la maladie. Elle est à peu près nulle dans la fièvre récurrente, discutable dans les fièvres éruptives, minime dans l'infection purulente et l'érysipèle, moyenne dans la fièvre typhoïde, considérable dans le paludisme.

Quoi qu'il en soit du mécanisme intime de ces actions primordiales de la quinine : action antiseptique, action antipyrétique, — il nous a paru intéressant d'essayer de les rattacher à une action plus haute, ralentissement des processus d'oxydation, action vraisemblable, quoique encore hypothétique — hypothèse en tous cas intéressante, féconde en déductions thérapeutiques heureuses, et qui cadre à merveille, si elle ne les explique, avec les actions secondaires qu'il nous reste à mentionner.

Actions sur la nutrition, la circulation, le système nerveux.

L'action sur la *nutrition* du fébricitant est un puissant appui à l'hypothèse précédente. Sous l'influence de doses petites, moyennes ou fortes, l'absorption d'oxygène et le dégagement d'acide carbonique sont diminués. Il y a diminution du taux des matériaux solides de l'urine, diminution de l'azote total, de l'urée, des chlorures, de l'acide phosphorique, du soufre. Comment interpréter ces résultats, sinon en admettant un *ralentissement considérable des combustions organiques* ?

L'action sur le *système circulatoire est incomplètement élucidée*, les conclusions des auteurs sont discordantes. On admet en général qu'à *faible dose* la quinine détermine une augmentation de l'impulsion et de l'amplitude des contractions cardiaques avec vaso-constriction et hypertension légère, et qu'à *forte dose* on observe le plus fréquemment un ralentis-

sement plus ou moins marqué du cœur, avec **vaso-dilatation**
et abaissement de la tension artérielle. D'après Germain Sée
la quinine produirait deux effets de sens contraire ; une di
minution de la tension vasculaire et une augmentation de l
force auriculo-ventriculaire. En tous cas, elle a souvent un
action modérative et régulatrice, employable dans certaine
formes d'arythmies nerveuses.

Le *système nerveux* est très impressionné par la quinine
surtout chez l'homme sain. Suivant la dose et suivant le mo
ment, on constate d'abord une *période d'exaltation* (ver
tiges, agitation, bourdonnements d'oreille, hallucination
de la vue, exagération du pouvoir réflexe), probablement e
rapport avec un certain degré de congestion encéphalo-mé
dullaire, à laquelle succède une *période de dépression* carac
térisée par de l'apathie, de l'assoupissement, du sommei
de la diminution de la sensibilité et du pouvoir réflexe. Cett
dernière action peut être tellement forte que Nothnagel e
Rossbach ont pu empêcher par la quinine les contraction
tétaniques de la strychnine. Quelques expériences de Dupui
tendent à faire admettre que ces phénomènes sont sous l
dépendance d'une action directe inhibitive de la quinin
sur les cellules nerveuses.

Action sur les muscles lisses et sur la sécrétion gastrique.

. Il nous reste à mentionner :

1° *Une action possible excito-contractile sur les muscl
lisses*, que les accoucheurs (Tarnier) tendent à admettr
sans qu'il en existe d'ailleurs de preuve expérimental
Nous verrons cependant quel parti on peut tirer de cette pr
priété douteuse. Marx, de Lubeck, a préconisé la solution
chlorydrate de quinine à 1 ou 2 p. 100, comme hémostatiq
direct externe.

2° *Une action excitante probable*, que la quinine parta
avec la plupart des amers, sur les sécrétions saliva

gastrique, encore que son action sur la digestion stomacale semble plutôt mauvaise, d'où l'indication de la prescrire en dehors des périodes digestives.

QUAND IL FAUT ADMINISTRER LA QUININE

La quinine dans la malaria

L'action de la quinine dans la *fievre paludéenne dans la malaria* est, nous l'avons dit, quasi-spécifique, d'où ce mot répété bien souvent que l'Algérie a été doublement conquise « par l'épée et par la quinine ». Nous rappellerons les règles les plus généralement adoptées par les auteurs auxquels un long séjour dans les régions malariques ont donné une réelle compétence.

Dans les *cas simples* on donnera une première dose de quinine, soit 1 gramme, huit à dix heures avant le frisson, de façon à éviter si possible le retour des accès. Si les accès sont très rapprochés, on pourra donner la dose pendant l'accès même, non dans l'espoir d'agir sur l'accès en voie d'évolution, mais sur l'accès à venir. On pourra ensuite suivre les règles suivantes : après cette première dose, un jour sans quinine ; le troisième jour, nouvelle dose de quinine, suivie de deux jours d'intervalle ; le sixième jour, nouvelle dose de 1 gramme, puis trois jours d'intervalle ; le dixième jour, nouvelle dose de 1 gramme, puis quatre jours d'intervalle ; ensuite une dose par semaine pendant un mois.

Dans les *fièvres pernicieuses* il faut agir vite et fort ; on donnera donc la quinine de suite et de façon continue sans trop s'inquiéter des règles précédentes. On devra préférer dans ces cas la voie hypodermique, dont l'action est incontestablement plus rapide.

Dans la *cachexie paludéenne*, la quinine pourra rendre

▶ **la** quinine dans la *fièvre typhoïde* a

iscrédit lors des premières **années de**

stique de la méthode de Brand. **M**ais ce

voix autorisées ont produit d'éloque**r**

sur de la médication quinique dans ce

tirons les plus récents, ceux de **Erb**,

tire de la façon suivante le traiteme

nt : diète et hygiène, bain tiède

suil, quinine. Il donne la quinine

à **2** grammes vers le moment de tem**p**

la pratique 7 à 8 heures du soir, et

nement. Sous cette influence il aurai

accentuer la rémission matinale et s'

supérieure. Et pour lui « dans le traite

ment la quinine agit non seulement

mais elle exerce encore une action

utile sur la marche de la maladie, d

mes Son action, particulièrement

les for**mes** muqueuses, deviendrait in

agraves, et nulle dans les formes ag

tions secondaires. Il estime la quini

audessus des antipyrétiques préconisés u

antipyrine, lactophénine, salophène,

absolument cette opinion, il précon

des plus faibles inférieures à 1 gramm

**mes paralytiques, surtout en cas de

respiratoires accusés.

presque toujours chez les enfants ty

phoïques. Si la température rectale pri

4 et 5 heures dépasse 39°, il fait prendre à l'enfant (s'il a plus de cinq ans) o gr. 75 de bichlorhydrate neutre de quinine, en trois fois, par prises espacées d'une demi-heure. Si l'abaissement thermique est évident, s'il y a le lendemain amendement des autres symptômes, la prescription est ainsi formulée : prendre la température rectale entre 4 et 5 heures, si elle dépasse 39° donner o gr. 75 de quinine en trois prises, à une demi-heure d'intervalle. Si, au contraire, l'amendement est nul ou douteux, M. Marfan institue la médication balnéaire par bains tièdes à 32°, progressivement refroidis à 25°.

Quinine dans diverses maladies fébriles.

Dans la *septicémie, l'infection purulente, la fièvre puerpérale*, la quinine a été traditionnellement employée ; elle est recommandable quoiqu'il soit difficile à l'heure actuelle de se faire une idée précise sur son utilité véritable dans ces cas.

Malgré son action inconstante et incertaine, on pourra l'employer à titre symptomatique comme antipyrétique dans les *maladies fébriles* : érysipèle, fièvres éruptives, pneumonie, etc.

Dans ces cas, d'ailleurs, elle pourra être encore utile comme tonique et sédatif, tout à la fois, du système nerveux.

La quinine dans les hémorrhagies.

Les incertitudes relatives à l'action de la quinine sur le cœur et les vaisseaux, se reflètent dans les *médications basées sur ces propriétés vaso-motrices*. C'est ce que disait très nettement M. Vaquez dans un article consacré à la médication hémostatique : « Bien que l'emploi des sels de quinine ait été depuis longtemps et souvent préconisé, les plus grandes incertitudes règnent lorsqu'il s'agit d'inter-

prêter leur action physiologique. On ne sait pas encor‹
celle-ci s'exerce par le système vaso-constricteur ou
l'intermédiaire des centres nerveux. Vulpian se refus‹
prendre parti, et Hayem déclare qu'il lui paraît très diffi‹
·de poser nettement les indications de cet agent. »

En tout état de cause la quinine peut rendre des servi
incontestables, quel que soit le mécanisme de son act
dans un bon nombre d'*hémorragies*, en particulier dans
épistaxis persistantes en rapport avec une exagération p
manente de la tension artérielle, chez les jeunes gens,
jeunes filles pubères, les neuro-arthritiques, les brigti
à la période initiale, les basedowiens. Kirmisson, Gu
Liégeois ont publié des observations remarquables
mostase quinique dans des *hémorragies dentaires*
cibles. Dans les *hémoptysies des tuberculeux* elle
souvent fort bien, surtout dans les hémoptysies fébri
les actions hémostatique et antipyrétique semblent
tanées. Il sera utile dans ces cas de la prescrire à
quotidiennes assez élevées (1 gramme à 1 gr. 5o)
continuer l'emploi pendant plusieurs jours. Nous av
qu'il peut être des plus utiles ici de l'associer à la di
Elle sera de même indiquée dans les hémoptysies par
tension artérielle persistante, liées aux causes précéde
énumérées, hémoptysies périodiques des pubères, n
arthritiques, de la ménopause, etc.. On en obtiendra
vent d'appréciables résultats dans des *métrorragies* n
taires à l'ergot de seigle, avec lequel il pourra auss
utile de l'associer. Elle est souvent très active dan
métrorragies de la ménopause, soit seule, soit alternée
l'extrait fluide d'hydrastis canadensis. Huchard et Lié
la recommandent de façon particulière.

A ce sujet, les accoucheurs sont à peu près d'accord
admettre une *action excitante des fibres lisses utérines*,
sans que cette action puisse être abortive (Tarnier-Fr
rici). L'administration de un gramme de quinine en

cachets à dix minutes d'intervalle serait susceptible d'activer les contractions utérines pendant le travail ; mais il faudra se méfier des hémorragies pendant la délivrance.

La quinine dans le goitre exophtalmique, les affections aortiques, l'herpétisme.

Son emploi prolongé donne de bons résultats dans le goitre *exophtalmique*. Dans *certaines affections aortiques* avec pouls capillaire visible et vaso-dilatation très grande, l'emploi de la quinine à la dose quotidienne de 1 gramme, amène une notable amélioration sinon de la lésion, du moins de ses signes périphériques (Huchard).

Enfin, pour Lancereaux, *la quinine pourrait être regardée comme l'agent spécifique des désordres vaso-moteurs de l'herpétisme*. Elle fait merveille dans les accès de migraine, de névralgie, d'éternuement, de toux quinteuse de la première période de l'herpétisme. Dans ces cas, Lancereaux n'hésite pas à prescrire des doses fortes et massives, soit 1 gr. 50 et même 2 et 3 grammes, prises dans l'espace d'une heure environ, « si les malades n'accusent aucun des effets physiologiques de la quinine (bruissements d'oreille, vertiges, céphalée ? etc.), qu'ils soient ou non habitués à l'action de ce médicament ».

La quinine dans les tumeurs malignes.

Mentionnons pour finir une série de tentatives intéressantes instituées à l'instigation de Jaboulay, et tendant au *traitement des tumeurs malignes ou récidivantes par la quinine*.

Les résultats publiés sont actuellement assez nombreux pour que l'on puisse se faire une opinion assez exacte de la légitimité de la méthode et sur son efficacité. Les conclusions de M. Launois à la Société médicale des hôpitaux, n'ont rien perdu de leur valeur ; il rappelait « que, contrairement à l'opinion de San Felice et Roncali qui croient à

l'existence de parasites végétaux (schizomycètes), on p⟨
supposer avec Metchnikoff et Soudakewitsch qu'il s'a
plutôt de parasites animaux (protozoaires), pour lesquels
quinine est un poison ». Son expérience personnelle l'an
nait à dire « qu'à côté des sérums et des liquides antic
céreux de composition plus ou moins complexe, nous p⟨
vons, dans certains cas de tumeurs malignes, surt⟨
inopérables ou récidivantes, recourir à un médicament d
nous connaissons depuis longtemps la composition ⟨
mique et le mode d'emploi, et qui, administré pa⟨
bouche ou par la voie hypodermique, peut rendre, con
l'a montré Jaboulay, et comme j'ai essayé de vous le prou
moi-même, les plus précieux services ». Il s'agit en l'esp
non de guérison, mais d'une amélioration fréquente
l'état général, d'une diminution sensible des doule⟨
des ulcérations, du suintement des bourgeons, d'un re⟨
parfois appréciable de l'évolution morbide.

Tout palliatif qu'il soit, le procédé n'est pas à dédaig
dans une maladie où notre impuissance est si noto⟨
mais il est bien entendu qu'il doit être réservé aux can⟨
inopérables, ou doit être institué après l'opération, ⟨
rendre moins probables les chances de récidive.

COMMENT IL FAUT ADMINISTRER LA QUININE?

Histoire de la quinine.

L'histoire pharmaceutique de la quinine est assez int⟨
sante pour mériter d'être rappelée en quelques ligne⟨
semble que dans l'Amérique du Sud l'usage du quin⟨
dans les fièvres paludéennes fût très antérieur à la d⟨
verte du Nouveau-Monde, et que l'empirisme eût fai⟨
longtemps reconnaître l'existence de fièvres guérissable⟨
l'écorce du tronc et des rameaux de certaines rubi⟨
originaires du Pérou. En 1640, la femme du vi⟨e-r⟨

Pérou, comtesse d'El Cinchon, doit au quinquina la guérison d'un accès de fièvre pernicieuse, et fait connaître en Europe la poudre de quinquina qui prend le nom de *poudre de la Comtesse*. Les jésuites contribuent beaucoup à la diffusion dans le monde du nouveau remède que le cardinal de Lugo apporte en France ; il y fait fureur sous le nom de *poudre des Jésuites*, ce qui lui vaut d'ailleurs l'inimitié passionnée des protestants. Peu après Louis XIV, guéri d'une fièvre intermittente, achète à l'anglais Talbot le secret de son remède, que l'on baptise *remède anglais*. Sydenham et Torti étudient la nouvelle drogue, en décrivent les propriétés, en précisent les indications et le mode d'emploi. On emploie couramment la poudre de quinquina jusqu'en 1820, époque célèbre dans l'histoire pharmacologique, car elle est marquée par l'isolement des alcaloïdes actifs de la poudre de quinquina par Pelletier et Caventou. Depuis cette époque, les sels de quinine ont à peu près complètement remplacé la poudre de quinquina dans le traitement du paludisme et des affections pyrétiques, la poudre n'étant plus guère employée que dans un but apéritif ou astringent, en particulier sous forme de macération dans du vin. Nous croyons avec Fonssagrives et Pouchet que ce quasi-abandon des préparations de quinquina constitue une véritable injustice thérapeutique.

Choix d'un sel de quinine.

A quel sel de quinine doit-on donner la préférence ? La question a été traitée des plus complètement par une commission nommée à l'occasion de l'expédition de Madagascar, et composée de MM. Adrian, Bardet, Berlioz, Boymond et Patein.

La conclusion a été des plus formelles : *la préférence doit être donnée au chlorhydrate neutre, qui présente à la fois la plus grande solubilité et la plus grande teneur en quinine.* Nous voyons en effet que le chlorhydrate neutre contient 81 p. 100 de son poids de quinine, et qu'il est soluble dans

0,6 parties d'eau, ou qu'en d'autres termes 1 centimètre cube d'eau dissout près de 2 grammes de ce sel. Le sulfate basique, le plus communément employé, renferme seulement 74 p. 100 de son poids de quinine, et il n'est soluble que dans 58 p. 100 d'eau, c'est-à-dire pratiquement insoluble.

Au moment des accès, il faut donc absolument donner la préférence au *chlorhydrate neutre de quinine*, ou en tout cas à un sel neutre, ceux-ci étant beaucoup plus solubles et partant plus rapidement absorbables que les sels basiques. *Quand il s'agit d'employer la quinine à titre prophylactique*, la rapidité d'absorption ayant moins d'importance, la solubilité est moins capitale et *on peut choisir dans ce cas un sel basique.*

Pour donner une idée de la différence de solubilité des sels neutres et des sels basiques, nous rappellerons que la solubilité du sulfate basique est 1/58, celle du sulfate neutre 1/11 ; la solubilité du chlorhydrate basique 1/23, celle du chlorhydrate neutre 1/0,6. Ici on sera guidé surtout par la richesse respective des différents sels en quinine ; en les classant par ordre de richesse décroissante ou à la série : chlorhydrate, bromhydrate, sulfate. C'est donc encore au chlorhydrate qu'on donnera la préférence.

Il faut savoir aussi que la différence de prix du sulfate et du chlorhydrate de quinine est assez sensible pour pouvoir craindre la substitution du sulfate au chlorhydrate par des pharmaciens peu scrupuleux. L'étude de la solubilité dépistera facilement la fraude.

Dans la pratique, le chlorhydrate peut être considéré comme deux fois plus actif que le sulfate.

Forme pharmaceutique à employer

Quelle est la forme pharmaceutique sous laquelle il convient de l'administrer ?

Quoique le rapport de la commission sus-indiquée ait eu

surtout en vue l'étude des différentes préparations à base
de quinine destinées à un corps expéditionnaire, il serait à
citer dans son intégralité tant il est net, précis, formel.

Les conditions particulières recherchées par la commission étaient les suivantes : *a*) absence de saveur et administration facile ; *b*) dosage garanti ; *c*) facilité de transport ;
d) conservation certaine du médicament, et contrôle facile
de sa quantité. Ces conditions sont, en somme, celles
que nous devons toujours considérer comme réalisant
l'idéal pharmacologique, savoir : un produit toujours identique à lui-même, d'une richesse constante en principe
actif, et par conséquent d'une action rigoureusement mesu-
rable.

Examinées à ce point de vue, les diverses préparations
ont été ainsi appréciées :

Dans l'état actuel de l'industrie, *il faut absolument rejeter
les comprimés* de chlorhydrate de quinine dont la solubilité
et l'absorption ne sauraient être garanties.

Les *capsules* ou *perles* dans lesquelles la quinine est
enfermée dans des enveloppes gélatineuses donnent d'excellents résultats. Au bout de quelques minutes d'immersion
dans l'eau froide elles s'ouvrent, mettant à nu le sel quinique
dont la solution s'effectue peu à peu.

Les *cachets* bien préparés présentent les mêmes avantages ;
c'est la forme la plus recommandable dans la pratique ordinaire.

La *forme pilulaire* a donné aussi d'excellents résultats.
« Des pilules de sulfate de quinine argentées et préparées
depuis une année, c'est-à-dire dans les conditions réputées
les plus défavorables, se sont dissoutes rapidement dans
l'eau froide acidulée par l'acide chlorhydrique, ainsi que
dans l'estomac des lapins auxquels on les avait fait avaler...
Quand elles sont préparées convenablement avec un excipient dont la solubilité ne se modifie pas, sucre de lait et
gomme arabique en quantité strictement suffisante, il n'y a

aucune raison plausible pour que des pilules ne se d
solvent pas intégralement quand elles sont en contact a\
un liquide aqueux. »

Nous avons rapporté ces conclusions parce qu'elles s‹
suggestives au point de vue d'une saine appréciation de
forme pilulaire, si critiquée par ailleurs ; mais, dans les c‹
ditions ordinaires de la pratique médicale civile, *nous d*
nerons la préférence aux cachets ou aux perles à envelo
gélatineuse.

Dans la pratique coloniale, *on est quelquefois obligé* pa
force des choses *à la donner en poudre ou en solution, m*
gré son amertume. On peut à la rigueur, comme dan‹
médecine infantile, essayer d'en masquer l'amertume
l'enrobant dans de la confiture, du miel, de la pomme cui
en l'administrant dans du sirop d'écorces d'oranges amè
de la glycérine ou dans une potion avec de l'extrait de
glisse ou du café.

1°	Bichlorhydrate de quinine	o gr. 3o
	Extrait de réglisse.	3 grammes
	Eau distillée	2o »
2°	Bichlorhydrate de quinine	o gr. 3o
	Glycérine.	âà 2o grammes
	Sirop tartrique	
	Eau	4o »

La potion suivante masque assez heureusement la sa\
amère de la quinine.

Bichlorhydrate de quinine	o gr. 5o
Extrait de quinquina.	4 grammes
Eau de Rabel	II goutte
Sirop de punch	3o grammes
Eau distillée	9o »

Lauder Brunton raconte qu'aux Indes dans beauc
d'habitations, se trouve sur le buffet un grand bocal re
de quinine, où tout le monde puise par cuiller à thé, j
sur de l'eau ou du lait et absorbe pendant qu'il surr

même auteur conseille, en cas d'urgence, de donner la quinine en poudre dans une quantité appréciable d'eau acidulée
qui en empêche la précipitation par la salive alcaline ; elle
ne laisse alors qu'un arrière-goût douceâtre, plutôt agréable,
au lieu de la saveur amère qu'elle laisse autrement si on ne
l'administre qu'avec une petite quantité d'eau.

D'ailleurs, *quelle que soit la forme sous laquelle on l'administre, il y a intérêt à la faire prendre avec une boisson
acidulée*, limonade, citronnade, voire solution chlorhydrique,
et la raison en est simple : les sels basiques étant incomparablement moins solubles que les sels neutres, la solubilité sera sensiblement diminuée dans les milieux alcalins
ou peu acides, considérablement augmentée dans les milieux
acides. Le fait est surtout à retenir quand on administre
des sels comme le sulfate, très peu soluble, car la quinine
trouve alors rarement dans le suc gastrique stomacal assez
d'acide pour se dissoudre : une bonne partie du sel passe
dans l'intestin où, rencontrant un milieu alcalin, elle ne
peut se dissoudre, en sorte qu'elle traverse le corps et est
éliminée dans les selles sans avoir été absorbée. Lauder
Brunton estime que o gr. 5o, dissous dans une quantité suffisante d'eau acidulée, a un effet plus marqué que 1 gr. 5o
sans acide. C'est en se basant sur ces considérations que
Lindewurm a formulé sa solution :

Chlorhydrate de quinine . . . .) ââ 1 gramme
Acide chlorhydrique. . . . .)
Eau distillée . . . .   25 »

A prendre en une fois dans l'eau additionnée au besoin d'un peu de vin
blanc.

Une autre circonstance susceptible de jouer un rôle important dans l'absorption des sels de quinine est l'état des voies
digestives. *L'embarras gastrique, la congestion du foie
diminuent considérablement la puissance d'absorption de la
muqueuse digestive* d'où l'indication formelle de dégager

d'abord le foie et le tube digestif par le calomel ou ι
purgatif salin énergique. L'indication est surtout pressar
dans la malaria où la congestion hépatique est presq
constante.

Quand on se trouve en présence d'accidents graves
paludisme, il faut savoir agir vite et fort, et, dans ce c
la *voie hypodermique* est indiquée.

Les raisons qui plaident en faveur de l'emploi du *chlorl
drate neutre* (teneur en quinine 81 p. 100, solubilité tι
grande dans l'eau, qui en dissout plus que son poids)
ici encore plus de force.

On pourra formuler :

> Chlorhydrate neutre de quinine. . . . 5 grammes
> Eau distillée q. s. pour. . . . . 10 cent. cubes
> Un centimètre cube renferme o gr. 5o de quinine.

Laveran a préconisé le *chlorhydrate basique*, et, com
sa solubilité dans l'eau pure est 1/20, il a tourné la difficu
d'obtenir une solution suffisamment concentrée, en se bas
sur ce fait que l'adjonction d'antipyrine en accroît de te
façon la solubilité, qu'un gramme de chlorhydrate basi
(monochlorhydrate) auquel on ajoute o gr. 5o d'antipyr
se dissout dans 2 grammes d'eau distillée. Il a donc prop
la formule :

> Chlorhydrate basique de quinine . . . 3 grammes
> Analgésine . . . . 2 »
> Eau distillée . . . . 6 »

Nous croyons utile de la modifier ainsi :

> Chlorhydrate basique de quinine . . . 3 grammes
> Analgésine . . . . 2 »
> Eau distillée q. s. pour. . . . . 10 cent. cubes
> Un centimètre cube renfermerait exactement o gr. 3o de quinine.

Le même auteur a proposé la formule suivante :

> Chlorhydrate basique de quinine . .) àà 5 grammes
> Solution chlorhydrique de densité 1045)
> Eau distillée . . . . 10 »

Mais elle est plus douloureuse que les précédentes.

Les autres sels ne doivent être acceptés que comme pis-aller : le sulfate a des propriétés corrosives très marquées, le bromhydrate est moins soluble que le chlorhydrate, et a une teneur plus faible en quinine, le sulfovinate est trop instable.

On n'emploiera que des solutions fraîches, — les solutions anciennes étant altérées par des végétations microscopiques, — et peu concentrées, les solutions trop concentrées pouvant donner lieu à la précipitation du sel dans le tissu cellulaire sous-cutané.

On ne négligera aucune précaution antiseptique : stérilisation de la solution, de la seringue, du lieu d'injection.

On choisira comme lieux d'élection les parties du corps où la peau est doublée d'un panicule adipeux épais : face externe de la cuisse, fesse, face antérieure du thorax, etc., et on fera l'injection dans les parties profondes du tissu cellulaire sous-cutané.

Malgré toutes ces précautions, il faut bien savoir qu'entre les mains les plus expérimentées les injections de sel de quinine chez les malades affaiblis, anémiés, asthéniés, cachectiques, et c'est généralement chez les malades de ce genre que l'injection est indiquée, ont donné lieu à des escarres, à des abcès. C'est une éventualité toujours à prévoir, et un procès récent (hôpitaux de Nantes) vient de nous la rappeler.

Baccelli a proposé la formule suivante pour *injections intraveineuses* :

Chlorhydrate de quinine	o gr. 75
Chlorure de sodium	1 gramme
Eau distillée	10 »

Dans les cas où l'administration par voie buccale est impossible ou très difficile, comme chez les enfants, et que

la voie hypodermique n'a pas d'indication formelle, on
ra adopter la *voie rectale*.

On pourra prescrire *un lavement* que l'enfant gai

Laudanum de Sydenham	I goutte
Chlorhydrate neutre de quinine. . . .	o gr. 20
Infusion de camomille tiède.	100 grammes

On le fera précéder d'un grand lavement évacuateu
Mais le *suppositoire* est préférable : Ce mode d'ad
tration est vivement combattu par M. Pouchet, il ne s
cependant pas douteux qu'il rende des services appréc
en médecine infantile.

Chlorhydrate neutre de quinine. . . .	o gr. 20
Beurre de cacao.	1 à 2 grammes
F. S. pour un suppositoire.	

Absorption et élimination.

L'*absorption* est assez rapide, ainsi que le démon
recherche de la quinine dans l'urine, recherche fac
moyen du réactif iodo-ioduré de Bouchardat (iode 15
mes, iodure de potassium 4 grammes, eau 300 grai
qui, dans les urines renfermant de la quinine, déterm
formation d'un précipité jaune-marron (orangé) d'iodh
de quinine.

Cette réaction se produit dans les urines treize m
après l'injection sous-cutanée, quinze minutes après l'a
tion buccale, vingt minutes après l'administration r
La puissance comparative des différentes voies d'ad
tration est donc bien moins déterminée par la rapid
l'absorption, que par la quantité de quinine absorbée
Dans tous les cas, l'*élimination* est totale en quaran
heures.

Posologie.

On admet classiquement que la dose moyenne quoti
est de 10 centigrammes de sulfate de quinine par

d'âge jusqu'à quatre ans, soit o gr. 10 jusqu'à un an,
o gr. 20 de un à deux ans, o gr. 3o de deux à trois ans,
o gr. 40 de trois à quatre ans.

Chez l'adulte, on tiendra 1 gramme de sulfate de quinine
pour une bonne dose moyenne, qu'on ne dépassera qu'exceptionnellement, seulement en cas d'urgence, et chez les individus dont on aura eu antérieurement l'occasion d'apprécier
la tolérance à la quinine.

On se rappellera, comme nous l'avons dit précédemment,
qu'une dose de sulfate de quinine est sensiblement équivalente en clinique thérapeutique à une dose de bichlorhydrate moitié moindre.

QUELS ACCIDENTS PEUT PROVOQUER LA QUININE ?

L'administration de la quinine n'est pas sans provoquer
parfois chez le patient quelques phénomènes désagréables
qu'il faut connaître. Le plus fréquent est un *bourdonnement
d'oreilles*, rappelant un peu le tintement des cloches et s'accompagnant presque toujours de *dureté de l'ouïe* et de *lourdeur de tête*, tous phénomènes qui paraissent en rapport avec
un certain degré de congestion encéphalique d'ailleurs temporaire, en sorte qu'ils disparaissent au bout de quelques
heures sans laisser d'ordinaire aucune trace. Il semble
même que ces phénomènes soient tout à fait normaux, et
qu'ils puissent en une certaine mesure servir de contrôle.
Quand ils manqueront, on devra rechercher avec soin : 1° si
le malade a bien absorbé la dose prescrite ; 2° si le produit
fourni était le sel de quinine demandé ; 3° si la dose a été
prise dans les conditions recommandées (avec une certaine
quantité de boisson acidulée).

Par leur acuité les phénomènes auriculaires peuvent devenir anormaux ; c'est ainsi que l'on peut constater l'existence
de *vertiges* d'une grande intensité, comparables à ceux de la

maladie de Ménière. Il faudra rechercher si la dose don
a été trop forte ; dans le cas contraire on devra exam
avec soin l'oreille interne, car, pour Lermoyez, « tout dép
de l'état du labyrinthe, et s'il y a la moindre lésion laby
thique, la moindre dose médicamenteuse suffit à prod
des accidents vertigineux ».

Un autre phénomène fréquent, quoique peu signalé
les classiques, est *l'irritation de la vessie*, caractérisée pa
la pollakiurie. Elle se manifeste avec une acuité part
lière chez les personnes à vessie irritable, tels les v
lards.

On a dit que la quinine provoquait des *contractions*
rines et l'expulsion du fœtus chez les femmes encein
nous avons vu précédemment ce qu'il en fallait croire.

Parfois l'intolérance stomacale se manifeste par des
missements.

Plus exceptionnellement, on constate, au moment de l
mination, des *phénomenes cutanés* caractérisés par des
mangeaisons parfois intolérables, voire des éruptions :
thèmes, papules, urticaire, etc. Mais ici nous entrons
le domaine de l'IDIOSYNCRASIE dont il nous reste à dire q
ques mots.

Chez certains individus, les doses les plus minime
quinine suffisent à provoquer des accidents véritables
les plus fréquents sont les *accidents cutanés*, qui prem
souvent l'aspect d'une éruption morbilliforme prurigine
ou d'une dermatite exfoliatrice aiguë scarlatiniforme,
fois hémorragique.

Chez d'autres on constate, indépendamment des ph
mènes précédents, de la *faiblesse générale* pouvant aller
qu'à la paraplégie, de l'obnubilation des sens, de l'an
précordiale avec fréquence et petitesse du pouls.

Enfin, dans des cas encore plus graves, on a constat
nsus profond, quelquefois précédé de convulsions
insensibilité, refroidissement des extrém

température normale, cyanose des lèvres, accélération du pouls (100-120), suppression temporaire de la sécrétion urinaire. Mais, pour Guinon, les deux phénomènes les plus caractéristiques, et les plus constants sont : la *surdité d'emblée* complète, absolue, s'établissant en quelques heures ; la *cécité absolue* avec suppression de la réaction pupillaire d'accommodation à la lumière due à l'action toxique sur les cellules ganglionnaires. La durée moyenne de ces accidents est une quinzaine de jours.

Généralement, ces accidents se dissipent sous l'influence d'une médication symptomatique : évacuants, stimulants (caféine, etc.), diurétiques.

LES ASSOCIATIONS QUINIQUES

La quinine a une action si nettement caractérisée, dans la plupart des cas, que nous dirions volontiers d'elle ce que nous avons dit de la digitale, savoir que la *quinine « doit « être prescrite seule* et qu'il convient de faire cesser toute « autre médication pendant son administration » ; mais comme pour la digitale aussi nous dirons « que la *règle sus- « énoncée comporte quelques amendements*, et que quelques « associations quiniques d'ailleurs rares ont pour elles la « sanction de la clinique et de l'expérimentation. » ·

Quinine-antipyrine.

C'est ainsi que l'*association de la quinine et de l'antipyrine* est recommandable, à plus d'un titre :

1° *Elle augmente de façon considérable la solubilité des sels de quinine* ; de ce fait elle en rend l'absorption plus certaine et permet d'autre part la préparation de solutions suffisamment concentrées pour l'administration hypodermi-

que. La solubilité du chlorhydrate basique de quinine e
1/23 ; nous avons indiqué précédemment que l'associatic
d'analgésine avait permis à Laveran de formuler :

Chlorhydrate basique de quinine	. . .	3 grammes
Analgésine		2 »
Eau distillée		6 »

2° Le *pouvoir analgésique si remarquable de l'antipyri*
rend la piqûre précédente moins douloureuse ; elle exer
une action analgésique, antinévralgique générale qui, ass
ciée à l'action antithermique de la quinine, qu'elle parta;
et renforce, en fait une association précieuse dans les c
de fièvre avec névralgies, céphalalgie, etc.

3° A faible dose l'*antipyrine diminue l'excitabilité réflexe*
système nerveux et exerce une action élective sur les centr
supérieurs bulbo-protubérantiels et encéphaliques de
sensibilité. La quinine n'a pas un effet hypnotique bien m;
qué même chez le fébricitant ; l'antipyrine et la phénac
tine, au contraire, produisent quelquefois cet effet par
mécanisme précédemment rappelé. Il y aura donc utili
dans l'insomnie si fréquente des fébricitants, à réaliser l'
sociation quinine-antipyrine.

Les formes de choix (à cause de l'amertume si pronon
de la quinine) sont : le cachet, le lavement et le supp
sitoire. On pourra d'ailleurs combiner dans la formule d
substances voisines de l'antipyrine, telles l'exalgine et
phénacétine qui en renforcent l'action.

Nous prescrivons volontiers chez les *fébricitants névr*
giques avec perte de sommeil les cachets suivants :

Exalgine	o gr.	10
Phénacétine.	o gr.	20
Antipyrine	o gr.	30
Bromhydrate de quinine	o gr.	40

Pour un cachet à prendre à 3 heures de l'après midi, avec une tasse d
fusion chaude.

S'il y a ou si l'on craint l'intolérance stomacale, on pourra prescrire :

Bromhydrate de quinine	o gr. 40
Antipyrine	1 gramme
Eau de tilleul tiède	150 »

Pour un lavement à donner en une fois.

ou

Phénacétine.	o gr. 10
Antipyrine	o gr. 20
Bromhydrate de quinine	o gr. 30
Beurre de cacao.	3 grammes

Pour un suppositoire.

Opium-quinine.

Dans les *névralgies rebelles*, l'association *opium-quinine* fera souvent merveille, on formulera :

Extrait thébaïque	o gr. 025 milligr.
Bromhydrate de quinine	o gr. 25 centigr.

F. s. a. pour une pilule ou un cachet; en prendre quatre par jour, soit une toutes les trois heures.

Dans les mêmes cas on pourrait l'associer à l'*aconitine*.

Aconitine cristallisée.	1/10 de miligr.
Bromhydrate de quinine	o gr. 25 centigr.

F. s. a. pour une pilule; quatre par jour à trois heures d'intervalle.

Associations correctives.

Nous avons déjà dit que la saveur particulièrement amère de la quinine en rendait difficile l'administration en potion, surtout chez les enfants. On pourra cependant essayer les *formules correctives* suivantes préconisées par Comby :

1°	Bichlorhydrate de quinine	o gr. 30
	Extrait de réglisse.	5 grammes
	Sirop de fleurs d'oranger.	20 »
	Eau distillée	40 »

A prendre en deux ou trois gorgées.

ou

2°   Chlorhydrate de quinine. . . . . . .   2 grammes
        Santonine. . . . .   0 gr. 30
        Teinture d'oranges amères. . . . . .   5 grammes
        Sirop simple   60   »
        Une cuiller à dessert contient environ 0 gr. 30 de sel de quinine ;

ou la suivante de Concetti.

        Chlorhydrate de quinine . . . .   1 gramme
        Santonine. . . . .   0 gr. 30
        Sirop de café . . . .   20 grammes
        Eau d'anis   10   »
        Une cuiller à café contient 0 gr. 15.

Médications adjuvantes.

Mentionnons pour finir les *médications adjuvantes* po
sibles par exemple dans la *fièvre paludéenne*. Dans les *acc*
algides, l'éther, l'acétate d'ammoniaque, les stimulants dif
sibles, les boissons chaudes seront formellement indiquée
dans les *accès comateux*, les émissions sanguines locales, l
révulsifs ; dans les *accès délirants*, le chloral ; dans la *fiè*
bilieuse palustre, l'ipéca et le calomel ; dans les *pério*
non fébriles de la maladie, la médication tonique, arse
et fer, est des plus recommandables.

Rappelons enfin que, comme tous les alcaloïdes, la q
nine ne peut être prescrite avec du tannin qui la précip
de ses solutions ; on ne sera pas tenté par conséque
comme nous l'avons vu faire, de choisir comme véhicule
quinine le sirop iodotannique.

SALICYLATES

On peut schématiquement distinguer trois grandes indications thérapeutiques au salicylate de soude :

La première est tirée de l'*action quasi spécifique* du salicylate de soude dans le *rhumatisme articulaire aigu*.

La deuxième est basée sur l'*action antithermique et éliminatrice* (dissolvante de l'acide urique). Elle amène à l'employer dans un certain nombre de *maladies infectieuses aiguës* et de maladies dites de la nutrition, dans la *diathèse urique* en particulier.

La troisième est une conséquence de son *action cholagogue* qui en fait *un des meilleurs modificateurs de la sécrétion biliaire*.

Le salicylate de soude dans le rhumatisme articulaire aigu.

Nous ne voulons que mentionner les théories qui ont eu et qui ont encore cours pour expliquer le mode d'action du salicylate dans le *rhumatisme articulaire aigu* : 1° le salicylate agit par ses propriétés analgésiantes ; 2° vaso-dilatateur général, il atténue de ce fait les fluxions rhumatismales ; 3° antipyrétique, il modère les centres calorigènes ; 4° diurétique, il favorise l'excrétion de l'acide urique ; 5° les effets curatifs sont la conséquence de son action antiseptique s'exerçant sur certains microbes.

Cette dernière explication, qui fait du salicylate de sou
un véritable spécifique, est probablement la bonne, c
comme le fait remarquer si justement M. Barth, « il n'
guère anesthésique en dehors des affections rhumatismal
il ne semble pas vaso-constricteur, son action antipyrétiq
n'est supérieure à celle de la quinine que dans le rhun
tisme ; son action éliminatrice paraît aussi insuffisant
invoquer, car il ne semble pas capable de détruire l'aci
lactique ou les corps analogues fabriqués pendant le rl
matisme ».

Son action est si certaine, dans le cas de rhumastis
articulaire aigu vrai, qu'en présence d'un insuccès il fau
toujours se demander : 1° le pharmacien a-t-il vraim
fourni du salicylate de soude ? 2° le malade a-t-il pri
potion prescrite ? 3° la dose prescrite est-elle suffisante ?
dans l'affirmative il y aura lieu de penser qu'il s'agiss
d'un faux rhumatisme, le plus souvent pseudo-infectie
blennorragique par exemple, ou d'une arthrite subai
d'origine goutteuse et d'agir en conséquence.

Action éliminatrice du salicylate de soude.

Germain Sée avait dès le début de ses observations
sisté sur l'*action éliminatrice* du salicylate de soude, d
la goutte en particulier ; il avait indiqué la stimulation
minatrice relative à l'acide urique et la formation d'ac
salicylurique très soluble aux dépens du glycocolle de l
ganisme.

Les recherches urologiques de M. Albert Robin ont vé
cette action et ont élargi la formule précédente en faisant
salicylate de soude un *solubilisant des résidus organiqu*
des éléments azotés en particulier, avec lesquels il se c
bine pour former de l'acide salicylurique très soluble
partant, d'une élimination beaucoup plus facile.

Cette propriété amène à employer le salicylate de

dans deux conditions assez différentes, mais ayant ce point commun de la rétention dans l'organisme de déchets azotés en excès, savoir : *la fièvre typhoïde*, dans laquelle il ne devra être employé qu'à faibles doses à cause de son action dépressive sur le cœur ; la *gravelle urique* et la *goutte chronique*, dans lesquelles il augmente l'élimination de l'acide urique, facilite l'élimination du sable urique, calme les douleurs néphrétiques, active la résorption des produits uratiques et assouplit les raideurs articulaires. Il est très inférieur au colchique dans la goutte aiguë.

Le salicylate de soude, médicament hépatique.

Le salicylate de soude est de plus en plus considéré comme le médicament hépatique le plus actif, le médicament de la *défaillance du foie*.

Il provoque et réalise la vitesse maxima d'écoulement dans les voies biliaires, il s'élimine par la bile, il la liquéfie, la fluidifie, en augmente la quantité : il est le *médicament cholagogue* par excellence. De ce fait il rétablit parfois la perméabilité biliaire supprimée. Les auteurs sont d'accord pour reconnaître que cette action ne s'exerce que pendant les quelques heures (quatre ou cinq) qui suivent son absorption, d'où le précepte d'en répartir l'administration en des doses fractionnées, toutes les trois ou quatre heures.

M. Chauffard vient tout récemment encore de rappeler le traitement de la lithiase biliaire, tel qu'il le conçoit en particulier dans les cas de colique hépatique à répétition, et il peut se résumer à peu près ainsi : 1° régime lacté, puis régime lacto-végétarien, puis régime mixte faiblement carné ; 2° 1 gr. 50 de salicylate et de benzoate de soude pris quotidiennement en trois fois ; 3° deux perles d'huile de Haarlem par semaine ; 4° bains alcalins et frictions sèches.

Outre son action cholagogue, il exercerait une *action antiseptique*. *In vitro* il retarde ou empêche la plupart des cultures microbiennes sur gélatine ; introduit dans l'estomac d'un animal il rend sa bile au moins momentanément aseptique. Mais des expériences de M. Linossier il semble résulter que la dose maxima éliminée par la bile est vingt-cinq fois plus faible que celle nécessaire *in vitro* pour entraver notablement la putréfaction de la bile, ce qui tendrait à lui enlever toute action antiseptique directe importante.

Quoi qu'il en soit, de ces actions diverses résulte une action défensive empêchante ou atténuante de l'invasion microbienne primitive ou secondaire des voies biliaires. C'est le meilleur préventif des *angiocholites* et des *ictères infectieux*.

COMMENT IL FAUT PRESCRIRE LE SALICYLATE

Histoire des salicylates.

Il est impossible d'assigner une date même approximative à l'emploi empirique de l'*écorce de saule* dans les fièvres intermittentes et les rhumatismes ; il semblait en tout cas courant à l'époque de Galien. Mac Lagan en 1871 y substitua la *salicine*, glucoside extrait de l'écorce de saule.

Busser et Reiss, en 1875, vantèrent l'emploi de l'*acide salicylique* comme antithermique dans la fièvre typhoïde, et dès 1876 Stricker montra nettement l'action quasi-spécifique rapide de cette substance dans le rhumatisme articulaire aigu.

Sénator donna la préférence au *salicylate de soude* dont l'action est identique à celle de l'acide salicylique, quoiqu'il nécessite des doses doubles, mais qui est plus soluble et moins irritant. Germain Sée énonça en 1877, à l'Académie de médecine, les règles de l'administration méthodique du salicilate de soude ; appuyé par Dujardin-Baumetz, Jaccoud et

Lépine il conquit le droit de cité au nouveau médicament dont l'introduction avait rencontré les plus vives résistances, en particulier de la part de Bouillaud.

Le *salicylate de méthyle* constitue les 9/10ᵉ de l'essence de Wintergreen ou huile de Gaulterie. Sénator et Rosbach avaient déjà reconnu qu'il partage les propriétés antirhumatismales du salicylate de soude. Linossier et Launois en 1896, puis Combemale, Lemoine, Siredey, reconnurent que le salicylate de méthyle appliqué sur la peau est facilement absorbé, passe dans l'urine, exerce une action analgésique locale et une action antithermique comparables à celles du salicylate de soude.

Propriétés physiques et chimiques des salicylates.

Le *salicylate de soude* se présente sous forme de poudre blanche, soyeuse, savonneuse au toucher ; sa saveur est douceâtre. Sa solubilité dans l'eau est d'environ 1/10, dans l'alcool 1/16. *Quelques gouttes de perchlorure de fer ajoutées à sa solution donnent une coloration violette.* Ce sont des propriétés qu'il faut bien connaître pour pouvoir facilement dépister, le cas échéant, des fraudes causes de bien des déboires thérapeutiques.

Le *salicylate de méthyle* est un liquide incolore, d'odeur *sui generis* très pénétrante et très persistante qu'on a comparée à celle de la jacinthe, elle est en tout cas très révélatrice, et ce n'est pas un des moindres inconvénients de cette substance. Il est peu soluble dans l'eau, un peu plus dans l'alcool. On l'emploie presque exclusivement en applications externes.

Après ingestion par voie stomacale, du salicylate de soude, on constate son élimination sous forme d'acide salicylique par l'urine (63 p. 100), par la salive, la sueur, le mucus. L'élimination commence quelques minutes après l'ingestion, et peut durer vingt à quarante-huit heures, mais *la presque totalité de la dose est éliminée en deux heures,* d'où le précepte *d'administrer le salicylate de soude par doses fractionnées* réparties de trois heures en trois heures, de façon que l'imprégnation de l'organisme par le salicylate soit en quelque sorte continue.

Il est très important de savoir *rechercher dans l'urine la présence d'acide salicylique,* car, outre que cette recherche permet de dépister les fraudes tant du pharmacien que du malade, elle constitue un moyen appréciable de mesure de la perméabilité rénale par la considération du début de l'élimination et de sa durée. Un procédé élégant est le suivant :

1° Acidifier l'urine avec quelques gouttes d'acide acétique ;

2° Laisser tomber une ou deux gouttes sur du papier à filtrer ;

3° Verser à proximité une goutte de la solution officinale de perchlorure de fer. En cas de présence d'acide salicylique dans l'urine, une forte ligne de démarcation bleue se produit au niveau de la rencontre des deux liquides.

Après l'application cutanée de salicylate de méthyle, l'élimination salicylique urinaire débute au bout d'une demi-heure et atteint son maximum vers la sixième heure ; 80 p. 100 de la dose totale est éliminée dans les vingt-quatre heures. Si l'on compare les doses d'acide salicylique éliminées après badigeonnage au salicylate de méthyle et administration d'une potion au salicylate de soude, on voit que la même dose (2 grammes) est éliminée avec 8 grammes de salicylate de soude et 10 grammes de salicylate de méthyle. C'est à peu près à la même équivalence que conduit l'observation clinique, soit 2 grammes de salicylate de soude — 2 gr. 50 de salicylate de méthyle.

Administration du salicylate de soude dans le rhumatisme.

Les *règles de l'administration du salicylate de soude dans le rhumatisme articulaire aigu* sont maintenant posées avec la plus grande précision ; on peut les résumer comme suit :

1º Diluer le sel dans une assez grande quantité de liquide, et faire ingérer autant que possible au moment des repas, de façon à éviter l'action irritante sur les parois stomacales ;

2º Fractionner la dose quotidienne en prises réparties toutes les deux ou trois heures, à cause de l'élimination rapide du médicament ;

3º Donner dès le premier jour la dose maxima jugée nécessaire ;

4º Continuer à pleine dose trois jours après la chute complète de la température, diminuer alors graduellement jusqu'au vingtième jour, date après laquelle la guérison pourra être considérée comme définitive s'il n'y a eu aucune recrudescence fébrile.

Jusqu'à huit ans on pourra donner o gr. 40 par année d'âge et par vingt-quatre heures ; 5 grammes paraissent devoir être considérés comme la dose maxima pour un jeune homme ; un adulte vigoureux sans tare viscérale peut absorber de 8 à 10 grammes.

L'action irritante du salicylate de soude sur les parois stomacales rend *peu recommandable l'administration des cachets* ; en tout cas il sera utile de l'associer à un alcalin qui neutralise en partie cette action. On pourra alors prescrire :

> Salicylate de soude . . . . o gr. 60
> Bicarbonate de soude . . . . o gr. 40
> F. s. pour un cachet. — En prendre un toutes les trois heures, avec une tasse de lait ou de tisane.

La *forme pharmaceutique de choix est la potion* dans laquelle on s'efforcera de masquer la saveur nauséeuse de la drogue. On pourra prescrire par exemple :

> Salicylate de soude . . . .   12 grammes
> Rhum vieux.   40   »
> Eau distillée . . . . ⎰
> Sirop d'écorces d'oranges amères . . ⎱ àà 100   »
> A prendre une cuiller à soupe, toutes les trois heures.

On facilitera quelquefois la tolérance en ajoutant à cette formule du bicarbonate de soude (3 à 6 grammes) ou du bromure de potassium (mêmes doses).

Chez les enfants il sera préférable de supprimer l'alcool dans la prescription, et de remplacer le sirop d'écorces d'oranges amères par du sirop de framboises ou de fleurs d'oranger.

> Salicylate de soude . . . .   o gr. 5o par année
> Sirop de fleurs d'oranger . . . . . ⎰
> Eau de tilleul. . . . . ⎱ àà 5o grammes
> Par cuiller à café toutes les heures.

Le salicylate de soude peut aussi se donner en *lavement*

> Salicylate de soude . . . .   2 grammes
> Laudanum de Sydenham . . . .   II gouttes
> Eau distillée 100   »
> Pour un lavement, à renouveler trois ou quatre fois par jour.

ou en *suppositoire*.

> Salicylate de soude . . . .   o gr. 5o p. année d'à
> Beurre de cacao. . . . .   4 à 8 grammes
> Pour quatre suppositoires à espacer dans les vingt-quatre heures.

Mode d'application du salicylate de méthyle.

Le *mode d'application du salicylate de méthyle* est d plus simples. Il peut se formuler comme suit : Répand sur de la gaze, de l'ouate hydrophile ou de la flanelle quantité de salicylate de méthyle jugée nécessaire (8 à 12 gram mes), appliquer sur l'articulation malade, recouvrir de tas gommé, fixer avec soin par une bande de flanelle, renouveler au bout de vingt-quatre heures.

C'est une pratique dont l'odeur seule restreint l'usage. Elle peut rendre les plus grands services dans les cas d'intolérance stomacale. On peut d'ailleurs l'employer concurremment avec l'administration stomacale de salicylate de soude ; mais alors il conviendra de tenir compte de l'addition des effets dans la prescription des doses interne et externe.

Si l'odeur était par trop insupportabale on pourrait essayer pour onction les 2 liniments suivants :

> Acide salicylique . . . . ⎰
> Essence de térébenthine . . . . . . ⎱ àà 10 grammes
> Lanoline . . . .
> Orange. . . . . 80 »
> (Bouget)

ou

> Chloroforme . . . . ⎰
> Acide salicylique. . . . . ⎱ àà 5 grammes
> Huile de jusquiame . . . . 30 »
> Lanoline . . . . 80 »
> (Blache)

L'*ulmarène* semble avoir les propriétés du salicylate de méthyle sans en avoir l'odeur.

Les salicylates dans les affections des voies biliaires, la goutte et la lithiase.

Dans les *affections des voies biliaires* on prescrira le salicylate de soude à la dose de 2 à 4 grammes par jour et, de o gr. 25 à o gr. 50 quatre à huit fois par jour.

Dans la *goutte chronique* et la *gravelle urique* il rendra service à la dose de 2 à 3 grammes par jour, quinze à vingt jours par mois, dans l'intervalle des crises.

ACCIDENTS PROVOQUÉS PAR LES SALICYLATES

L'intolérance est rare, contrairement à ce qu'on a p
croire au début de l'administration des salicylates.

On peut en diviser *cliniquement* les manifestations e
accidents faibles, relativement fréquents, et *accidents grave*
beaucoup plus rares.

Les *accidents faibles* les plus fréquents consistent en de
troubles gastriques, sensations de *brûlures stomacales* dué
à l'action directe de la drogue sur les parois de l'estoma
nausées, tendances au vomissement provenant de la save
fade et douceâtre du médicament. Ils sont généralemei
passagers et n'entravent nullement la médication. Si on le
appréhende, il pourra être utile d'associer le salicylate de
soude au bicarbonate et au bromure. S'ils persistent d
pourra essayer de substituer le salicylate de méthyle e
badigeonnages.

On peut se trouver aussi en présence de *troubles ne*
veux en rapport avec un certain degré de *congestion enc*
phalique (bourdonnements d'oreille, surdité passagèr
vertige, rougeur de la face, épistaxis). Par leur acuité e
leur continuité ils peuvent constituer une contre-indicatio
formelle à la médication.

A hautes doses le salicylate de soude peut agir comn
stupéfiant du cerveau et *dépresseur de la circulation c*
diaque, double action d'autant plus marquée que le rein e
moins perméable. Il détermine de ce fait des *accide*
graves, nerveux et cardiaques.

En plus des phénomènes nerveux légers susénuméré
on voit alors le visage prendre une expression bizarre,
regard s'égarer, le *délire* s'établir « paisible, puis viole
avec impulsion au meurtre et au suicide » (Barth).

Les *accidents cardiaques* sont très graves, manifestés par l'oppression, la pâleur, la fréquence et la petitesse du pouls. La mort a pu survenir par syncope. Il conviendra donc d'être extrêmement prudent dans l'administration de cette drogue quand l'action du cœur sera affaiblie ; il sera sage de lui associer un stimulant cardiaque (caféine, spartéine, etc.) et surtout d'instituer une surveillance rigoureuse.

Contre-indications des salicylates.

De ces accidents possibles découlent un certain nombre de contre-indications que nous distinguerons avec Ν. Barth en contre-indications absolues et contre-indications relatives.

Pour Ν. Barth sont *absolues* les contre-indications suivantes : 1° une *vulnérabilité anormale des centres nerveux* (névropathie, grand alcoolisme), car il faut redouter alors le développement des grands accidents cérébraux susdécrits ;

2° Les *affections organiques du cœur*, ou du moins celles qui entraînent des troubles sérieux de l'innervation et de la dynamique cardiaque et qui prédisposent à l'adynamie et à la syncope (aortites ulcéreuses, endocardites végétantes, dégénérescences du myocarde, etc.) ;

3° L'*imperméabilité rénale absolue ou relative* (néphrite scarlatineuse ou interstitielle).

A notre avis ces contre-indications ne sont absolues que dans les cas où les conditions de la pratique médicale rendent impossible une surveillance médicale étroite (j'entends par là la possibilité de voir le malade deux ou trois fois par jour) ; sous une surveillance étroite elles ne sont que relatives comme les suivantes.

Sont *relatives* les contre-indications suivantes :

1° Les *états de grossesse*, à cause de l'état de perméabilité rénale pendant cette période, à cause de l'action possible du salicylate de soude sur les fibres lisses. Nous partageons à cet égard le scepticisme de notre maître, M. Roger, et nous l'avons souvent, comme lui, administré avec **ménagemen** pendant la grossesse sans avoir noté d'incident appré ciable ;

2° La *vieillesse*, à cause de la fréquence à cet âge d l'artério-sclérose et des scléroses viscérales, rénales et particulier ;

3° Le *rhumatisme récidivé avec complications viscérale* (péricardite, pleurésie, albuminurie, etc.).

ASSOCIATIONS DU SALICYLATE

Les associations médicamenteuses du salicylate peuver avoir pour objectif rationnel ou d'augmenter la tolérance d l'organisme au salicylate et de prévenir les accidents o d'exercer une action synergique anti-rhumatismale, élim natrice ou cholagogue.

Associations correctives.

Nous avons vu qu'on pouvait dans une certaine mesure pré venir et neutraliser l'action irritante du salicylate sur l parois stomacales en l'associant au *bicarbonate de sou* qui augmentera d'autre part sa puissance éliminatrice. C pourra prescrire cette association soit en cachets, soit potion :

Salicylate de soude	o gr. 6o
Bicarbonate de soude	o gr. 4o

F. s. a. pour un cachet, un toutes les trois heures dans du lait.

ou

Salicylate de soude	12 grammes
Bicarbonate de soude	6 »
Rhum vieux.	4o »
Eau distillé.	âà 100 »
Sirop d'écorces d'oranges amères. . .	

A prendre par cuiller à soupe de trois heures en trois heures.

Si l'on craint les phénomènes de *congestion encéphalique*
(bourdonnements d'oreille, surdité passagère, vertiges)
qui rendent à certains malades la médication salicylique si
pénible et qui ont tant contribué à la mauvaise réputation
qu'a dans le public la dite médication, on pourra les prévenir dans une certaine mesure par l'addition de bromure de
potassium, on supprimera dans le même but l'alcool dans la
formule précédente.

> Salicylate de soude. . . . . 12 grammes
> Bromure de potassium. . . . . 6 »
> Eau distillée . . . . ⎰
> Sirop d'écorces d'oranges amères. . ⎱ ââ 120 »

L'acide salicylique, les salicylates, la phénacétine, l'antipyrine jouissent de la propriété commune de déprimer plus
ou moins l'action du cœur; il en est de même des sels de
potassium; et l'on sait que si les salicylates jouissent auprès
des médecins d'une réputation incontestable comme anti-
rhumatismaux, ils n'en ont pas moins été accusés, fort injus-
tement à notre avis, de favoriser l'endocardite; c'est en
tout état de cause une raison de plus pour nous engager à
leur associer un *stimulant cardiaque* chaque fois qu'une
raison clinique quelconque nous fait plus particulièrement
craindre cette action dépressive. Cette association nous
paraît spécialement utile lorsque l'on associe les substances
précédentes salicylate et antipyrine, salicylate et bromure
dont l'action dépressive cardiaque est synergique; pour la
même raison il sera préférable de substituer au bromure de
potassium dans la formule précédente le bromure de sodium
à peu près indifférent au point de vue cardiaque, voire le
bromure d'ammonium légèrement stimulant.

On a conseillé dans ce but l'acétate d'ammoniaque, mais nous
avons constaté qu'un tel mélange subit assez rapidement une
sorte de décomposition qui en rend l'absorption difficile.

La *spartéine* nous a donné de bons résultats.

On pourra formuler :

Sulfate de spartéine	o gr. 20 à o gr. 4o
Salicylate de soude	12 grammes
Bromure de sodium	4 »
Eau distillée	)
Sirop d'écorces d'oranges amères. .	} àà 120 grammes.

Six cuillers à soupe dans les vingt-quatre heures, de trois heures en t heures (potion pour deux jours).

Dans certains cas, on pourrait substituer à la spartéi la digitale ou la caféine.

Associations synergiques.

L'action antithermique, analgésique de l'*antipyrine* fait un adjuvant très rationnel du salicylate dans le *rhur tisme*. En fait les résultats sont des plus favorables et s vent là où le salicylate seul a échoué ou a donné une rér sion incomplète la dite association fait merveille. On pou dans les formules précédentes introduire l'antipyrine so parties égales avec le salicylate, soit de préférence à do moitié moindres ; nous avons dit plus haut qu'il serait al prudent d'y ajouter un stimulant cardiaque. On se rappell d'autre part que le mélange de salicylate de soude et d'ar pyrine est déliquescent ce qui oblige à rejeter la forme cachets.

La dite association est d'ailleurs parfaitement réali dans la *salipyrine*, combinaison d'antipyrine et d'acide s cylique qui se prescrit à peu près aux mêmes doses que salicylate soit o gr. 20 à 1 gr. 5o par jour et par anı d'âge.

Salipyrine.	6 grammes
Sulfate de spartéine .	o gr. o5
Glycérine.	20 grammes
Sirop de fleurs d'oranger. . .	40 »
Eau distillée	6o »

A prendre dans les vingt-quatre heures par cuiller à soupe de t heures en trois heures.

Dans le même but, mais surtout dans les formes traînantes peu fébriles, dans les névralgies rhumatismales on a recommandé le *salophène* (salicylate d'acétyl paramidophénol) qui contient 51 gr. 100 d'acide salicylique et est à l'ordinaire admirablement toléré par l'estomac ; on le prescrira en cachets ou en paquets à prendre dans de l'eau sucrée, du lait, du sirop ; à la dose moyenne de 0 gr. 25 par jour et par année d'âge. L'*aspirine* combinaison d'acide acétique et d'acide salicylique s'emploie aux mêmes doses, dans les mêmes circonstances.

Dans le traitement de la *lithiase urique* les *sels de lithine* jouissent, grâce à Garrod, d'une légitime réputation, car il a démontré que de tous les urates, le plus soluble est celui de lithine ; le *salicylate de lithine* est donc doublement indiqué, et a reçu de la clinique une pleine sanction. On le prescrira au moment des repas à la dose quotidienne de 0 gr. 50 à 0 gr. 60, en paquets à prendre dans un verre de boisson diurétique, eau d'Evian, de Vittel, de Contrexéville.

Mais la toxicité des sels de lithine ne permet pas d'en continuer longtemps l'usage en sorte que bon nombre de cliniciens préconisent, en particulier dans la *lithiase biliaire*, une association de *salicylate et de benzoate de soude*. L'acide benzoïque paraît renforcer de la façon suivante l'action éliminatrice du salicylate de soude : l'acide benzoïque se combinant avec le glycocolle donnerait naissance à de l'acide hippurique beaucoup plus soluble que l'acide urique, ce qui en faciliterait singulièrement l'élimination. Le benzoate de soude *du benjoin* est préférable au sel obtenu par synthèse beaucoup moins bien toléré. On prescrira avec Chauffard.

Benzoate de soude au benjoin. . . . . .   10 grammes
Salicylate de soude   20   »
Pour 30 cachets en prendre trois par jour au moment des repas.

Le benzoate de soude paraît jouir en plus de propriétés désinfectantes intestinales et vésicales qui en rendent l'usage précieux chez les malades atteints de catarrhe des voies urinaires qui souffrent de la décomposition de l'urine dans la vessie. Le benzoate de soude s'éliminant sous forme d'acide hippurique agit comme antiseptique vésical et ramène à peu près les urines à leur composition normale (Lauder Brunton).

A ce point de vue, comme antiseptique des voies urinaires et du tube digestif, le *salol* jouit d'une réputation justifiée dans le rhumatisme et les infections urinaires, mais il renferme 38 p. 100 de phénol et expose de ce fait aux érythèmes et aux urines noires.

ANTIPYRINE

PHARMACODYNAMIE DE L'ANTIPYRINE

Sur 100 citadins adultes pris au hasard, 90 au moins ont pris, ne fut-ce qu'une fois, de l'antipyrine avec ou sans prescription médicale. Son administration a été tentée par les thérapeutes avec des succès divers dans presque toutes les maladies. A un moment — la mode aidant — son emploi a pu concurrencer celui des préparations opiacées. C'est que l'antipyrine, quoique son action soit absolument différente, a ceci de commun avec l'opium d'être un remède héroïque contre la douleur, un analgésique de premier ordre. Mais comme toutes les drogues vraiment actives, son emploi inconsidéré ne va pas sans grands dommages, sans réels dangers, et il importe au premier chef que le thérapeute ait bien présente à l'esprit la pharmacodynamie de cette substance qui, pour être quelque peu déchue du rôle prééminent qu'elle sembla devoir jouer un temps n'en reste pas moins un médicament d'un usage courant extrêmement précieux.

L'action fondamentale de l'antipyrine est son action analgésique. Son action dépressive s'exerce sur toutes les modalités fonctionnelles du système nerveux.

L'action fondamentale de l'antipyrine, celle qui avait frappé les premiers observateurs, celle que recherchent surtout les thérapeutes, celle à laquelle elle doit son indiscutable popularité auprès du public, c'est celle qu'elle exerce sur le système nerveux dans son ensemble, et, en particulier, sur les

fonctions sensitives, sur l'élément douleur, *c'est so
analgésique.* Mais aux doses thérapeutiques, comn
allons le voir, *son action dépressive s'exerce sur le
modalités fonctionnelles du système nerveux* et il
bien que l'on puisse et que l'on doive considérer so
sur les autres systèmes et fonctions organiques con
conséquences de cette action nervine primordiale,
des actions secondaires.

A parcourir l'ensemble des travaux que les physio
ont consacrés à l'étude de l'action de l'antipyrine su
tème nerveux, il semble que l'on soit en présence
des laits contradictoires et difficilement coordon
mais, si l'on élimine les expériences faites avec de
manifestement toxiques pour s'en tenir à celles qui o
but d'établir l'effet des doses maniables, thérapeutiq
voit alors qu'un certain nombre de faits sont ne
acquis et immédiatement applicables à la clinique.

L'*antipyrine exerce une action intense sur le systè
veux en général,* et, plus particulièrement, sur la
cérébrale du système nerveux, action qui semble
risée par la *diminution de l'irritabilité des cellu
veuses.*

L'*action sur la fonction sensitive, l'action analgési
la plus remarquable. Par exemple, l'injection sous-
d'une solution d'antipyrine détermine d'abord l'anal
la région de l'injection, puis du membre dans le
pratiquée l'injection elle-même, si la dose est asse
dérable l'analgésie générale, c'est-à-dire l'absence
leur et de perception, l'anesthésie générale sans s
toutefois. Cette action analgésique résulte au moins
ne d'une action centrale,* d'une diminution de l'irr
des cellules nerveuses; son action centrale est mise
deux pour d'autres phénomènes (moteurs, trop
vaso-moteurs). par ce fait que la section préalable d'
périphérique (sciatique, par exemple) l'empêche de

duire dans le territoire innervé par ce nerf; mais *l'action analgésique locale exercée par l'antipyrine n'est pas négligeable:* c'est ainsi que le badigeonnage d'une muqueuse avec une solution concentrée d'antipyrine à 40 p. 100 détermine une analgésie plus ou moins profonde de la muqueuse considérée. En fait, il est impossible de faire le départ de ce qui appartient à l'action centrale et à l'action périphérique dans l'analgésie antipyrétique.

L'étude de cette action sédative, analgésique comporte encore trois remarques fort importantes : 1° *cette action analgésique ne se produit que sur les organismes préalablement excités, souffrants, névralgisants;* les organismes sains n'en éprouveront guère que les effets secondaires, fâcheux, désagréables; 2° à doses thérapeutiques faibles, alors que la sensibilité à la douleur est plus ou moins fortement émoussée, *les sensibilités spéciales au tact, au bruit, à la lumière sont généralement exaltées* surtout au début et cette hyperesthésie sensorielle joue un rôle important dans la genèse et la symptomatologie de cette ivresse antipyrinique que l'on constate parfois chez certains sujets, particulièrement sensibles à ce médicament ; 3° *l'action dépressive de l'antipyrine* s'exerce sur tous les troncs nerveux sensitifs, mais elle *est particulièrement intense sur les nerfs d'origine bulbo-protubérantielle* : les cellules supérieures cérébro-bulbaires accusent une réceptivité plus grande. c'est ce qui résulte nettement de l'expérience cruciale de Langlois et Guibbaud; les cliniciens savent depuis longtemps que l'antipyrine exerce une action sédative autrement marquée sur la névralgie du trijumeau que sur la névralgie sciatique, par exemple.

L'action dépressive de l'antipyrine s'exerce, avons-nous dit, sur toutes les modalités fonctionnelles du système nerveux.

En effet, *l'excito-motricité est elle-même atteinte sous l'influence de doses faibles ou moyennes ;* les physiologistes ont, en effet, constaté la diminution de l'amplitude des contractions musculaires et l'épuisement rapide du nerf après une courte série d'excitations.

Le *pouvoir réflexe de la moelle est plus ou moins supprimé*, la moelle ne conservant que son pouvoir de conduction ; la contraction névro-réflexe perd, en effet, ses caractères propres pour s'identifier plus ou moins avec la contraction névrodirecte.

L'*action sur la fonction trophique* sera surtout mise en évidence par l'étude des modifications de la nutrition ; l'*action vaso-motrice* par l'étude des modifications cardio-vasculaires.

L'antipyrine abaisse le taux des oxydations et ralentit les processus de désassimilation.

Dégagées des détails, des subtilités et des contradictions apparentes résultant des conditions expérimentales et cliniques variées, on peut dire que l'expérience et la clinique ont démontré avec évidence que l'antipyrine déterminait un *abaissement du taux des oxydations*, un *ralentissement des processus de désassimilation* se traduisant urologiquement par une diminution sensible des matériaux de désassimilation, de désintégration, savoir une diminution notable de la quantité d'urine, une diminution évidente des matériaux solides éliminés : urée, azote total, chlorures, acide phosphorique, etc., une variation quasi constante des rapports urologiques indiquant l'augmentation relative des matériaux incomplètement oxydés, « brûlés ». Albert Robin surtout qui s'est attaché à cette question, semble l'avoir définitivement résolue dans le sens indiqué ci-dessus. Il est rationnel de penser, comme nous le disions plus haut, que cette action nutritive est sous la dépendance de l'action sédative exercée sur le système nerveux, sur les centres trophiques et partant sur les processus métaboliques intimes de désintégration moléculaire.

Les travaux de J. Lépine relatifs à l'action inhibi-

exercée par l'antipyrine sur la fonction glycogénique et sur la consommation intracapillaire du sucre, l'action si remarquable exercée par l'antipyrine sur la glycosurie diabétique, constituent de nouveaux arguments en faveur de cette sédation, de cette restriction, de ce ralentissement des phénomènes intimes de la nutrition.

Il nous semble d'ailleurs que l'observation faite plus haut à l'occasion de l'action analgésique est valable aussi pour l'action trophique; la nutrition de l'organisme sain paraît peu influencée par l'antipyrine, celle de l'organisme malade peut y être, au contraire, très sensible, la nutrition des fébricitants semble en être très modifiée. Cette simple remarque et l'observation des doses employées expliquent bien des contradictions cliniques et expérimentales, plus apparentes que réelles.

Administrée à l'intérieur, l'antipyrine détermine une vasodilatation périphérique; appliquée localement, l'antipyrine détermine une vaso-constriction intense.

L'action *vaso-motrice* est bien nette : sous l'influence des doses thérapeutiques, il y a *vaso-dilatation périphérique intense*, se traduisant par de la rougeur des téguments de la face en particulier, une sensation de chaleur agréable avec parfois sudation légère, qui contribue avec la sensation de « défatigue » l'analgésie et l'hyperesthésie sensorielle à constituer cette « euphorie » si marquée chez certains malades; il y a en même temps *vaso-constriction centrale*. D'une façon générale, la *pression sanguine est abaissée*.

Il est bien remarquable que — en complète opposition avec cette vaso-dilatation périphérique antipyrinique par administration interne — l'*application locale* de l'antipyrine sur une muqueuse ou au niveau d'une plaie *détermine une vaso-constriction intense*, avec ischémie rapide et relativement durable. Cette propriété, jointe à ses propriétés analgésiques et antiseptiques, à ce fait qu'employée de cette façon elle ne laisse après elle aucun effet fâcheux, en fait un hémostatique local de 1ᵉʳ ordre.

L'action *cardiaque* est pratiquement nulle. Elle n'est marquée expérimentalement qu'avec des doses inemployées en clinique et s'accuse alors par un ralentissement progressif des battements du cœur.

On peut tenir aussi pour nulle l'action directe de l'antipyrine sur le sang. Il est pourtant intéressant de signaler l'entrave, d'ailleurs légère, qu'elle exerce sur l'hématose ; ce qui est une confirmation directe du ralentissement susmentionné des processus d'oxydation.

L'antipyrine est un antipyrétique puissant mais défectueux.

Les acquisitions pharmacodynamiques précédentes nous permettent d'aborder maintenant l'étude du mécanisme si controversé de l'*action antipyrétique de l'antipyrine* qui bien à tort lui a valu son nom, car si elle est quasi incomparable comme analgésique, elle n'occupe comme antipyrétique qu'une place modeste ; la dénomination française d'*analgésine* est certainement plus rationnelle.

L'action antipyrétique de l'antipyrine est évidente. L'abaissement thermique obtenu chez le fébricitant — car chez l'homme sain cet abaissement est pratiquement nul aux doses thérapeutiques — l'abaissement thermique est rapide et considérable, d'autant plus rapide, d'autant plus considérable que la température initiale est plus éloignée de la normale ; dans la grippe, par exemple, la température étant de 39°, il n'est pas rare de voir un gramme d'antipyrine déterminer dans les heures qui suivent l'administration, un abaissement thermique de 1°5 et plus. Mais cet abaissement est *peu durable* et de façon constante on observe après un temps plus ou moins long une *réascension thermique* avec température plus élevée que celle qu'on voulait combattre ; la constatation fréquente à cette période de sueurs, de frissons intenses sont — entre autres arguments — une tatation clinique défavorable à l'emploi de l'antipyrine comme antipyrétique. Toutefois, il convient de remarquer que *chez les enfants, l'antipyrine est un antipyrétique quasi-merveilleux*, que son action est durable et presque toujours exempte de cette réascension thermique et de ces phénomènes cliniques secondaires défavorables que nous venons de rappeler.

Sans entrer dans le détail des théories proposées pour expliquer l'action antithermique de l'antipyrine on peut admettre d'après ce que nous savons de la pharmacodynamie de cette substance, que cette action est sous la dépendance de trois facteurs :

1° *Le ralentissement des processus de nutrition, des processus d'oxydation en particulier*, qui détermine une diminution dans la production de calorique; ce ralentissement des oxydations constitue justement pour certains auteurs un facteur défavorable de l'antipyrèse antipyrinique puisque cette action détermine l'accumulation dans l'organisme de substances incomplètement oxydées ;

2° *La vaso-dilatation périphérique intense* qui détermine une augmentation considérable de la radiation, et partant une déperdition exagérée de calorique ;

3° *L'action directe exercée vraisemblablement sur les centres thermogénétiques.*

En possession des notions pharmacodynamiques ci-dessus, il est possible de résumer avec logique et clarté les indications cliniques essentielles de l'antipyrine, car elles découlent de façon immédiate de ces notions.

QUAND ET POURQUOI IL FAUT ADMINISTRER L'ANTIPYRINE

Les indications cliniques de l'antipyrine découlent avec clarté de ses propriétés pharmaco-dynamiques :

1° *Analgésique* de premier ordre, elle sera indiquée dans

la plupart des affections douloureuses à caractères név
giques, où elle constituera un *antinévralgique* de choix

2° Son action *dépressive de la fonction motrice réflexe*
fait un *antispasmodique* particulièrement efficace dans l
fance ;

3° Son action trophique, *frénatrice* des processus de nu
tion, de la glycogenèse en particulier, l'indique con
antidiabétique ;

4° Son action *vaso-constrictive locale*, jointe à ses prop
tés analgésiques et antiseptiques, en fait un *hémostati
local* précieux;

5° Son action *antipyrétique* enfin, réserves faites de con
indications nombreuses et formelles, n'en est pas mc
utilisable contre l'hyperthermie, dans certains cas, surt
chez les enfants.

Reprenons chacune de ces propositions avec quelq
commentaires :

L'antipyrine est un analgésique de premier ordre.

L'emploi de l'antipyrine comme *analgésique* est le p
courant et le plus connu; — nous passerons rapidement

Toutes les *névralgies* peuvent être soulagées par une d
suffisante d'antipyrine. Rappelons seulement que les cellu
des centres nerveux supérieurs sont plus facilement impr
sionnées que celles de la moelle, et qu'en conséquence,
action est surtout marquée dans le domaine des nerfs d'
gine bulbo-protubérantielle. Ceci explique, comme nou
disions plus haut, qu'il faille pour soulager les doule
sciatiques, des doses (6 grammes) deux ou trois fois su
rieures à celles qui suffisent au soulagement des névral
faciales.

Cette action élective sur les centres nerveux supérie
explique de même son efficacité dans la *migraine* et dan
plupart des *céphalées.*

C'est encore cette action analgésique qui explique

effets sédatifs, parfois extraordinaires, obtenus dans les *angines de poitrine*. Mais d'après Huchard, cette action, évidente dans les pseudo-angines, où la douleur, la névralgie est précisément l'élément capital de la maladie, serait nulle dans les angines vraies où l'antipyrine serait même formellement contre-indiquée du fait de la vaso-constriction centrale qu'elle détermine. L'administration de l'antipyrine constitue donc, dans une certaine mesure, un moyen de diagnostic différentiel des angines vraies et fausses.

L'antipyrine a été employée, avec des succès divers, dans la plupart des affections douloureuses (douleurs fulgurantes des ataxiques, coliques hépatiques et néphrétiques, dyspnées asthmatiques, etc.). A notre avis, elle se montre dans ces cas inférieure à la morphine.

Rappelons deux applications moins banales du pouvoir analgésique de l'antipyrine.

En obstétrique, l'antipyrine, calmant sans arrêter les contractions de la matrice, les douleurs de l'accouchement, peut être employée avec grand bénéfice, surtout pendant la période de dilatation. Les doses seront de 25 centigrammes à 1 gramme en potion ou en lavement, renouvelables suivant l'intensité de la douleur.

L'*action analgésique locale*, déterminée par le contact plus ou moins prolongé d'une solution d'antipyrine avec une muqueuse, peut être employée pour l'examen cystoscopique, l'exploration de la vessie avec les sondes métalliques ou le lithotriteur. Le séjour d'une dizaine de minutes dans la vessie de 50 à 60 centimètres cubes d'une solution de 2 à 5 p. 100 suffit habituellement, mais il est insuffisant à déterminer une analgésie efficace du col. Les propriétés antiseptiques de l'antipyrine sont précieuses dans ce cas.

L'antipyrine est utilisable comme antispasmodique.

L'action dépressive de la fonction excito-réflexe, l'action *antispasmodique*, est recherchée dans la *chorée* où l'antipyrine donnée à dose relativement élevée (5o centigrammes par jour et par année d'âge) agit d'une façon rapide et détermine une atténuation marquée des mouvements et des grimaces.

Elle sera utile dans les *convulsions de l'enfance* qu'elle atténuera et dont elle empêchera le retour.

Le caractère nettement spasmodique de la *coqueluche* a fait essayer contre elle l'antipyrine. On peut dire d'elle ce qu'on peut dire de tous les médicaments anticoquelucheux ou supposés tels ; elle donne de temps en temps des résultats sédatifs, voire inhibitoires, impressionnants, mais la série des insuccès est de beaucoup la plus longue. Toutefois à doses modérées, elle nous paraît pouvoir être essayée sans danger.

Il est difficile de dire par quel mécanisme l'antipyrine associée au bromure agit dans l'*épilepsie*, mais on a remarqué que l'administration de l'antipyrine précédant de quelques heures celle du bromure, rend certainement beaucoup plus efficace le traitement bromuré.

On a publié quelques résultats remarquables de l'administration de l'antipyrine dans le *goitre exophtalmique*; Huchard conseille d'y associer la trinitrine.

On ne manquera pas de l'essayer dans toutes les *affections spasmodiques des centres nerveux* (contractures, athétose, accès épileptiformes, tétanie, etc.).

Sans que l'on puisse dire par quel mécanisme se produit cette sédation, l'*antipyrine calme* souvent de façon appréciable les *crises fréquentes d'uriner qui, parfois, fatiguent les prostatiques.*

L'antipyrine peut être employée contre le diabète.

L'action *trophique, antidiabétique,* de l'antipyrine a surtout été divulguée par Albert Robin qui, le premier, institua un traitement systématique basé sur son emploi et dont nous rappelons le schéma :

Après huit jours d'un traitement diététique pur, mais strict, si le sucre n'a pas disparu, appliquer le traitement médicamenteux divisé en trois étapes, en trois périodes.

Première période : *Antipyrine* à la dose de 1, 2, ou 3 grammes, suivant l'intensité de la glycosurie, 3 grammes étant considérés comme un maximum et cinq jours comme la durée maxima d'administration. Nouveau dosage glycométrique : si la glycosurie a diminué des deux tiers, passer à la deuxième période.

Deuxième période : Sulfate de quinine, 40 centigrammes au repas de midi pendant six jours, suspension de quatre jours, nouvelle période de six jours, et alcalins.

Troisième période : Extrait thébaïque, belladone, extrait de valériane pendant dix jours. Si, à ce moment, le sucre n'a pas disparu, on recommence la période d'*antipyrine*, etc.

Il est bien évident que ce résumé ne peut avoir que la valeur d'un schéma indéfiniment modifiable suivant l'espèce clinique considérée.

A s'en tenir à l'action de l'antipyrine, la seule qui nous intéresse ici, elle est à peu près constante, parfois définitive. Chez le plus grand nombre de nos diabétiques, l'antipyrine et les alcalins ont fait tous les frais du traitement médicamenteux. Exception faite des diabétiques urinant peu, présentant des phénomènes d'intoxication et d'insuffisance hépatique, exhalant l'odeur d'acétone, bref, exception faite des acétonuriques toujours en imminence de coma, chez lesquels l'administration de l'antipyrine doit être particulièrement prudente et surveillée, nous estimons, avec Lemoine, que l'antipyrine peut être administrée largement, 2 gr. 50 étant une dose moyenne, et surtout administrée assez longtemps, quinze jours de suite par exemple. Cependant l'analyse urinaire fréquente est de règle dans ces cas, afin de dépister la néphrite que certains auteurs (Lécorché) auraient constatée à la suite de l'administration prolongée de l'antipyrine. L'association de l'antipyrine et des alcalins, du

bicarbonate de soude, est ici particulièrement ir
au point de vue de la facilité de l'administratic
diminution des inconvénients possibles et de
synergique des effets pharmacodynamiques.

Signalons en passant l'*action favorable* exerce
pyrine *sur la polyurie diabétique ou d'origine b*
inefficacité, voire sa nocivité sur la polyuri
rénale.

Quoique le mécanisme de l'action soit·ici n
nous semble rationnel de rapprocher des action
le rôle de l'*antipyrine comme substance empêcha*
topoïèse. On a retrouvé l'antipyrine dans le lait
dont la sécrétion lactée était active, et ce passag
une inhibition partielle de la sécrétion lactée. «
médicaments proposés pour tarir la sécrétion l
pyrine est, sinon le meilleur, au moins l'un des
(G. Pouchet).

L'antipyrine est un excellent hémostatique local.

Son action *vaso-constrictice* énergique, ses
antiseptiques, son action analgésique en font
tique local des plus précieux dans les hémorra
muqueuses. Une solution concentrée d'antipyri
est l'hémostatique que nous employons à peu
vement contre les *épistaxis rebelles*; nous l'an
trouvée d'une efficacité au moins égale à celle d
grave, également très recommandable. L'appl
tampon imbibé d'antipyrine sur les coupure
assez fréquentes chez les enfants, fait bien se
même de l'hémostase : la section faite par un
le saignement s'arrête, les bords de la plaie
vifs, se rapprochent, rendent le plus souve
locale. L'antipyrine a été employée de même

L'antipyrine est un médiocre antipyrétique.

L'antipyrine enfin — son nom l'indique assez — est un *antipyrétique*, et, à ce titre, susceptible d'être employée *contre la fièvre;* mais, ici, on est bien éloigné aujourd'hui de l'enthousiasme du début.

« Toutes les maladies aiguës fébriles, la fièvre typhoïde, la rougeole, la scarlatine, la variole, le rhumatisme articulaire aigu, la pneumonie franche, la méningite, etc., peuvent être attaquées par l'antipyrine, et avec succès, si l'on a égard à l'élément *fièvre* qui caractérise toutes ces maladies », écrivait en 1886 le professeur Noncorvo. Il est vrai qu'un peu plus loin, cet aveu lui échappait : « Sans doute la maladie aiguë n'en continue pas moins son évolution, et le cycle thermique s'achève comme si de rien n'était; il n'en est pas moins vrai que, pendant quelques heures, on a soustrait de la chaleur et procuré une détente, un soulagement au malade. » C'était réduire le rôle de l'antipyrine à celui d'un médicament symptomatique temporaire, sans action spécifique aucune, sans action antithermique vraie et durable. Au surplus, dès cette époque on constatait nettement que si une bonne dose d'antipyrine donnée dans un des états fébriles ci-dessus indiqués amenait souvent, dès la première heure, un abaissement thermique de 1 à 2 degrés qui se maintenait dans les heures suivantes, dès la quatrième ou la cinquième heure on assistait à une réascension thermique dépassant le niveau primitif et s'accompagnant de phénomènes secondaires frissons, sueurs, dépression cardiaque, etc., impressionnants et défavorables.

La réaction se fit et fut schématisée dans la formule d'excommunication majeure de Robin qui, se basant surtout sur ses recherches relatives au ralentissement des oxydations provoqué par l'antipyrine, et sur la rétention dans l'organisme de produits incomplètement oxydés nocifs, écrivit : « L'antipyrine doit être distraite du groupe des antipyrétiques et supprimée dans le traitement des **pyrexies**.

Il est permis de faire appel, au nom de la clinique théra
peutique, contre cet impératif catégorique, et, tout en recon
naissant qu'en *général* l'antipyrine est un médiocre anti
pyrétique, il faut bien savoir qu'il est telle fièvre *particulièr*
où l'antipyrine sera fort utile. La physiologie pathologiqu
de la fièvre est encore trop incomplètement élucidée pou
que l'action de l'antipyrine sur la nutrition soit un critériun
suffisamment compréhensif pour permettre de formuler u
jugement général et définitif sur l'action antipyrétique d
cette substance. Il faut, jusqu'à plus ample informé, se bor
ner à examiner les espèces cliniques fébriles.

Elle fut fort prônée au début dans la *fièvre typhoïde* o
certains auteurs allaient jusqu'à assimiler 1 gramme d'ant
pyrine à un bain de 20° d'une durée de quinze minutes. L
question, aujourd'hui, semble bien jugée : l'antipyrin
dépressive des systèmes nerveux et cardio-vasculaire et d
la sécrétion rénale, est contre-indiquée en général dans
fièvre typhoïde où l'adynamie, l'hypotension et l'insuffisan
rénale sont justement des écueils à éviter. En fait, elle p
raît augmenter la stupeur et la dépression, diminuer l
urines, affaiblir le myocarde. Elle est à peu près abandonn
dans le traitement de la dothiénentérie.

Chez les *tuberculeux*, on peut dire d'elle ce qu'on pe
dire de tous les antipyrétiques, exception faite peut-être
la quinine, d'ailleurs peu active en pareil cas : à la premiè
période, elle est inutile ; à la période de ramollisseme
les avantages qu'on peut en tirer sont au moins compens
par ses inconvénients ; à la période des cavernes, elle expo
à l'adynamie, aux sueurs profuses, à l'hypothermie. Elle
fort dangereuse et formellement contre-indiquée. Pour no
l'antipyrine et tous les antithermiques actuellement conn
(pyramidon, cryogénine, exalgine, etc.) *sont formellem*
contre-indiqués dans la fièvre tuberculeuse et au plus h
degré dans les formes aiguës.

Pour la *grippe*, nous nous rallions entièrement à la formule du professeur Landouzy : la *quinine* représente, dans le traitement de la grippe, le *médicament de choix*, à la fois stimulant, tonique et anti-infectieux, et l'*antipyrine* une médication de nécessité, appropriée seulement à certaines modalités symptomatiques, à la forme algique en particulier. Mais, étant donné la fréquence de cette dernière forme, l'antipyrine est d'un emploi courant ; nous l'employons toujours associée à la quinine, cette association réalisant, semble-t-il, l'ensemble des indications principales à réaliser dans la grippe: mais nous considérons la tendance à l'asthénie, à l'hypotension, à l'adynamie comme une contre-indication.

Dans le *rhumatisme articulaire aigu*, l'antipyrine exerce une action vraiment remarquable, et, sans aller jusqu'à admettre une parité d'action entre le salicylate de soude et l'antipyrine, nous estimons que les deux conclusions de Germain Sée — (1° le salicylate semble présenter une certaine supériorité dans les rhumatismes articulaires graves, généralisés, fébriles: 2° l'antipyrine dépasse le salicylate dans les affections rhumatismales apyrétiques) — restent entières, mais ces seules conclusions sont insuffisantes. Dans les *formes subaiguës et traînantes*, l'antipyrine nous paraît aussi avoir une supériorité réelle sur le salicylate. Au surplus, notre conduite est la suivante : dans toute attaque de rhumatisme articulaire aigu, nous administrons *pro die* 4 à 6 grammes de salicylate de soude en 6 ou 8 prises, et, si nous n'obtenons pas, en deux ou trois jours, une sédation manifeste tant au point de vue fièvre qu'au point de vue douleur, nous associons l'antipyrine au salicylate aux doses respectives, *pro die*, de 2 à 4 grammes d'antipyrine pour 6 grammes de salicylate répartis de même en 6 ou 8 prises; l'action nous a paru d'une telle constance que nous tenons pour une arthrite pseudo-rhumatismale toute arthrite d'apparence rhumatismale qui résiste à ce traitement.

L'action, sans être nulle, est beaucoup moins marquée dans les formes chroniques, musculaire ou articulaire.

Nous n'avons pas remarqué qu'on tirât un avantage quelconque de l'emploi de l'antipyrine dans le traitement de la *pneumonie.*

Dans les *fièvres éruptives, les oreillons,* l'antipyrine nous paraît, de même, généralement inutile, le cycle thermique général, la durée de la maladie et sa gravité n'étant en rien modifiés par l'antipyrine. Toutefois, chez les enfants surtout, si ces affections s'accompagnent d'hyperthermie, d'agitation, d'hyperesthésie, d'insomnie, de douleurs, — si la fièvre persiste au delà de la durée normale — l'antipyrine sera des plus utiles : on obtiendra souvent avec elle un effet marqué et durable, exempt d'actions secondaires défavorables.

COMMENT IL FAUT ADMINISTRER L'ANTIPYRINE

Le mode d'administration de choix est la solution ou la potion.

De tous les modes d'administration de l'antipyrine, le plus défectueux est sans aucun doute le cachet; ce n'en est pas moins à beaucoup près le plus fréquent.

Les seules raisons pratiques de l'administration d'une drogue sous forme de cachet sont le mauvais goût et l'insolubilité; la drogue type à ce point de vue est la quinine dont la solubilité médiocre et l'amertume prononcée rendent si précieuse l'administration en cachet avec une certaine quantité de boisson acidulée. Aucune de ces raisons n'est valable pour l'antipyrine dont la solubilité est très grande — elle se dissout dans moins de son poids d'eau froide — et dont la saveur est à peine amère et très fugitive.

Et s'il n'existe aucune raison pour légitimer l'administration d'un cachet d'antipyrine, il en existe de sérieuses pour en contre-indiquer l'emploi. L'action irritative de l'antipyrine en nature, et même simplement en solution concentrée sur les muqueuses en général et sur la muqueuse stomacale en particulier, a été signalée par les premiers auteurs qui ont étudié cette drogue (Germain Sée, Labordo, etc.); elle est d'observation journalière, l'absorption d'un cachet d'antipyrine détermine chez beaucoup de personnes une douleur stomacale plus ou moins vive s'accompagnant chez quelques-unes de sensation de brûlure et de pyrosis, parfois même de nausées et de vomissements. Il suffit d'observer la vaso-constriction avec rétraction des tissus que détermine l'application sur une plaie muqueuse externe, une coupure de la lèvre par exemple, d'une solution concentrée d'antipyrine, pour se rendre compte de l'action irritative dangereuse que doit exercer et qu'exerce, en effet, le contact d'une telle solution et *a fortiori* d'antipyrine en nature.

Quelle peut donc être, en dehors de la routine, la raison pratique de la faveur persistante du cachet d'antipyrine? Nous n'en voyons qu'une, la raison économique; un cachet d'antipyrine, généralement de 0,50 gr. se détaille et se délivre, tel quel, à un prix très peu élevé; une solution ne se donne habituellement que sur ordonnance et ne se détaille guère au-dessous de 2 grammes d'antipyrine; l'emploi de l'antipyrine étant le plus souvent très temporaire, un ou deux cachets suffisant dans l'immense majorité des cas, le patient se décide en faveur du meilleur marché.

Au surplus, les médecins eux-mêmes, en dépit des considérations précédentes, prescrivent souvent le *cachet d'antipyrine*, et ils peuvent le faire sans grand dommage aux conditions suivantes :

Soit qu'ils prescrivent l'antipyrine, associée à partie égale de bicarbonate de soude, à prendre avec une tasse à thé de boisson chaude :

Bicarbonate de soude . . . . 0 gr. 40
Antipyrine . . . . 0 » 40

Pour un cachet.

MARTINET. Thérapeutique clinique. 18

Soit qu'ils prescrivent l'antipyrine pure, à prendre av₁
verre à Bordeaux d'eau de Vichy; dans ce cas le bic₁
nate de soude neutralise de façon manifeste l'action n
de l'antipyrine; *a fortiori* pourront-ils employer ce *m*
faciendi quand la forme du cachet sera légitimée par l'
ciation de l'antipyrine avec d'autres substances, telles l₁
nine, peu soluble ou dont la saveur est désagréable, co
par exemple dans les cachets suivants très recommand
dans les céphalalgies grippales :

Exalgine.	0 gr. 10
Phénacétine	0 » 20
Bichlorhydrate de quinine.	0 » 30
Antipyrine.	0 » 40

ou encore ceux-ci contre la migraine :

Acide citrique	0 gr. 01
Caféine	0 » 10
Antipyrine.	0 » 50
A prendre avec une boisson chaude.	

Quoi qu'il en soit, la forme de choix nous paraît êl
solution ou la *potion;* on prescrira par exemple :

Antipyrine	2	grammes
Bicarbonate de soude	1	»
Eau distillée	60	»

ou

Antipyrine	2	grammes
Eau de Vichy.	60	»

ou

Antipyrine	2	grammes
Elixir de Garus.	30	»
Julep gommeux.	50	»

ou

Antipyrine	2	grammes
Bicarbonate de soude	1	»
Cognac.	10	»
Eau distillée	30	»
Sirop écorces d'oranges amères	40	

Chez les enfants on pourrait formuler :

Antipyrine . . . . 2 grammes
Glycyrrhizine 1   »
Looch blanc 80   »

Une cuiller à soupe de chacune de ces potions ou solutions renferme environ 0 gr. 50 d'antipyrine.

Il existe d'ailleurs dans le commerce des comprimés d'antipyrine titrés à 0,50 gr. ou à 1 gramme qui permettent la préparation facile et extemporanée d'une solution rigoureusement titrée d'antipyrine.

D'après G. Pouchet, le mode d'administration le meilleur est celui qui consiste dans l'adjonction de l'antipyrine à l'une des deux potions de Rivière. Voici une formule très bonne :

Antipyrine (suivant l'âge) . . . . 0 gr. 50 à 2 grammes
Bicarbonate de potasse . . . . . 2 grammes
Sirop de sucre 15   »
Eau distillée 45   »

Ceci constitue, avec l'antipyrine en plus, la potion n° 1 de Rivière. La potion n° 2 reste la potion de Rivière non modifiée, c'est-à-dire :

Acide citrique . . . . 2 grammes
Eau distillée 50   »
Sirop de limons 15   »

On administre successivement et immédiatement l'une après l'autre, une cuillerée a soupe de la potion n° 1 et une cuillerée de la potion n° 2. Dans ces conditions, se produit une réaction semblable à ce qui se passe dans l'administration de la potion de Rivière ; le bicarbonate de potasse de la potion n° 1 est décomposé dans l'estomac par l'acide de la potion n° 2, il se fait un citrate de potasse et un dégagement d'acide carbonique, qui facilite précisément la tolérance de la muqueuse gastrique pour l'antipyrine ; puis, après la formation du citrate de potasse dans l'estomac, il se fait ultérieurement dans l'organisme une transformation de ce citrate

en carbonate, et cela revient à l'administration de l'antip
rine dans une solution alcaline, avec cette différence avan
geuse, toutefois, que la formation du carbonate alcalin
sein même de l'organisme stimule et facilite les phénomèn
intimes de la nutrition des tissus.

Quel que soit le mode d'administration adopté, il convie
dra de prescrire l'antipyrine en dehors des périodes dige
tives, soit une demi-heure avant le repas ou une heure
demie au moins après.

***Formules diverses d'administration rectale, hypodern
que, etc.***

On peut, dans des cas exceptionnels d'intolérance stom
cale absolue, de difficulté très grande de la déglutition,
sténose cardiaque, etc., administrer l'antipyrine par *voie re
tale* sous forme de lavement.

Antipyrine.	1 gramme
Jaune d'œuf	n° 1
Eau de guimauve.	120 cc.

F. s. a., à administrer tiède.

ou

Antipyrine.	1 gramme
Laudanum de Sydenham.	1 goutte
Eau bouillie	60 grammes

F. s. a., à administrer tiède.

Les *injections hypodermiques d'antipyrine* n'ont jusqu'à
donné que des déboires aux thérapeutes et aux patient
Elles se sont montrées très douloureuses et très dangere
ses ; on a noté nombre de fois la formation de placards
sphacèle plus ou moins étendus; mais il convient de di
que les solutions employées ont souvent été très conce
trées, au 1/4, au 1/5.

C'est ainsi que la plupart des formulaires donnent la fo
mule suivante tout à fait dangereuse du fait de sa concentr
tion :

Antipyrine. . . . . ╮
Eau de laurier-cerise . . . . ╰ àà 4 grammes
Eau distillée.   6   »

Pour injection sous-cutanée. Elle est absolument à rejeter.

La douleur et le danger de sphacèle seraient moindres avec des solutions plus étendues, au 1/20 par exemple; toutefois, on ne peut qu'en contre-indiquer l'emploi; en cas d'intolérance stomacale, il existe assez de succédanés de l'antipyrine (exalgine, phénacétine, aspirine, etc.), qui peuvent la suppléer plus ou moins avantageusement, sans recourir à l'hypodermie.

C'est surtout dans les cas de cachexie palustre, où les injections de quinine paraissaient nécessaires, que l'antipyrine a été employée hypodermiquement associée à un sel de quinine. On sait, en effet, que l'antipyrine jouit de la propriété d'augmenter considérablement la solubilité si faible des sels de quinine, et cette propriété est bien précieuse dans le cas particulier.

La formule suivante pour injection sous-cutanée est presque classique :

Chlorhydrate basique de quinine . . . . .   3 grammes
Antipyrine   2   »
Eau distillée Q. S. pour . .   . . 10 cc.

Là aussi on a souvent constaté la production d'escarres.

L'antipyrine est employée en *applications externes* sous forme de solution plus ou moins concentrée, contre les hémorragies, les plaies accessibles des muqueuses, plaies des lèvres, épistaxis, hémorroïdes saignantes.

Une solution de 2 à 5 pour 10 d'antipyrine constitue un excellent succédané de l'adrénaline; elle nous a toujours donné toute satisfaction dans les épistaxis en particulier.

L'antipyrine incorporée à une *pommade* est aussi utilisable comme analgésique local et hémostatique ; elle est peu employée. On pourrait formuler, par exemple, dans le cas d'excoriations, de fissures de la muqueuse anale.

bonate de soude, exerce une action inhibitrice très h
reuse sur la tendance vomitive. Il existe d'ailleurs dan:
commerce des granulés effervescents d'antipyrine d'un
ploi très commode.

On pourrait aussi plus simplement faire prendre
paquet d'antipyrine dans de l'eau de seltz, voire dans
l'eau de Vichy gazéifiée au moyen de sparklets par exem

Associations synergiques.

Les *associations synergiques* sont innombrables.

Telle est l'association analgésique type que l'on réa
avec l'*exalgine, phénacétine, antipyrine* :

Exalgine . . . . 0 gr. 10
Phénacétine . . . . 0 » 20
Antipyrine . . . . 0 » 40
Pour un cachet et qui réussit souvent là où l'antipyrine seule a échoue

Dans les névralgies dentaires violentes avec insom
l'*association à la morphine* donne les résultats les meille
On se trouvera bien des paquets effervescents suivants

Chlorhydrate de morphine . . . . 1 centigr.
Antipyrine. . . . . ⎫
Bicarbonate de soude. . . . . . . ⎬ AA 1 gramme
Acide tartrique. . . . . ⎭
Lactose. . . . . 2 »
Pour un paquet. Une à trois dans les vingt-quatre heures suivant l'i
sité et la persistance de la douleur.

Dans la migraine, on a préconisé le mélange suivant
a été, croyons-nous, spécialisé sous le nom de *migraini*

Antipyrine . . . . 0 gr. 90
Caféine. . . . . 0 » 10
Acide citrique . . . . 0 » 01
Pour un cachet. Un cachet toutes les heures jusqu'à quatre.

L'*association de l'antipyrine et de salicylate de soude*
très efficace dans les rhumatismes aigus, traînants ; l'ac
quasi spécifique du salicylate de soude en est quelque
singulièrement renforcée ; mais il faut savoir que les pou

mélangées du salicylate et de l'antipyrine donnent naissance
à un mélange pâteux qui rend l'administration en cachet ou
en paquet matériellement impossible : elle serait d'ailleurs,
fût-elle possible, très peu recommandable du fait de l'action
irritante sur l'estomac des deux substances associées; enfin
il sera utile pour les raisons rappelées précédemment d'y
associer du bicarbonate de soude. On pourrait formuler :

Antipyrine	5 grammes
Bicarbonate de soude	6 »
Salicylate de soude	10 »
Eau distillée	10 »
Rhum	30 »
Sirop d'écorce d'oranges amères	150 »

Une cuiller à soupe contient 1 gramme de salicylate de soude et o gr. 5o
d'antipyrine.

L'association *quinine-antipyrine* est très fréquemment
indiquée; elle est recommandable à plus d'un titre :

1° Elle augmente considérablement la solubilité des sels
de quinine et en rend par conséquent l'absorption plus certaine;

2° Elle combine de façon heureuse l'action analgésique de
l'antipyrine à l'action antithermique de la quinine qu'elle
partage et renforce;

3° Elle diminue l'excitabilité réflexe du système nerveux
parfois si développée chez les fébricitants.

Les *formes de choix*, du fait de l'amertume si marquée de
la quinine, sont le cachet, le lavement et le suppositoire :

Antipyrine	o gr. 6o
Bichlorhydrate de quinine	o » 4o

Pour un cachet à prendre avec une infusion chaude.

Bromhydrate de quinine	o gr. 4o
Antipyrine	1 gramme
Eau de tilleul tiède	150 »

Pour un lavement à donner tiède.

Antipyrine . . . . {	ää o gr. 3o
Bromhydrate de quinine . . . . {	
Beurre de cacao	3 grammes

Pour un suppositoire.

Nous avons dit que l'*injection hypodermique* avait
lieu souvent à des accidents locaux, surtout chez des
déens, des cachectiques, chez lesquels justement l'indi
est plus précise.

En cas de nécessité on pourra formuler de façon
sique :

> Chlorhydrate de quinine . . . .   3 grammes
> Antipyrine.   2   »
> Eau distillée stérilisée. . . . .   Q. S.

Pour 10 centimètres cubes pour injections hypodermiques, 1 à 3 c
tres cubes dans les vingt-quatre heures.

Nous trouvons dans le formulaire hypodermique de
son et Mousnier, la formule suivante de N. Roussel,
rablement tolérée, paraît-il :

> Antipyrine. . . . . }
> Lactate de quinine . . . . }   AA 2 ou 3 gram
> Véhicule aseptique . . . .   Q. S.

Pour 10 centimètres cubes, 1 à 3 centimètres cubes dans les vingt
heures.

Les associations synergiques peuvent enfin viser à re
les diverses indications imposées par un syndrome don

Dans le *diabète* par exemple, l'*antipyrine* constitue d
le professeur Robin, le médicament essentiel de la pre
étape du traitement anti-diabétique en ce qu' « elle di
la désassimilation générale, le coefficient d'oxydati
d'utilisation des matières albuminoïdes, l'oxydation du s
et du phosphore, elle exerce une action modératrice
système nerveux. » Les *opiacés* ralentissent le mouv
de désassimilation nutritive et diminuent rapidement le
la codéine est l'alcaloïde opiacé de choix pour un
prolongé, en ce qu'il ne provoque ni la constipation ni
rexie. L'action des *alcalins* sur les symptômes diabé
est depuis longtemps hors de contestation. On réa
élégamment cette association antidiabétique : alcalins,
cés, antipyrine, de la façon suivante :

Codéine. . . . .   1 centigr.
Antipyrine. . . . .)
Bicarbonate de soude. . . . .) āā 1 gramme
Acide tartrique . . . .   5o centigr.
Saccharine   1   »

Pour un paquet, en prendre trois par jour, en dehors des repas, dans un demi-verre à Bordeaux d'eau d'Evian.

On pourrait formuler ainsi les associations thérapeutiques les plus diverses, visant à réaliser les indications les plus multiples, comme dans les comprimés suivants que nous trouvons dans un formulaire américain : comprimés, toniques-laxatifs, antipyrétiques, analgésiques :

Antipyrine. . . . .   o gr. 3o
Bisulfate de quinine. . . . .   o » 2o
Extrait de cascara . . . .   2 centigr.
Extrait de belladone . . . .)
Podophyllin . . . .) āā 1 centigr.
Aloès . . . .)

Pour un comprimé, un à trois par jour.

Il est évident qu'on pourrait multiplier ces exemples presque indéfiniment.

Incompatibilités.

Il est enfin un certain nombre d'*incompatibilités* qu'il faut connaître. L'antipyrine donne naissance à un liquide lorsqu'elle est mélangée au benzo-naphtol, au phénol, au thymol, à l'uréthane; elle forme une masse pâteuse avec le salicylate de soude, le salol, le pyrogallol : en sorte qu'on ne la prescrira pas en cachets ou en paquets mélangée à ces substances.

Elle est précipitée de ses solutions par le tannin, en sorte qu'on se gardera de choisir comme véhicule le sirop iodo-tannique.

ACCIDENTS PROVOQUÉS PAR L'ANTIPYRINE

Des phénomènes d'intolérance individuelle, des accidents toxiques de gravité variable sont fréquemment observés après l'administration de l'antipyrine; il faut compter avec des idiosyncrasies redoutables; des accidents d'une extraordinaire gravité ont été provoqués chez certaines personnes par l'ingestion de o gr. 4o à o gr. 5o; ces accidents doivent être bien connus, tant pour en dépister facilement l'origine, que pour nous amener à réagir contre l'emploi véritablement abusif qui est fait de cette drogue.

Les *accidents plus fréquents* sont ceux qui se produisent *sur la peau et les muqueuses : éruptions érythémateuses, bulleuses*, accompagnées ou non d'œdème de la peau, des muqueuses, des parties génitales, voire de la glotte; le plus souvent, ces accidents ont un caractère bénin et fugace, mais ils peuvent revêtir un caractère grave et durable, c'est ainsi qu'on a noté des *pemphigus*, des *stomatites ulcéreuses*, et *ulcéro-membraneuses* étendus et tenaces, *des eschares de décubitus*. Les sièges de prédilection des accidents cutanés et muqueux antipyriniques sont les pourtours des orifices naturels : bouche, anus, paupières, organes génitaux d'une part, et d'autre part les doigts, les orteils et la face palmaire des mains. Personnellement, nous ne pouvons pas prendre o gr. 5o d'antipyrine sans avoir un gonflement considérable des lèvres, avec tension, cuisson, légère desquamation consécutive.

Du côté du tube digestif l'intolérance est fréquente : douleurs, brûlures, crampes, vomissements sont d'observation courante; nous avons vu qu'on évitait le plus souvent ces accidents en administrant l'antipyrine en solution alcaline. Israël aurait observé un cas de mort après hematémèses et convulsions provoqué par l'antipyrine, mais, comme le fait remarquer Pouchet, il est difficile de croire, après lecture attentive de l'observation, que l'antipyrine ait été le seul coupable.

Du côté du système nerveux, ou plutôt, comme accidents qui semblent en rapport immédiat avec l'action dépressive exercée sur le système nerveux, il faut citer les *sueurs profuses*

que provoquent chez certains individus l'absorption de doses
même faibles d'antipyrine, en particulier chez les tuberculeux. Signalons encore, dans certains cas, *un abaissement
considérable de la température, avec collapsus* et *état comateux*, c'est encore chez les grands fébricitants, dans les états
cachectiques, chez les bacillaires avancés que ces accidents
ont été observés; au surplus, chez ces malades, l'abaissement thermique n'est que momentané (quelques heures), la
réascension thermique s'accompagne de frissons intenses,
somme toute on a l'impression que l'infection en reçoit un
véritable « coup de fouet »; elle nous paraît devoir résolument être bannie dans ce cas.

Rappelons aussi qu'on a incriminé avec plus ou moins de
vraisemblance, l'ingestion longtemps répétée d'antipyrine
dans la genèse de *troubles psychiques variés*; l'amnésie
partielle de Guy de Maupassant était attribuée par lui-même
à l'abus qu'il avait fait de cette drogue pour lutter contre
les migraines auxquelles il était sujet, mais paralytique
général, son amnésie pouvait avoir d'autres causes.

Du côté de l'*appareil circulatoire* mentionnons de façon
relativement fréquente la *cyanose*, indice clinique évident
des troubles apportés à l'hématose, et de façon exceptionnelle des *troubles cardiaques*, des intermittences, des hémorragies, des convulsions; nous avons personnellement observé
à deux reprises différentes, chez une dame, une éruption à
caractère purpurique, après ingestion d'antipyrine.

Mentionnons pour finir l'*albuminurie plus ou moins
intense* qu'on a constatée après l'administration prolongée
d'antipyrine même à dose relativement faible; d'où l'indication d'une étroite surveillance des urines des malades soumis
à la médication antipyrinique.

BELLADONE

QUAND ET POURQUOI IL FAUT ADMINISTRE
L'ATROPINE ET LA BELLADONE

Action oculaire de l'atropine.

La *propriété mydriatique de la belladone* est une de
anciennement connues, on la voit déjà signalée pa
Swieten en 1770. A l'analyse, l'*action oculaire* produit
réduit pas à la mydriase; l'instillation d'un collyre à l'at
produit dans l'œil instillé, l'ingestion de doses élevées
pine produit dans les deux yeux la série des phéno
suivants :

1° Une dilatation pupillaire d'intensité variable;

2° Une paralysie de l'accommodation;

3° Un trouble dans la vision binoculaire;

4° Un certain degré d'anesthésie rétinienne;

5° Une augmentation de la tension intra-oculaire.

La *dilatation pupillaire*, la mydriase se produit une d
de minutes après l'instillation d'un collyre à l'atropin
est dans ce cas unilatérale; elle se produit d'une demi
à deux heures après l'ingestion, elle est alors doub
instillation, on peut déjà l'obtenir avec des doses
tésimales, par exemple deux gouttes d'un collyre au mi
c'est-à-dire moins d'un dixième de milligramme, ma
est alors légère et fugace; avec un collyre à 1/200 et a/
à 1/100 la mydriase peut être telle que l'iris devienne à
visible, elle est alors très durable, pouvant persist

huitaine de jours, il en est de même du trouble de l'accommodation. Il est bon de se rappeler ces faits de prolongation
exagérée des effets du collyre à l'atropine pour ne pas l'employer à tout propos et même hors de propos.

Par quel mécanisme se produit cette mydriase? — C'est ce
qu'il est encore impossible de dire de façon certaine en dépit
de recherches nombreuses. Toutefois on peut affirmer que
ce mécanisme est complexe.

Le fait que la dilatation atropinique se produit même sur
l'œil extirpé de la cavité oculaire (Kupper) oblige à admettre
une action localisée périphérique, très probablement une
*paralysie des terminaisons nerveuses du moteur oculaire
commun;* cette paralysie paraît être le phénomène prédominant.

Toutefois l'action du sympathique est peu discutable car si
l'on sectionne le ganglion cervical supérieur d'un côté, et
qu'on injecte une solution d'atropine, la mydriase ne se produit que du côté sain, elle est à peine appréciable du côté
opéré. Inversement chez un animal atropinisé, la mydriase
augmente par excitation du sympathique cervical, diminue
par section dudit sympathique. *Le sympathique a donc dans
la mydriase atropinique une part d'action qui paraît consister
en une excitation du sympathique qui détermine la contraction du muscle dilatateur pupillaire.*

Il est possible, quoique moins démontré, que l'atropine
agissant sur les vaso-moteurs, amène la contraction des vaisseaux de l'iris, qui véritable organe érectile se rétracte sous
cette influence; et qu'enfin, anesthésiant la rétine, la rendant insensible à la lumière, elle détermine par voie réflexe
la dilatation de l'iris.

Au résumé suivant, la formule de Gübler « *la mydriase
« atropinique favorisée par la stupeur légère de la rétine et
« de la cinquième paire est due principalement à la paralysie
« des filets moteurs de l'iris fournis par la troisième paire
« cérébrale et à l'activité excessive des filets du grand sympa-*

« *thique, en d'autres termes à l'inertie des fibres circulaires*
« *de l'iris et à la contracture des fibres radiées.* »

La *paralysie de l'accommodation* provoque la presbytie
chez l'emmétrope ; la myopie est relativement peu altérée,
l'hypermétropie est, au contraire, modifiée de telle façon que
l'hypermétrope ne voit plus ni les objets éloignés ni les
objets rapprochés. Sa durée est sensiblement la même que
celle de la mydriase.

Ici le trouble constaté est nettement sous la dépendance
de la paralysie du muscle ciliaire (rameaux ciliaires de l'oculo-
moteur) qui par l'intermédiaire de l'anneau de Zinn, tient
sous sa dépendance le changement de courbure du cristal-
lin et partant le mécanisme même de l'accommodation.

Le *trouble de la vision binoculaire* est expliqué par Tissot
d'une façon claire mais probablement incomplète. Si une
mydriase artificielle est obtenue sur un œil, une plus « grande
« quantité de rayons lumineux viendra impressionner la
« rétine de cet œil. Il en résultera une discordance entre
« les impressions lumineuses perçues par la membrane sen-
« sible de l'œil atropinisé et celle de l'œil normal et par
« suite un trouble particulier de la vision binoculaire qui fera
« paraître petits les objets doubles, ou entourés d'un con-
« tour vague ». La paralysie de l'accommodation du côté
atropinisé y joue aussi son rôle.

Il faut probablement faire intervenir aussi la *diminution
plus ou moins notable de l'impressionnabilité de la rétine à
la lumière* admise par Gübler. Cette anesthésie rétinienne
constituant le plus souvent une simple amblyopie confondue
avec les effets de la difficulté d'accommodation, devient dans
certains cas d'atropinisme intense une amaurose pouvant
aller jusqu'à la cécité absolue (Gübler), l'œil peut se montrer
insensible à la lumière la plus éclatante (Trousseau et Pidoux).

« Quand ce phénomène est douteux, dit Gübler, on peut
« le rendre manifeste en restituant momentanément aux

« globes oculaires leur faculté d'accommodation à l'aide de
« l'ésérine; on s'assure alors que les objets restent moins
« lumineux, moins nets et comme voilés malgré le retour
« de la pupille à ses dimensions moyennes et malgré le
« rapprochement normal du point de la vision distincte ».

L'*augmentation du tonus de l'œil*, admise par les ophtalmologistes serait due à « une obstruction de l'angle de filtration par l'iris dilaté » ? (Tissot.)

Emploi de l'atropine en thérapeutique oculaire.

L'ensemble des modifications provoquées dans les fonctions oculaires par l'atropine en fait un *précieux agent de
thérapeutique oculaire.*

C'est évidemment dans les *affections de l'iris* que l'atropine trouve ses indications les plus précises. En dilatant la
pupille, l'atropine s'oppose à la production des synéchies ;
elle met l'iris au repos; elle combat enfin la douleur.

Dans les *iritis aiguës*, au début, où il faut agir vite et fort,
on emploiera un collyre à 1/200, et on renouvellera au
besoin les instillations toutes les trois heures; on élèvera
même le taux du collyre, le portant à 1/100 si la tendance
aux synéchies est manifeste. Si la douleur est grande, si
l'œil hyperesthésié supporte mal l'instillation on pourra employer l'atropine en applications sur compresses chaudes
suivant le *modus faciendi* de de Wecker.

Sulfate neutre d'atropine . . . . o gr. 3o
Eau distillée . . . . 3o grammes
Usage externe.

Une cuiller à café dans un bol d'eau chaude. En imbiber des compresses
d'eau chaude à appliquer sur l'œil.

On continuera l'usage du mydriatique, en l'espaçant, jusqu'à résolution complète de l'accident à moins toutefois que
l'augmentation de la tension intra-oculaire ne fasse craindre
l'apparition d'une cyclite.

Si malgré ce traitement il y a *formation de synéchies* on

traitera ces dernières par l'emploi alternatif longtemps continué des myotiques (ésérine) et des mydriatiques (atropine).

Dans les *cyclites* et les *irido-cyclites*; chez les artério-scléreux, l'atropine doit être surveillée; dans les hernies iriennes, consécutives aux ulcères cornéens ou à l'opération de la cataracte, l'usage prolongé de l'atropine combiné au bandeau compressif tend à désenclaver l'iris.

Dans la *cataracte* elle a plusieurs indications : *pendant la période d'attente*, elle peut améliorer la vision en augmentant la quantité de rayons lumineux utiles; *avant l'opération*, elle la facilite considérablement; *après l'opération*, elle prévient les adhérences irido-capsulaires.

Dans la plupart des affections conjonctivales, elle est inutile voire dangereuse à cause de son action irritante locale.

Elle est recommandable dans quelques *processus cornéens* : Dans la *kératite phlycténulaire*, elle est quelquefois employée; Dans l'*herpès cornéen* et la *kératite interstitielle*, elle peut être employée, non tant à cause de son action cornéenne, que parce que l'iris est presque toujours touché dans ces affections.

L'atropine est souvent employée pour *faciliter l'examen ophtalmoscopique*, la plupart des ophtalmologistes s'élèvent contre cet emploi qu'ils estiment abusif : l'examen ophtalmoscopique est généralement possible sans cet artifice ; on se prive par son emploi des renseignements fournis par l'examen des mouvements pupillaires, on ne peut étudier l'état de l'accommodation, l'essai des verres est rendu très difficile, on inflige enfin au malade une gène de la vue considérable et souvent durable, mieux vaut s'en abstenir.

Il existe enfin une *contre indication formelle* à l'emploi de l'atropine, c'est l'augmentation de la tension oculaire ; *on la proscrira formellement dans tous les états glaucomateux*, *et dans les ulcérations profondes de la cornée*, quand il y a menace de perforation.

L'atropine diminue ou supprime la plupart des sécrétions, c'est un hypocrinique du premier ordre, tel est le schéma de son action sécrétoire.

La sécheresse de la bouche et du pharynx, la gêne considérable de la déglutition, la *suppression de la sécrétion salivaire* sont des faits constants dans l'administration de la belladone à doses élevées; ils sont sous la dépendance de la paralysie des fibres sécrétoires de la corde du tympan. Dans l'atropinisme aigu, la dysphagie peut aller jusqu'à simuler la phagophobie de la rage et à provoquer des troubles dans l'articulation des mots. Il est digne de remarque que chez l'animal atropinisé l'électrisation de la corde du tympan provoque comme à l'état normal, une vaso-dilatation intense alors qu'elle ne provoque plus l'hypersécrétion salivaire. L'action porte donc électivement sur les fibres sécrétoires.

La *diminution de la sécrétion gastrique* est controversée ; expérimentalement, elle fut constatée par Netchaïew et Panow et plus récemment par Pawlow; cliniquement, elle est admise par Huchard et Robin, Plesoianu qui lui a consacré sa thèse, elle est niée par Bouveret et Hayem. Mais comme l'a fait remarquer, Plesoianu, l'échec de Bouveret et Devic pourrait tenir à ce qu'ils ont choisi la voie hypodermique, dans ce cas, la voie buccale est bien supérieure.

L'*action sur la sécrétion intestinale* est paradoxale ; on admet classiquement que l'atropine provoque une diarrhée souvent intense à doses élevées. Gübler l'employait avec succès dans la diarrhée catarrhale, l'entérorrhée, « je l'ai employé avec succès dans tous ces cas, écrit-il, mais on ne « réussit qu'à condition de pousser les doses assez haut pour « obtenir des effets physiologiques intenses ». En fait, nous n'avons jamais noté la diarrhée dans les cas d'intoxication belladonée qu'il nous a été donné d'observer et nous ne l'avons vu mentionnée qu'exceptionnellement dans les observations. L'action hypocrinique anti-diarrhéique paraît donc se manifester de même au niveau de la muqueuse intestinale, mais en revanche il y a exagération des contractions intestinales qui peut, en certaines circonstances, donner lieu à des évacuations abondantes, pseudo-diarrhéiques ; ainsi s'explique probablement l'action paradoxale rappelée plus haut.

L'*atropine arrête la sécrétion sudorale* ; 1/4 à 1/8 de milligramme sont quelquefois suffisants pour obtenir ce résultat. La peau peut être le siège de dysesthésies diverses objectives et subjectives (démangeaisons, picotements, hypoesthésie) ; elle peut enfin être le siège d'éruptions érythémateuses, quelquefois scarlatiniformes, ces éruptions débutent par les muqueuses et s'étendent progressivement à la face et au cou, rarement au tronc, jamais aux membres ; ces éruptions ne s'observent guère qu'avec des doses élevées et peuvent être considérées comme accidents toxiques. Tout à fait exceptionnellement on a noté des sueurs abondantes dans quelques cas d'atropinisme grave ; elles ont alors coïncidé avec le ralentissement du pouls et la dilatation des capillaires.

L'*atropine arrête la sécrétion lactée, la sécrétion pancréatique et la sécrétion biliaire* (Vulpian).

D'une façon générale cette suppression atropinique des phénomènes sécrétoires paraît s'exercer par l'intermédiaire du splanchnique. La physiologie du sympathique est encore trop obscure pour que l'on puisse établir avec précision le mécanisme de cette action anti-sécrétoire ; nous ignorons en effet le rôle respectif des fonctions sécrétoires positives (excitantes) et négatives (inhibitoires) du splanchnique ; François Franck s'exprime ainsi à ce sujet « ce que nous « savons de l'action du sympathique sur les glandes permet « d'entrevoir que l'influence sécrétoire de ce système est « capitale.... il est acquis que les nerfs de ce système « règlent la fonction si essentielle des sécrétions cutanées. « Quant à l'inhibition sécrétoire, bien qu'elle constitue un « phénomène absolument établi, on n'a pas actuellement de « faits indiscutables pour affirmer que le sympathique ₋₋

« soit l'agent de transmission, les vraisemblances sont
« cependant en faveur de cette manière de voir ».

Cette action fréno-sécrétoire est susceptible d'applications
cliniques fréquentes.

Emploi clinique de l'atropine comme hypocrinique.

L'*atropine* est fréquemment employée *contre les sueurs noc-
turnes excessives*, particulièrement fréquentes chez les phtisiques; disons d'ailleurs en passant que ces sueurs ne sont
pas l'apanage des bacillaires et qu'on peut les rencontrer
dans tous les états où l'asthénie neuro-vasculaire est considérable (surmenage, inanition, convalescence des maladies
infectieuses, de la grippe en particulier, etc.) Dans tous ces
cas on emploiera l'atropine a très faibles doses une heure environ avant le moment présumé des sueurs : on tâtera d'autant
plus la susceptibilité individuelle, que ces organismes débi-
lités sont en général plus sensibles et plus exposés aux accidents toxiques que nous avons vus se manifester à la dose
de 1/4 de milligramme; cette dose nous paraît devoir être la
dose maxima du début. Comme l'accoutumance s'établit au
bout de quelques jours, on pourra progressivement élever
les doses, ou mieux encore les répéter à quelques heures
d'intervalle. L'atropine constitue réellement le remède
héroïque des sueurs épuisantes; il sera bon de l'employer
trois ou quatre jours de suite, puis de le supprimer un
nombre égal de jours, et de le reprendre, etc., afin d'éviter
l'accoutumance.

Dans la *sialorrhée*, l'atropine et la belladone ont été employés avec des succès divers. Personnellement, nous l'avons
vu réussir chez un homme de soixante-dix ans, dans un cas
de sialorrhée très rebelle, d'origine indéterminée, mais
traitée sans succès depuis plusieurs mois par les soins
locaux, l'antipyrine et l'électricité (?). Manquat l'a employée
avec succès contre la sialorrhée, les sueurs et la rhinorrhée
chez un malade atteint de sclérose en plaques. Les insuccès

sont probablement dus à l'insuffisance des doses adn
trées, car suivant la très juste remarque de Gübler, a
il faut toujours se reporter dans l'étude de cette subst
si l'on veut réussir, il faut pousser les doses jusqu'à l'
rition des phénomènes caractéristiques (dilatation pupil
sécheresse de la peau, etc.).

Elle a donné des résultats dans la *galactorrhée*.

Nous avons vu que Gübler l'employait avec succès
la *diarrhée catarrhale*. On l'a de même essayée avec de
cès divers contre l'*hypersthénie stomacale* et la *gasti
corrhée* (Voinovitch); elle nous a personnellement don
résultats appréciables dans l'*hyperchorhydrie ston
avec crises paroxystiques*.

Nous avons déjà dit que Plesoianu, dans sa thèse (
rapporte l'avoir employée et en avoir tiré le plus grand
fice dans plusieurs cas d'hyperchlorhydrie avec hyper
tion, douleur, spasme pylorique et stase. Ses an
semblent bien démontrer une action hypocrinique,
sécrétoire portant principalement sur le total H + C.
il faut encore faire intervenir dans l'interprétation (
résultats une action stupéfiante et une action hypocin
anti-spasmodique qu'il nous reste à examiner.

L'action bilio-pancréatique n'a pas donné lieu, jusqu
des applications cliniques appréciables ; le diabète n
montre pas modifié; Villemin l'aurait employé avec
associé à l'opium dans un cas de diabète grave, mais (
que l'opium employé seul donne parfois de merv
résultats.

***L'atropine n'est pas, jusqu'ici, un médicament cardio-
laire classé.***

L'*action cardio-vasculaire* est fort discutée.

Expérimentalement et cliniquement l'administrati
tropine à doses moyennes, détermine après une p
de durée variable mais toujours assez courte, *une ac*

tion manifeste du pouls qui peut s'élever à 90, 100, 140 et plus, et qui conserve sa force si la dose n'est pas toxique, soit inférieure à 1 milligramme.

L'*atropine supprime les effets modérateurs des pneumogastriques sur le cœur*, d'où la prédominance de l'action excitatrice du sympathique. François Frank a étudié avec soin le mécanisme de la *tachycardie atropinique*. La production d'arrêts immédiats et prolongés du cœur par traumatisme intra-cardiaque, même après imprégnation atropinique, l'a amené à « considérer l'atropine comme agissant non point « sur les *organes* modérateurs intra-cardiaques (ou mieux « sur la *fonction* modératrice elle-même) ainsi que cela est « généralement admis, mais bien plutôt par les conducteurs « nerveux des influences modératrices extérieures du cœur. « De telle sorte que ce poison jouerait, pour les nerfs car- « diaques modérateurs, un rôle analogue à celui du curare « pour les nerfs moteurs ordinaires : dans les deux cas, l'or- « gane du mouvement se trouve mis dans un état d'indé- « pendance temporaire ou permanente, suivant que le poi- « son s'élimine ou non, par rapport à ses nerfs extrinsèques ; « les excitations directes ou réflexes de l'une ou l'autre caté- « gorie de nerfs centrifuges restent sans effet, soit sur le « cœur (nerfs modérateurs), soit sur les muscles (nerfs mo- « teurs) ».

On peut donc dire pour exprimer l'analogie *que l'atropine constitue le curare des nerfs modérateurs du cœur*.

L'*action vasculaire* des doses thérapeutiques consiste en une *vaso-constriction artérielle* qui jointe à l'accélération des mouvements du cœur détermine une *élévation de la pression sanguine* qui peut durer six à huit heures.

A doses toxiques, la tachycardie et l'hypertension initiales font plus ou moins rapidement place au ralentissement et à l'affaiblissement du cœur, à l'abaissement de la tension sanguine et à la mort par arrêt du cœur endiastole.

L'action cardio-vasculaire de l'atropine n'a pas jusqu'ici

fourni d'applications thérapeutiques précises; les quelques essais qui ont été faits dans les palpitations cardiaques n'ont pas été encourageants (Huchard); bref *l'atropine n'est pas, jusqu'ici, un médicament cardio-vasculaire classé*. Quoiqu'à un moment l'action vaso-motrice ait paru assez puissante pour essayer de le mettre à profit contre les hémorragies; aucun thérapeute ne l'emploie guère dans ces cas à l'heure actuelle.

Toutefois on peut sans doute, admettre, que c'est en grande partie de ses propriétés excito-cardiaques et hypertensives qu'elle tire son *efficacité incontestable dans les intoxications muscariniennes*, la fausse oronge paraissant provoquer la mort surtout comme poison cardiaque.

Le Dantec (Congrès d'hygiène, Madrid, avril 1898), a décrit en effet les propriétés immunisantes, anti-toxiques et thérapeutiques de l'atropine dans l'empoisonnement par la fausse oronge. Le syndrome muscarinien : larmoiement, salivation, vomissements, diarrhée, petitesse et ralentissement du pouls, refroidissement général, mort par affaiblissement et arrêt diastolique du cœur, représente assez exactement le contrepied du syndrome physiologique atropinique pour que l'emploi de cette dernière substance ait semblé tentante.

En fait : 1° La muscarine à la dose de 1/10 à 2/10 de milligramme produit chez la grenouille l'arrêt diastolique du cœur, mais cet organe recommence à battre si l'on injecte de l'atropine à l'animal;

· 2° Une injection préalable de 5 milligrammes de sulfate d'atropine confère aux cobayes une immunité d'environ douze heures à l'intoxication muscarinienne;

3° Un mélange de 5 milligrammes d'atropine et de 0 gr. 20 d'extrait de fausse oronge se montre inoffensif pour le cobaye;

4° L'administration de 5 milligrammes d'atropine postérieure à l'administration de 0 gr. 20 d'extrait de fausse oronge, combat heureusement l'empoisonnement, à c tion que l'atropine soit administrée moins d'une heure après l'extrait toxique; au delà de ce terme, l'atropine est impuissante.

La conclusion thérapeutique s'impose : *il convient de traiter les malades intoxiqués par la fausse oronge par des injections répétées au besoin de 1/4 à 1/2 milligramme d'atropine et ce, le plus tôt possible après l'ingestion des substances toxiques.*

Action de l'atropine sur le système nerveux.

Il est bien difficile, étant données les contradictions des expérimentateurs et des expériences, de présenter un tableau clair et précis de l'action de l'atropine sur le système nerveux et plus encore de la résumer en une formule brève d'allure schématique, si utile pour le praticien. Les diverses parties du système nerveux ne sont pas également atteintes en même temps, suivant le moment et suivant la dose, on peut constater une excitation de telle fonction, puis une atténuation ou une inhibition de la même fonction, en sorte qu'à certains moments, au cours d'une même expérience on peut constater simultanément la paralysie de certains nerfs, l'excitation de certains autres. D'où la difficulté d'un exposé systématique.

Le cerveau réagit peu aux doses faibles et moyennes ; a doses fortes on constate *dans une première période des phénomènes d'excitation* caractérisés par de la céphalalgie, des vertiges, des éblouissements, des hallucinations que rendent encore plus sensibles les troubles contemporains de la vision sur lesquels nous ne reviendrons pas ; si la dose est plus élevée ou l'organisme plus sensible, on peut constater des tremblements, des mouvements choréiformes, des spasmes des muscles de la face et des membres, dans ce cas le délire est constant, délire d'action, avec impulsion à détruire, bref une *véritable ivresse atropinique* à forme de « delirium tremens » ; *dans une deuxième période* consécutive à la précé-

dente *il y a prédominance des phénomènes de dépre*
ces phénomènes sont d'autant plus marqués que l'i
tion est plus profonde, diminution du pouvoir mu
asthénie, assoupissement, perte de connaissance et
bilité, sommeil comateux, émission intermittente d
et des matières fécales; la mort est alors la terminais
tuelle, l'observation classique d'Abeille prouve
qu'il peut y avoir exceptionnellement guérison.

L'action sur la moelle épinière semblé pouvoir èt
matisée de même façon dans un premier stade exci
traduisant par l'exagération du pouvoir réflexe, de
excito-motrice de la moelle, dans un deuxième stad
nution dudit pouvoir réflexe. A la période ultime d
xication belladonée on peut voir apparaître des conv
mais qui semblent devoir être des convulsions ag
dues à l'accumulation de l'acide carbonique dans le

Quant à l'action sur les nerfs périphériques et
muscles, et d'une façon globale sur la *motricité et la se*
il est difficile jusqu'ici de concilier les résultats de
mentation et les enseignements de la clinique.

Quant à la motricité, expérimentalement l'atro
paralyse ni les nerfs moteurs, ni les muscles qui
excitables pendant toute la durée de l'intoxication
nique; toutefois à faible dose l'atropine excite le
lisses, à haute dose, elle les paralyse (Rabuteau).

Cliniquement on constate au début une excita
contractions musculaires et d'une façon générale d
dance à l'action, plus tard des phénomènes de dép
d'adynamie, de paralysie.

Quant à la sensibilité, l'expérimentation est peu f
à l'idée d'une action analgésique générale ; clinique
constate journellement, sous l'influence de la mé
belladonée, la sédation de la toux, des vomissemen
douleur voire des phénomènes extrêmement marqué
thésie locale, tels ces deux cas classiques de Rabute

Gubler où « un malade ne pouvait plus boutonner ses habits
« parce que les mains avaient perdu la faculté de sentir »,
ou l'autre, un soldat, ayant mangé des baies de belladone et
en proie au délire « prenait un de ses doigts pour une pipe,
« s'efforçait de l'allumer et n'en ressentait aucune douleur ».

L'action analgésique locale, la diminution de l'excitabilité
des nerfs sensibles par application locale est des plus
nettes expérimentalement et cliniquement, le contact direct
ou l'injection hypodermique d'une préparation atropinique
exerce une action analgésique marquée.

En essayant de résumer cette action nerveuse globale on
arrive à la conclusion de Gübler, au fond l'action nerveuse
de l'atropine peut s'exprimer par les mots *énervation, asthénie, adynamie* on peut y ajouter celui d'*analgésie,* se traduisant en clinique thérapeutique par une *action antispasmodique* indiscutable et qui domine les applications cliniques.

Emploi clinique de l'atropine comme antispasmodique.

Cette action globale sur le système nerveux, qu'elle
agisse comme analgésique ou antispasmodique, est l'origine
des applications les plus fréquentes de l'atropine.

Elle est employée sous des formes diverses dans tous les
états de contractions spasmodiques sphinctériennes de
l'anus, du vagin, de la vessie, de l'urèthre, tels les fissures
à l'anus, les congestions hémorrhoïdaires, la spermatorrhée,
l'incontinence nocturne d'urine.

Il en est de même dans les *états douloureux, du type dit
de la colique* ; gastralgies, coliques hépatiques, néphrétiques,
utérines, intestinales, volvulus, invagination, étranglements
herniaires.

Son action sédative est des plus remarquables dans tous
les cas où on peut la porter directement sur la région douloureuse, tels : les névralgies superficielles par la méthode
endermique, les névralgies profondes par la méthode hypodermique, les ulcérations cutanées diverses ; le cancer ulcéré

du vagin, du col utérin ou de l'anus. A ce point de vt
nion de Trousseau est à retenir « Nous n'hésitons pas
« écrit-il, et cela pour l'avoir constaté par de no
« ses expériences, que de tous les médicaments en
« contre le symptôme douleur, il n'en est pas qui r
« semblé plus constamment efficace que la belladon
« il faut soigneusement distinguer, car *dans les d*
« *internes l'opium est ordinairement plus utile, mais*
« *est plus de même pour les douleurs extérieures.* »

Dans les affections convulsives et spasmodiques
lepsie, chorée, œsophagisme, toux spasmodique qui
laryngite striduleuse, coqueluche, elle donne parf
résultats les plus brillants. Elle a été surtout em
systématiquement dans l'épilepsie et la coqueluche.

L'emploi de la belladone dans la coqueluche a été
temps un des sujets les plus étudiés de la thérape
infantile. C'est incontestablement un des agents les
inactifs de la médication anticoquelucheuse, mais o
dire de lui ce qu'on peut dire dê toutes les autres médic
visant au même but : *il est tout à fait infidèle.* Son
systématique donnera quelques guérisons vraiment i
sionnantes par leur rapidité; le plus souvent il éc
complètement; toutefois *c'est probablement l'agent
peutique qui donne à l'heure actuelle le pourcentage
élevé de résultats positifs;* c'était déjà l'opinion de
seau et de Cadet de Gassicourt, elle est encore accep
la plupart des pédiâtres; on peut la mettre sur la
ligne au moins que l'antipyrine et les bromures. 入
l'on veut vraiment obtenir un effet utile, il faudra p
progression méthodique élever les doses jusqu'à app
des premiers signes de saturation qu'il sera sage d'in
sur son ordonnance savoir, la dilatation des pupil
sécheresse des muqueuses, l'érythème et sur lesqu
attira vivement l'attention de l'entourage. On
répartir la dose en quatre prises de trois en trois heu

S'il s'agit de teinture alcoolique de belladone très employée, on pourra commencer par la dose initiale *pro die* de II gouttes par année d'âge et l'élever progressivement, sous surveillance, jusqu'à X gouttes par année d'âge (Gillet); s'il s'agit de l'atropine on pourra commencer par une goutte par année d'âge de la solution au millième répétée trois fois par jour et l'élever progressivement, J. Simon dit avoir pu ainsi atteindre la dose de XL gouttes chez un enfant de trois ans, cette dose de 2 milligrammes est certainement tout à fait exceptionnelle, il ne serait pas sage de tabler sur elle.

Emploi clinique de la belladone contre la constipation.

L'action excitante à petites doses de la belladone sur les fibres lisses, en particulier sur les muscles lisses intestinaux explique probablement l'action sur la *constipation opiniâtre par atonie*, signalée et précisée par Trousseau et Pidoux, « une, « deux, quatre pilules contenant chacune 1 centigramme « d'extrait et autant de poudre sont ordinairement suffi- « santes; quelquefois une simple cuillerée d'huile de ricin « ou de magnésie prise le soir en sus de la belladone, com- « plète l'effet que l'on n'obtenait pas avec celle-ci. Lorsque « les garde-robes sont régularisées et que, chaque jour, « en se présentant tous les jours à la même heure, à la chaise « le malade obtient une évacuation, on suspend l'emploi « de l'huile de ricin et successivement on diminue la dose de « belladone, puis on cesse l'usage. » Dans des conditions très comparables, elle rend les plus grands services dans le traitement des *coliques de plomb* et les saturnins semblent montrer une tolérance remarquable pour la belladone.

COMMENT IL FAUT ADMINISTRER L'ATROPINE
ET LA BELLADONE

Posologie et formulaire de la belladone.

Dans l'administration de la belladone on emploie *la pou-*

dre *de feuilles ou de racines, l'extrait aqueux de*
de racines, la *teinture alcoolique de feuilles*, le s
ladone.

En *poudre* ou en *extrait* on peut admettre ave
dose de 1 centigramme par jour et par année
constituent la base des *pilules laxatives de Trous*.

> Extrait aqueux de belladone. . . . . . . }
> Poudre de belladone . . . . } àà 1 cen
>
> Pour une pilule.
> Une à trois à prendre le soir en se couchant.

Pour la *teinture alcoolique* à 1/5 (alcool à 6
indique II gouttes par année d'âge; mais en f
les doses et en les élevant progressivement on p
à des doses beaucoup plus élevées, et nous rappel
faut souvent pousser jusqu'à apparition des sign
ration (mydriase, sécheresse de la peau et des i
etc.), pour en obtenir un effet thérapeutique.

On l'emploie souvent associée à l'aconit contre
coqueluche, le coryza, la laryngite striduleuse, et

> Teinture de belladone. . . . . }
> Alcoolature de racines d'aconit . . . . } àà 5 gr
>
> Dans un flacon compte-gouttes X à XXX gouttes dans le
> heures, réparties en 5 ou 6 prises dans un peu d'eau sucrée
> d'oranger.

ou

> Teinture de belladone. . . . . }
> Alcoolature de racines d'aconit. . . . } àà L go
> Eau de laurier-cerise . . . . 20 gran
> Sirop de codéine 60 1
> Sirop de Tolu. . . . . Q. S. p. 100 1
>
> Quatre à cinq cuillers à soupe dans les vingt-quatre heur
> à soupe renferme environ V gouttes de teinture de belladone i
> d'aconit.

ou encore dans *la coqueluche ou la toux rebelle
spasmodique :*

```
Teinture de belladone. . . . . . . . . \
    "        drosera . . . . . . . . |
    "        grindelia. . . . . . . . |
Alcoolat. de racines d'aconit. . . . . .   àà 2 grammes
Elixir parégorique . . . . . . . . . . |
Eau de laurier-cerise . . . . . . . . /
                        Dans un flacon compte-gouttes.
```

V à X gouttes trois ou quatre fois par jour; augmenter d'une goutte par prise et par jour jusqu'à effet (Comby).

ou encore dans *les mèmes cas s'il y a faiblesse cardiaque.*

```
Teinture de belladone. . . . . . . . .        10 grammes
    "        valériane . . . . . . . . . }
    "        digitale. . . . . . . . . .    àà  5    "
                        Dans un flacon compte-gouttes.
```

V à LX gouttes par jour. progressivement sous surveillance (H. Roger).

Dans des *douleurs stomacales et intestinales* on peut prescrire :

```
Teinture de belladone. . . . . . . . . /
    "        cannelle . . . . . . . . . {   àà  5 grammes
    "        colombo . . . . . . . . . \
Elixir parégorique . . . . . . . . . .         15      "
```

XX à XL gouttes dans un verre à liqueur d'eau sucrée.

Le *sirop de belladone* contient o gr. 75, soit environ XL gouttes de teinture par 10 grammes de sirop; il est donc fort actif, puisque nous avons admis qu'il faut tâter la tolérance à l'égard de la teinture en commençant par deux gouttes par année d'âge et en élevant progressivement; aussi *Comby indique comme dose moyenne 5 grammes (une cuiller à café) par trois années d'âge. Bref le sirop de belladone, très actif, ne doit être prescrit que dilué avec un autre sirop et le mélange donné par cuiller à café;* quant à nous, nous l'avons d'ailleurs absolument banni de nos prescriptions, le trouvant peu sûr, peu maniable et partant dangereux. Rappelons que Trousseau prescrivait dans la coqueluche le sirop suivant :

```
Sirop de belladone . . . . . . . . . . \
Sirop d'opium . . . . . . . . . . . . /
Sirop d'éther . . . . . . . . . . . . \   àà 15 grammes
Sirop de fleur d'oranger . . . . . . . /
```

Par cuiller à café suivant tolérance.

Posologie et formulaire de l'atropine.

Dosage exact, préparation sûre, progression lente et surveillée, tels sont les facteurs essentiels de l'administration de l'atropine et d'une façon géniale des alcaloïdes très actifs.

Pour l'*atropine*, l'emploi de solutions est recommandable, il assure un dosage plus exact, une absoption plus rapide et plus sûre; on pourra formuler simplement :

> Sulfate d'atropine . . . .   1 centigramme
> Eau distillée . . . .   10 grammes
> X à XX gouttes *pro die* en 3 fois.

X gouttes représentant *1/2 milligramme*, elle nous paraît devoir être la *dose initiale pro die*, on la répartira en trois prises espacées; les jours suivants on pourra, suivant tolérance, porter la dose à XV, XX gouttes et même, progressivement, en augmentant de II à IV gouttes par jour jusqu'à XL ou L gouttes s'il ne se produit pas de phénomènes d'intolérance.

De toutes façons, comme nous l'avons déjà dit, il sera bon d'interrompre de temps à autre la médication pour éviter l'accoutumance. Il est de toute évidence qu'il faut absolument dans ces cas se servir d'un compte-gouttes exactement titré.

On pourrait encore se servir de la *formule suivante de Pouchet :*

> Atropine. . . .   . .   1 centigramme
> Glycérine à 28°.   .   3 c^3 5
> Eau distillée. .   .   .   1 c^3 5
> Alcool à 95°   .   .   Q. S. p. 10 c^3

L gouttes en chiffres ronds représentent 1 centimètre cube de liquide et renferment 1 milligramme d'atropine; cette solution est donc encore beaucoup plus maniable que la précédente, elle est par ailleurs d'une conservation plus sûre. Au surplus ce véhicule glycéro-alcoolique mériterait d'être classiquement adopté pour les formules de tous les alcaloïdes.

Si l'on n'a pas de compte-gouttes exactement titré, il sera préférable d'employer une solution à prendre par cuiller à soupe : par exemple

> Sulfate d'atropine . . . . 1 centigramme
> Eau distillée. . . . . 300 c³
> Une cuiller à soupe équivaut à 1/2 milligramme d'atropine.

ou

> Atropine. . . . . 1 centigramme
> Alcool à 90° . . . . ⎫
> Eau distillée . . . . ⎬ ää 75 grammes

qui après contraction donne 160 centimètres cubes, une cuiller à soupe équivaut à 1 milligramme d'atropine, une cuiller à café à 1/4, de milligramme.

Il existe aussi dans le commerce des *granules d'atropine* titrées à 1/4, 1/2, 1 milligramme et qui présentent de sérieuses garanties de titrage ; toutefois, en général, l'emploi de la solution nous paraît infiniment préférable.

Atropine et belladone en applications externes.

Nous serons bref sur l'*usage externe de l'atropine* et de la *belladone*.

Nous avons donné antérieurement des formules de collyre à l'atropine, la seule forme d'application externe usuelle de cet alcaloïde.

Comme formes d'applications externes de la belladone rappelons :

L'onguent belladoné du Codex :

> Extrait de belladone . . . . 4 grammes
> Eau distillée. . . . . 2 »
> Axonge fraîche . . . . 24 »
> Usage externe.

Contre les excoriations, fissures douloureuses, etc. On voit que sa teneur en belladone est fort élevée, aussi a-t-on

constaté surtout chez les enfants des phénomène
cation belladonée après son emploi sur de larg
excoriées ou simplement après onction trop prol

L'onguent napolitain belladoné :

> Extrait de belladone . . . .   4 grai
> Onguent napolitain.   80
> Usage externe.

L'emplâtre belladone nous a donné quelques i
applications épigastriques contre certaines formes
gies et de dyspepsies douloureuses.

Guéneau de Mussy formulait l'ordonnance suiv
le mal de mer :

Emplâtre de 12 centimètres de diamètre comp
il suit :

> Emplâtre diachylon. . . . .   2 pt
> »   thériaque.   2
> Extrait de belladone. . . . .
> Usage externe.   .

Appliquer l'emplâtre sur le creux de l'esto:
heures avant de s'embarquer, et le garder jusq
tombe.

Le baume tranquille est à base de belladone,
et stramoine.

L'onguent populeum a la formule suivante :

> Feuilles récentes de belladone, jusquiame }
> »   pavot et morelle . .   }   ãã 250 g
> Bourgeons de peuplier (d'où son nom) . .   400
> Axonge 2 000
> Usage externe.

on sait qu'il est d'un emploi courant contre les hén
Rappelons enfin que les feuilles sèches de
entrent dans la composition des *cigarettes et des
poudres anti-asthmatiques :*

Enfin on peut incorporer l'*extrait* à des suppo
à des ovules dans le traitement des affections
utérines et intestinales :

exemple

> Extrait de belladone. . . . . 5 centigrammes
> Aloès . . . . 10 »
> Beurre de cacao. . . . . 3 grammes
>
> F. s. a. pour un *suppositoire.*

Souvent utile contre la constipation.

> Extrait de belladone . . . . . . 5 à 10 centigrammes
> Glycérine . . . . Q. S.
>
> F. s. a. solidifier pour un *ovule.*

Souvent utile contre les métrites douloureuses et dans le cancer du col utérin.

DE L'INTOXICATION ATROPINIQUE ET BELLADONÉE

D'après Lewin et Pouchet ([1]) le nombre des empoisonnements par la belladone et l'atropine rapportés depuis 1850 monte à 180 cas. Si l'on veut bien considérer que les seuls empoisonnements « rapportés » sont des empoisonnements graves, si l'on veut bien admettre avec nous qu'un grand nombre sont méconnus, on arrivera à cette conclusion que les intoxications belladonées comptent parmi les plus fréquentes et, de fait, il n'est peut-être pas un praticien qui n'ait eu l'occasion d'en observer une ou plusieurs. La question des conditions dans lesquelles se produit l'intoxication a donc plus qu'un intérêt théorique.

Des conditions habituelles de l'intoxication belladonée.

Très exceptionnellement il s'agit d'une tentative criminelle comme dans le cas rapporté par Müller ([2]) où un homme absorba pendant onze mois des décoctions de belladone que sa femme lui administrait avec son café. La symptomatolo-

---

[1] LEWIN. « Traité de toxicologie traduit par G. Pouchet », p. 747.
[2] MÜLLER. *Freidreich Blatter,* 1895, Jahrg. XLVI. H. 2.

gie si caractéristique de l'intoxication belladonée, **la difficulté** relative à se procurer atropine ou belladone expliquent
suffisamment la rareté des intoxications criminelles. Il en
est de même des tentatives de suicide.

L'*intoxication est habituellement accidentelle* ; tel est
l'exemple classique des quatorze enfants dont parle Julliard
qui s'empoisonnèrent en 1773, en mangeant par erreur **dans**
le jardin du Roy des baies de belladone qu'ils prirent **pour**
des cerises noires; tel est le cas beaucoup plus extraordinaire
d'adultes s'empoisonnant en mangeant des limaçons **qui**
s'étaient nourris de feuilles de belladone (Lewin, *loco*
citato).

L'empoisonnement est d'ordinaire thérapeutique, **d'ori-**
gine médico-pharmaceutique ; c'est cette catégorie de **faits**
qui intéresse plus particulièrement le médecin.

L'erreur peut être commise par le malade, le **pharmacien**
ou le médecin.

Le *malade* absorbe, par exemple, une solution d'**atropine**
prescrite pour usage externe ; ou bien, comme chez **le**
malade de Gueguerstedte (¹) l'entourage injecte par **erreur**
deux pleines seringues de Pravaz d'une solution d'atropine **à**
1 p. 100 prescrite comme collyre, confondant cette **solu-**
tion avec une solution de morphine au centième également
prescrite pour injections hypodermiques. On ne saurait, **à ce**
sujet, assez multiplier les explications, les recommandations
et assez exiger qu'une telle solution porte une étiquette
rouge très apparente avec la mention *toxique, usage externe*

Plus souvent l'intoxication est le résultat d'une erreur **de**
l'*herboriste* ou du *pharmacien*. Une femme est dite atteinte
d'aliénation mentale. Le professeur Brouardel est commis
par le Préfet de police pour l'examiner. Elle a, en effet, des
hallucinations, du délire de combativité, mais elle a aussi
des troubles cardiaques et pulmonaires, la pupille est dila

(¹) Gueguerstedte. *Wratch*, 1896, n° 4, p. 96.

tée, la gorge sèche, le corps couvert d'un rash. Le professeur Brouardel conclut à l'empoisonnement par la belladone ; de fait la patiente guérit rapidement. L'enquête démontra que cette femme, désirant prendre une tasse d'erysimum, était allée chez une herboriste qui lui avait remis par erreur des feuilles de belladone ([1]).

L'erreur peut être commise par le *médecin lui-même*, comme dans ce cas que nous empruntons encore au professeur Brouardel (*loco citato*). Un médecin de Péronne rencontre un jour, dans la rue, un ancien officier, vieil ami d'enfance, avec lequel il était depuis longtemps brouillé. Il lui parle, la glace est rompue, ils se réconcilient, et, au cours de la conversation, l'officier demande conseil au sujet d'une sciatique ancienne qui le tourmente fort ; séance tenante, l'ordonnance suivante est rédigée :

1º Atropine. . . . . ₂ grammes
En deux paquets ;

2º Chloroforme . . . . 2 »
    Atropine . . . . 10 centigr.
    Axonge . . . . ₂0 grammes
Usage externe.

L'officier fait exécuter l'ordonnance, rentre chez lui, absorbe les deux paquets, et meurt au bout de douze heures. Le médecin évidemment avait pensé écrire :

1º Antipyrine. . . . . ₂ grammes
En deux paquets.

Le cas prête à des considérations médico-légales multiples ; qu'il nous incite une fois de plus à ne pas donner de consultations dans la rue, à ne pas formuler en causant, à relire à haute voix notre ordonnance en la commentant.

Plus intéressants encore sont les cas d'intoxication belladonée plus étroitement thérapeutiques, c'est-à-dire qui ne

---

([1]) BROUARDEL. « Empoisonnements. Etudes de médecine légale ».

sont pas le résultat d'une erreur manifeste comme dans les
faits sus-mentionnés, mais qui se produisent sous l'influence
d'une absorption anormale de préparations belladonées
employées extérieurement ou sous l'influence de doses thérapeutiques trop élevées.

Nous passerons rapidement sur les premières. Les auteurs
anglais principalement ont publié maintes observations
d'intoxications consécutives à l'application externe d'em-
plâtres et d'onguents belladonés ; tels sont les cas de
Jenner [1], Walker [2], Griffiths [3] ; le lieu d'application dans ces
cas était largement excorié, voire ulcéré. Quant aux accidents
provoqués par l'absorption par les muqueuses et les plaies
de l'atropine et de la belladone en solution, ils sont très
fréquents ; nul doute qu'on y soit, par exemple, exposé si
pour amoindrir les douleurs du cancer utéro-vaginal ulcéré
on conseille l'injection du Codex de 1886.

Feuilles de belladone	50 grammes
Eau bouillante	2 000 »

Versez l'eau bouillante sur les feuilles, laissez infuser pendant une heure,
passez sur une étamine, pour injection.

Plus fréquentes encore certainement sont les intoxications
par administration de doses thérapeutiques trop élevées. Ici
il faut compter avec des *susceptibilités* individuelles vraiment surprenantes. Peu de drogues sont d'une activité aussi
inégale suivant l'âge, les enfants étant relativement plus
résistants que les adultes, suivant l'état de santé, les débi-
lités étant beaucoup plus sensibles que les gens bien por-
tants, suivant enfin les individus considérés. C'est ainsi
qu'une personne très asthéniée, sujette la nuit à des sueurs
abondantes, profuses, prend sur notre conseil, le soir à
9 heures et demie, en se couchant. 4 heures et demie après

---

[1] JENNER. *Med. Times a. gaz.*, 1856, novembre.
[2] WALKER. *Brit. Med. Journ.*, 1891, 18 novembre.
[3] GRIFFITHS. *Brit. Med. Journ.*, 1891, p. 1067.

son repas, un granule de 1/2 milligramme d'atropine ; à minuit, elle se réveille en proie à une dyspnée très intense, avec palpitations, pouls fréquent à 120 et fort, la face et le corps sont écarlates et secs, la peau est le siège de picotements marqués, la gorge et la langue sont sèches, la soif ardente, la vue trouble, la conscience entière, pas de délire, pas d'hallucinations ; tous ces phénomènes s'apaisent graduellement, la malade se rendort sans autres malaises, se réveille deux heures après pour une évacuation très abondante ; la fin de la nuit est absolument tranquille, sans sudation aucune. La même personne quelques mois plus tard présente de même des phénomènes d'intoxication belladonée (sécheresse de langue et de gorge, érythème généralisé, etc.), après l'absorption dans la journée de 20 gouttes environ de teinture de belladone. Il est digne de remarque que dans ce cas la dilatation pupillaire manquait : il faut, en effet, savoir que l'on peut observer des cas d'atropinisme sans mydriase (Lewin [1], Montgomery [2]). De l'absence de mydriase on ne conclura donc pas nécessairement à l'absence d'intoxication, mais on recherchera les autres signes.

A côté de ces susceptibilités surprenantes, on peut constater des résistances non moins surprenantes, telle celle de cet adulte de vingt-sept ans auquel nous faisions allusion plus haut (cas de Gueguerstedte) qui guérit après une injection sous-cutanée de 0 gr. 02 d'atropine ; telle celle, plus extraordinaire encore, de cet enfant de deux ans qui résista à une injection sous-cutanée de 0 gr. 06 d'atropine ; on ne peut s'empêcher de conserver des doutes quant à la dose réellement administrée. Rappelons à ce sujet que certaines espèces animales, les chiens, les singes, les lapins, jouissent d'une immunité relative et supportent la belladone à doses très

---

[1] Lewin. Loc. cit.
[2] Montgomery. Medical News. 1895, 25 janvier.

élevées, à ce point que les lapins peuvent se nourrir l
temps de feuilles de belladone.

Il est donc rationnel de tâter la susceptibilité du mal
de procéder par doses progressives en commençant par
doses manifestement faibles, d'autant plus qu'à notre ε
en bien des cas, les doses agissantes, par exemple dan
coqueluche, l'incontinence nocturne d'urine, sont
proches des doses toxiques, qu'en d'autres termes, si
veut faire une thérapeutique réellement active, il faut p
ser les doses jusqu'à l'apparition des premiers phénomι
habituels d'intolérance : la sécheresse de la bouche ε
dilatation pupillaire, faute de quoi on aura bien des ʾéch
Mais dans ce cas, il est prudent de prévenir les parent
d'indiquer sur son ordonnance les premiers signes de sal
tion facilement constatables qui indiquent la cessation
médicament (mydriase, érythème, sécheresse des
queuses).

Encore faut-il compter dans cette administration proξ
sive avec l'inégalité possible d'action d'une même préμ
tion, prise en deux officines différentes, surtout poui
préparations belladonées.

Nous voyons avec un confrère et ami un enfant att
pensait-on, de scarlatine qui aurait succédé à une co
luche. L'enfant, très agité, délirant, rouge commι
homard, les pupilles dilatées à l'extrême, la langue en I
la gorge sèche, avait une intoxication belladonée mani
qui s'était produite dans les conditions suivantes : la
ture de belladone avait été administrée contre la coquel
à doses prudemment progressives sans aucun effei
médecin incidemment murmure le cinquième jour : « I
curieux, cette dose m'a toujours donné un résultat. »
parents, après son départ, conçoivent des doutes sI
bonne exécution de l'ordonnance, changent de pharma
et les accidents éclatent d'autant plus inopinément qI
dose qui n'avait pas été changée, s'était montrée précé

ment absolument inopérante, et que le médecin n'avait pas été informé du changement de pharmacien.

Symptômes caractéristiques de l'intoxication belladonée.

Dans l'administration de l'atropine et de la belladone, on aura donc toujours l'attention en éveil et on guettera l'apparition des phénomènes cardinaux de l'intoxication belladonée savoir :

1° La paralysie des nerfs salivaires se traduisant par la *sécheresse des muqueuses, de la bouche et de la langue* en particulier ;

2° La paralysie de la 3ᵉ paire se traduisant *par la dilatation habituellement considérable de la pupille* et les troubles de la vision ;

3° La paralysie des fibres d'arrêt du nerf vague se traduisant par l'*accélération des battements cardiaques ;*

4° La paralysie des vaso-moteurs périphériques se traduisant par la *sécheresse extrême de la peau* et parfois par l'apparition d'un véritable érythème.

Se rappelant enfin l'action stimulatrice des centres nerveux et paralysante des nerfs périphériques on tiendra pour suspect tout *délire* caractérisé par l'activité cérébrale, l'agitation, l'hypéridéation (stimulation des centres nerveux) et la difficulté, la langueur, la paresse des mouvements (paralysie des nerfs périphériques).

Quand nous prescrivons la belladone, tâchons de n'en prescrire ni trop ni trop peu ; ouvrons l'œil et veillons à ce que nos clients mydriatisés ne l'ouvrent pas trop.

SÉRUM ANTIDIPHTÉRITIQU

POURQUOI, QUAND ET COMMENT IL FAUT ADMINI
LE SÉRUM ANTIDIPHTÉRITIQUE

Le sérum antidiphtéritique est entré de façon
dans la thérapeutique, son efficacité est indiscu
résultats qu'il fournit sont incontestablement sup
ceux de toutes les autres méthodes de traitement
ment connues. Il mérite d'autant plus de prendr
côté des agents thérapeutiques de la pharmacopée
nelle, qu'il est le type d'une série encore peu n
d'agents thérapeutiques tout à fait modernes, d
antitoxiques, dont la liste ne pourra que s'allong
temps. Sa connaissance est d'une importance capi
double titre, d'abord en ce que c'est un moyen thér
dont la connaissance est indispensable à la pra
rante, ensuite en ce que le mécanisme de sa prod
de son action nous fait saisir un des modes de ré
plus puissants de l'organisme à l'infection et
d'autant notre concept des maladies infectieuses.

La toxine diphtéritique.

L'*existence d'une toxine diphtéritique* sécrétée pa
au niveau des fausses membranes et intoxiquant s
ment l'organisme tout entier, avait été soupçon
moment où l'expérimentation et la clinique avaie
tré la localisation quasi exclusive des bacilles

fausses membranes. Les symptômes généraux et le caractère infectieux de la maladie qui dominent en somme l'évolution de la maladie, étaient dès lors supposés dus à une véritable intoxication, hypothèse déjà émise par Bretonneau et Trousseau.

La *démonstration expérimentale de l'existence de cette toxine* suivit de près la découverte et l'isolement du bacille de Klebs-Löffler. Une macération filtrée d'organes d'animaux morts de diphtérie injectée à d'autres animaux, provoque l'éclosion d'accidents généraux et la formation de lésions identiques à celles produites par l'inoculation même du bacille ; il en est de même de l'exsudat pleural des animaux morts de diphtérie. Ces liquides ne renfermant pas de microbes, il en faut donc nécessairement conclure qu'*il existe des toxines dans les humeurs et les organes des animaux diphtéritiques.*

Cette toxine se trouve de même dans les cultures artificielles. Si l'on fait par exemple une culture de bacille très virulent sur un bouillon peptonisé et qu'au bout de quinze jours ou trois semaines on filtre la culture et qu'on injecte le liquide ainsi aseptisé, on obtient comme précédemment la mort de l'animal avec les mêmes symptômes et les mêmes lésions. Le résultat obtenu est identique avec une culture filtrée ou non filtrée, c'est donc bien la toxine qui agit dans ce cas.

Avec cette toxine employée à doses faibles, on peut obtenir comme avec le bacille, M. Roux le montra le premier, des paralysies diphtéritiques chez les animaux en expérience (cobayes, lapins, moutons, chiens), paralysies typiques, ascendantes, progressives, puis régressives et curables. Tous les symptômes, toutes les lésions sont reproduites par la toxine. L'action n'en est pas immédiate, mais nécessite, comme l'inoculation même, un certain temps, une certaine période d'incubation pour se manifester. La toxine n'agit donc pas comme un poison cristallisé. Il est enfin **remar-quable** que certains animaux, tels le rat et la souris **blanche**, très réfractaires à l'inoculation, sont de même **très résis-tants** à la toxine.

La *préparation de cette toxine diphtéritique* a fait l'objet de nombreux travaux, sa technique a été poussée à un degré de rigueur extrême, il nous paraîtrait déplacé d'y insister ici. Qu'il nous suffise de dire qu'elle se fait par culture du bacille en bouillon alcalin peptonisé, préparé avec une excellente peptone et privé par différents procédés (faisandage (Spronck), culture préalable de bacilles coli (**Théobald** Smith) de ses substances hydrocarbonées susceptibles de donner des acides qui agissent de façon défavorable sur le bacille et sur la toxine. Le choix de la race de bacille est aussi important ; les bacilles doivent donner rapidement à la surface du bouillon de culture des voiles bien nourris et épais. Quand les cultures poussent bien, c'est que le milieu ne s'acidifie pas.

L'*activité de la toxine* obtenue par filtrage est mesurée par la recherche de la dose minimum mortelle pour un animal, le cobaye d'ordinaire. On obtient des toxines qui tuent le cheval à la dose de 1/4 à 1/10 de centimètre cube. Une toxine d'activité moyenne tue un cobaye de 500 grammes à la dose de 1/100 de centimètre cube, en sorte que 1 centimètre cube de toxine tuera 100 cobayes, et cependant ce centimètre cube contient à peine 1 centigramme de matières solides, un cobaye est donc tué par 1/100 de centigramme d'extrait sec de toxine diphtéritique. C'est là une puissance toxique quasi incommensurable et qui rend compte dans une certaine mesure de la disproportion apparente entre l'intensité de l'intoxication diphtéritique et l'exiguïté des fausses membranes.

Quelle est la nature de cette toxine? L'étude en est des plus difficiles, car, comme nous venons de le dire, la t active n'existe dans les bouillons de culture qu'en proportions impondérables, et il est impossible de l'obtenir à l'état de pureté. Il est probable cependant qu'elle se rapproche des enzymes, dont elle partage un certain nombre de propriétés.

Elle est détruite par une température de 100°, son activité est considérablement amoindrie par une température de 70°, il en est de même des enzymes, dont la chaleur modifie profondément la puissance.

L'action combinée de l'air et de la lumière exerce une modification du même ordre ; l'oxygène est encore plus actif et plus encore l'ozone. La toxine diphtéritique est donc un corps très oxydable comme les enzymes.

L'iode, les hypochlorites, le trichlorure d'iode, le permanganate de potasse atténuent de même de façon rapide et profonde la toxicité des bouillons de culture. Il en est de même des enzymes.

Enfin si l'on produit dans un bouillon diphtéritique un précipité de phosphate, par exemple, ce précipité entraîne une grande partie de la toxine. C'est encore un des caractères des enzymes et des diastases ; c'est le procédé employé par M. Miahle pour la précipitation de la ptyaline dans la salive. La toxine est très adhérente à ce précipité. On peut répéter plusieurs fois avec succès la même opération, et le précipité ainsi obtenu, convenablement desséché, conserve de façon beaucoup plus stable ses propriétés toxiques, il est peu altérable.

On a cherché à purifier cette toxine par les procédés employés d'ordinaire pour les enzymes. Le sulfate d'ammoniaque donne un précipité d'albumoses renfermant la toxine, ce précipité lavé au sulfate d'ammoniaque, puis desséché, conserve son activité fort longtemps.

La toxine est très sensible aux acides et aux antiseptiques, elle l'est peu aux alcalis.

Immunisation des animaux contre la toxine diphtéritique.

Dès le moment où la toxine diphtéritique fut préparée avec une suffisante facilité, des essais furent tentés d'*immunisation des animaux contre cette toxine.*

Au début, on eut à vaincre les plus grandes difficultés, parce qu'on s'adressait à de petits animaux et qu'il y faut beaucoup de patience.

Carl Frankel, le premier, réalisa cette immunisation avec une toxine atténuée par la chaleur. Il opérait avec une grande lenteur, laissant de grands intervalles entre deux injections.

Behring se servit d'abord du liquide pleural des diphtériques. Puis il chercha à guérir par des injections de trichlorure d'iode des animaux inoculés ; il en sauva quelques-uns et constata qu'ils étaient immunisés. Il obtint encore des immunisations par injections de toxine mélangée à du trichlorure d'iode (on peut de même employer l'iode et les hypochlorites). Il y réussit encore par injection préalable d'eau oxygénée. Tous ces procédés sont peu maniables.

On peut de même immuniser, et l'immunisation est relativement beaucoup plus facile, de grands animaux : chèvre, vache, cheval.

Antitoxine diphtéritique.

Les recherches portèrent alors sur le *sérum des animaux immunisés.* Il fut étudié d'abord par Behring et Kitasato (1890). Ils le trouvèrent préventif et antitoxique. L'injection préalable de sérum d'animal immunisé, rend inoffensive l'injection de doses mortelles de toxine diphtéritique. Il en est de même de l'injection simultanée de toxine et de sérum. Cette propriété antitoxique est manifeste même après l'injection de la toxine, à condition de ne pas intervenir trop tard et d'employer des doses suffisantes.

Le sérum des animaux ou des hommes guéris de c

rie, jouit des mêmes propriétés. Il n'en est pas ainsi du
sérum normal des animaux réfractaires à la diphtérie, mais
on peut lui donner cette propriété par injection préalable de
toxine. Le sérum est antitoxique à l'exclusion des globules
rouges et de la fibrine du sang; le lait est de même antitoxique.

Cette *antitoxine* est sensible à la chaleur, altérée à 60°,
détruite par la coagulation du sérum. Elle est précipitable
par l'alcool et le sulfate d'ammoniaque. Elle se conserve
quelquefois dans le sérum altéré par des cultures microbiennes non diphtériques, de même que dans le sérum sec.

Comme pour la toxine, on a cherché à isoler l'antitoxine
par addition au sérum d'une quantité égale d'eau et d'une
solution de sulfate de zinc à 20 p. 100, le précipité étant
ensuite soumis à des manipulations multiples. On peut de
même précipiter l'antitoxine par addition de KCl ou de KI.
L'antitoxine ainsi obtenue est toujours impure.

Sérum antidiphtéritique.

Les noms de Behring et de Roux sont intimement liés
aux derniers travaux relatifs à l'immunisation diphtérique
et aux propriétés du sérum des animaux immunisés, travaux qui devaient aboutir à la *préparation méthodique du
sérum antidiphtéritique.*

Le sérum est d'autant plus actif que l'immunisation est
plus profonde. La manipulation est surtout facile chez les
grands animaux comme le cheval. On immunise les che-
vaux après action préalable de malléine et de tuberculine.
On saigne le cheval pour avoir du sérum normal, dont on
recherche l'activité sur la toxine diphtérique, avant toute
tentative d'immunisation. On commence alors avec une
extrême prudence les injections de toxine, car la réceptivité
chevaline est très variable. On note avec soin la température, le poids, l'albuminurie (s'il y a lieu), et l'on parvient

progressivement à faire supporter à un cheval, 100, 200, 300 centimètres cubes de toxine. Après repos du cheval pendant huit jours, on recueille par saignée et aseptiquement le sérum qui sera le sérum thérapeutique après mesure de son pouvoir préventif et antitoxique.

Pour mesurer le pouvoir préventif du sérum antitoxique on choisit des cobayes toujours du même poids, autant que possible, et on recherche la dose de sérum suffisante pour les immuniser contre des doses de toxine trois ou quatre fois mortelles. Si le poids de sérum nécessaire est la 100.000^e partie du poids du cobaye, on dit que le sérum est actif à 1 p. 100.000.

La mesure du pouvoir antitoxique est basée sur la recherche de la quantité de sérum suffisante pour neutraliser une dose connue de toxine étalon. On dit qu'un sérum est normal quand 1/10 de centimètre cube de sérum mélangé à la dose dix fois mortelle de toxine empêche cette toxine d'agir sur un cobaye de 300 grammes. Si le sérum est neutralisant à 1/100 de centimètre cube, il est dix fois normal ; un centimètre cube renferme 10 unités ; s'il est neutralisant à 1/1000 de centimètre cube, il est 100 fois normal : un centimètre cube renferme 100 unités, etc. Il faut donc avoir une toxine étalon servant à établir l'unité thérapeutique et l'unité toxique.

Suivant la remarque même de Λ. Roux, il serait peut-être préférable d'employer un mode de mesure rapporté au poids ; il est d'ailleurs évident que ces unités sont variables avec les espèces animales et peut-être mieux avec les individus, dont la réceptivité diphtérique est variable.

Mode d'emploi du sérum antidiphtéritique.

Comment convient-il de se servir du sérum dans le traite
ment de la diphtérie ?

L'expérimentation animale donne à elle seule d'1

indications ; elle indique : 1° que la dose de sérum nécessaire à enrayer l'infection dipthérique produite par inoculation ou à neutraliser une injection de toxine est d'autant plus
grande qu'on opère plus tard après l'inoculation ou l'injection ; 2° qu'il existe une période maniable pendant laquelle
l'injection de sérum est efficace, mais que cette période toujours assez courte varie avec les espèces animales et la viru-
lence du bacille ; 3° que passée cette période maniable, l'injection de sérum, même à doses très fortes, est inefficace,
inutile.

Il en est absolument de même dans la dipthérie humaine.
La précocité du traitement a une importance extrême quant
à son efficacité. Les interventions tardives, en admettant
cependant qu'elles ne le soient pas trop, exposent en tous
cas aux accidents tardifs de l'intoxication, aux paralysies,
etc. Les statistiques de mortalité soulignent pénible-
ment l'influence déplorable de l'hésitation, de la tempori-
sation dans la pratique de la sérothérapie antidiphtéritique.
Aussi ne saurait-on assez insister sur cette proposition que
l'indication de *l'injection doit être déterminée par le seul examen clinique sans attendre les résultats trop tardifs*, faut-il
dire toute notre pensée, trop trompeurs, *de l'examen bactériologique*. Nous disons trop trompeurs, car nous avons vu des
enfants chez lesquels une injection précoce de sérum faisait
tomber les fausses membranes en quelques heures, comme
cela se produit dans la diphtérie franche et où les résultats
postérieurs de l'examen bactériologique indiquaient une
angine à streptocoques ; notre impression était que dans
ces cas, la bactériologie ne pouvait et ne devait être que
l'humble servante de la clinique, souveraine maîtresse en
dernier ressort. En règle donc *il faut faire l'injection de
sérum le plus tôt possible après que l'examen du malade a
démontré la probabilité de la diphtérie*. Au surplus l'action
du sérum est peut-être plus complexe et plus complète encore que nous ne le croyons. A. Talamon n'a-t-il pas cru

reconnaître une action manifeste du sérum anti‹
dans la pneumonie, et)\. Tuffier, dans le cance‹

Le tableau suivant donnera une idée pré‹
fluence de la précocité de l'injection sur la mor‹
rique.

Chez les enfants traités le 1er jour de la diphtérie

      "   2e

                        3e

                        4e

                        5e

                        6e

Les doses varieront suivant l'âge, la gravité d‹
le moment de l'intervention, de 5 centimètr‹
20 centimètres cubes pour une injection. *Il est ‹*
tant de donner une dose suffisante de sérum que ‹
tôt ; aussi devra-t-on toujours pécher par ‹
que par défaut, car comme nous le verrons, les‹
craindre sont des plus minimes, négligeables‹
par rapport aux accidents que l'on vise.

La posologie varie avec les auteurs ; en moyen‹
accepter les doses suivantes :

Au-dessous d'un an 10 centimètres cubes, d‹
ans 15 centimètres cubes, au-dessus 20 centimètr‹
cas de diphtérie datant de plus de trois ou quat‹
de diphtérie d'apparence maligne, 30 à 40 centim‹
ne pas répéter l'injection avant vingt-quatre heur‹

Si au bout de vingt-quatre heures, trente-si‹
plus, le détachement des fausses membranes n'e‹
nu, il faut faire une nouvelle injection.)\ais on ne‹
dérer la guérison comme complète et définitive q‹
température rectale restera inférieure à 38°.

)\ous n'insisterons pas sur la *technique des*‹
c'est celle des injections hypodermiques asepti‹
devront se faire dans le tissu cellulaire sou‹

il est commode que l'aiguille soit unie à la seringue par
un tube de caoutchouc flexible qui rend l'injection beaucoup
plus facile en cas de mouvements de la part de l'enfant.

Signalons enfin que d'après les recherches de Dopfer,
l'usage local de sérum, sous forme de pastilles de sérum desséché de Martin, 10 à 12 dans les vingt-quatre heures, ferait
disparaître les bacilles de la gorge, en cinq ou six jours.

Accidents sérothérapiques.

La pratique très large des injections sérothérapiques pré-
ventives a permis de faire un départ exact entre les accidents
véritablement dus au sérum, accidents sérothérapiques vrais,
et les accidents dont l'origine sérothérapique n'est pas
vraisemblable. En effet, on peut, on doit admettre que le
sérum est sûrement responsable quand les accidents s'observent chez des enfants traités préventivement et qui n'ont
présenté, à aucun moment, de signes de diphtérie; on peut,
on doit estimer douteuse l'origine sérothérapique des accidents quand on ne les observe jamais chez des enfants préventivement traités par le sérum.

On doit admettre avec Marfan comme *accidents sûrement
et exclusivement sériques* : 1° l'urticaire ; 2° les érythèmes
partiels fugaces (maculeux, papuleux, ponctiformes ou en
plaques diffuses) ; 3° les phénomènes douloureux (arthralgies et myalgies). Ce qui démontre l'origine exclusivement sérique de ces accidents, c'est qu'on peut les observer
chez des sujets sains, injectés avec du sérum de cheval, *même
non immunisé.*

Des recherches de Hamburger et Moro, Francioni et Mya,
Marfan et Le Play (*Soc. méd. Hôp.*, 24 mai 1905) ont singulièrement éclairci la pathogénie des accidents sérothérapiques; cette pathogénie mérite d'être exposée, car elle nous
permet d'aller un peu plus avant dans l'étude des maladies
infectieuses.

Une notion fondamentale à rappeler dans cet exposé est

la suivante : Lorsqu'on injecte à un animal le sérum d'un animal d'une autre espèce, il se produit parfois dans le sang du premier des anticorps qui ont la propriété de précipiter le sérum qui a été injecté : on les appelle des « précipitines ». Ces substances sont spécifiques, en ce sens qu'elles ne donnent de précipité qu'avec le sérum de l'espèce qui a fourni le sérum injecté et qu'elles n'en produisent pas avec le sérum des autres espèces.

Il était rationnel de rechercher si dans le sang de l'individu qui a reçu du sérum d'animal immunisé, il ne se forme pas de précipitations, en particulier chez ceux qui présentent des accidents imputables audit sérum. Cette recherche a été faite par les auteurs précités ; dans l'ensemble elles ont abouti à des conclusions identiques à celles de MM. Marfan et Le Play, savoir :

« 1° Dans les cas où l'injection de sérum antidiphtéritique
« n'est suivie d'aucun accident imputable à la médication,
« le mélange aseptique du sérum du malade et du sérum
« du cheval, placé à l'étuve à 37° pendant quelques heures, ne
« donne aucune précipitation ;

« 2° Dans les cas où l'injection de sérum antidiphtéritique
« est suivie d'accidents que la clinique permet de rejeter
« hors du cadre des accidents sériques, tels les accidents
« scarlatiniformes et morbilliformes généralisés fébriles, il
« n'y a pas séro-précipitation ;

« 3° Lorsque l'injection du sérum antidiphtéritique est sui-
« vie d'accidents qui sont indubitablement la conséquence de
« cette injection, c'est-à-dire d'urticaire, d'érythèmes locali-
« sés fugaces, de phénomènes douloureux (arthralgies, myal-
« gies), deux cas doivent être distingués :

« a. Dans les cas d'accidents légers, fugaces, apyrétiques
« on n'observe pas de séro-précipitation ;

« b. Dans le cas d'accidents intenses, généralisés, fébriles
« on constate la séro-précipitation ; celle-ci n'est appréciable
« qu'au moment où se montrent les accidents, parfois le

« mier jour, plus souvent le second ou le troisième jour
« après leur début. Elle persiste plusieurs jours ;

« 4° On peut provoquer chez l'homme des phénomènes
« analogues à ceux que M. Arthus a constatés chez les ani-
« maux, lorsqu'on réinjecte du sérum à un sujet qui vient
« d'avoir, à la suite d'une injection antérieure, une urticaire
« intense généralisée, fébrile avec formation de précipitations ;
« dans ces conditions on voit apparaître en moins de vingt-
« quatre heures, au niveau de la nouvelle injection, une tumé-
« faction œdémateuse étendue avec douleur, chaleur, rou-
« geur et parfois teinte ecchymotique ; la tuméfaction peut
« s'étendre jusqu'aux ganglions correspondants et détermine
« parfois une poussée fébrile. Ces accidents ne durent pas
« longtemps ; ils se dissipent sans suppuration et sans laisser
« de suites. Lorsqu'ils se produisent, il n'y a jamais d'urti-
« caire, de douleurs, en un mot, pas d'accidents sériques
« généralisés. »

Tels sont les faits sans commentaires.

Si on cherche à les interpréter, on est amené à penser :

1° Que les accidents locaux (œdème, inflammation, etc.), se
produisant après injection sérique chez des individus ayant
eu récemment un urticaire sérique sont dus à la précipitation presque immédiate du sérum injecté dans les mailles du
tissu cellulaire sous-cutané ;

2° Que l'absence de séro-précipitation dans les cas d'accidents légers, fugaces est due à ce que la réaction trop faible
n'est pas appréciable à nos sens ;

3° Qu'il y a relation entre les accidents sériques et les phénomènes de séro-réaction.

Peut-on aller plus loin et essayer de s'imaginer la nature
du lien qui existe entre la séro-réaction et les accidents
sériques ?

Hamburger et Moro ont proposé l'explication suivante,

acceptée par Marfan et Le Play : dans le sang de l
circule du sérum de cheval ; les précipitines qui s'y f
s'unissent à certains groupement atomiques du sérur
rogène pour les neutraliser, le précipité formé détermi
thromboses capillaires qui troublent la circulation c
et produisent les éruptions.

Les expériences de M M. Vidal et Rostaine (*Soc
hôpit.*, 26 mai 1905), ne semblent pas en faveur de cett
prétation ; sept malades sur neuf ne présentèrent pa
d'éruption après inoculation *intra-veineuse* d'un sérur
in vitro, déterminait la formation massive de préci
par mélanges avec leur propre sérum ; d'après l'hyp
de M M. Hamburger et Moro, l'injection intra-veineus
tel sérum aurait dû aboutir fatalement à l'apparition c
tions et d'accidents sérothérapiques graves.

Pour en finir avec ce trop long exposé, qui nous
intéressant à rappeler, en ce qu'il permet d'effleur
questions si actuelles des précipitines, des anticorp
séro-réactions, et d'une façon générale des modifi
humorales d'ordre infectieux et toxique — on peut m
tanément conclure avec M. Widal : « La formation de
« cipitines que l'on produit *in vitro* par le conflit de
« sérums, est le témoin du trouble humoral qui préside
« l'organisme à l'éclosion des accidents sérothéraj
« C'est là un fait acquis. Mais la théorie qui veut qu
« thème sérique soit le résultat de l'arrêt des préci
« dans les capillaires est, en tout cas, en opposition a
« certain nombre de faits cliniques. »

Au point de vue pratique de la prévention possib
accidents sériques, M. Netter aurait réussi à préven
les enfants les éruptions sérothérapiques en leur
absorber le jour de l'injection et les deux jours su
1 gramme de chlorure de calcium. Il aurait consta
plus, que le chlorure de calcium n'agissait pas seu

de façon préventive et que lorsqu'on l'administrait au moment de l'apparition des accidents éruptifs, il en diminuait notablement l'intensité et la durée.

Ces accidents sont en tout état de cause généralement bénins et fugaces, malgré leur apparence quelquefois très grave au début. Mais ils sont assez fréquents, on observe les érythèmes dans 15 p. 100 des cas.

Quant aux accidents graves, aux accidents mortels, il est certain que suivant la remarque de Landouzy dans ses leçons sur la sérothérapie, « il n'y a pas un seul fait dans « lequel des accidents graves puissent d'une façon certaine « être attribués à l'injection du sérum ». Mais il est certain aussi, qu'il est impossible d'affirmer de façon absolue que des accidents graves, voire mortels, ne puissent être provoqués dans des conditions indéterminées par une injection de sérum. Les observations de Moizard, Alfoldi, Guinon et Rouffilange, Variot, Guinon sont en dépit de toutes les gloses difficilement contestables ; le cas de Langerhans, mort subite de sa fille consécutive à une injection immunisante de sérum Behring, semble bien devoir être écarté, l'autopsie ayant démontré que la mort était consécutive à la pénétration dans la trachée d'un caillot de lait coagulé ; mais celui d'Axel Johanessen, cas de mort d'une enfant de deux ans à la suite d'une injection préventive de sérum de Behring n'a pas été sérieusement critiqué.

Pour la pratique on peut conclure :
Les accidents sérothérapiques vrais (érythèmes, myalgies, arthralgies) *sont fréquents*, 20 p. 100 environ des cas, *mais fugaces et bénins.*

Les accidents graves sont tout à fait exceptionnels, absolument rares, et il est probable que dans le plus grand nombre des observations rapportées, le sérum n'est pas logiquement incriminable, ce qui en réduit encore singulièrement le nombre.

Ce qui est certain dès maintenant, c'est que mis à part quelques cas particuliers malheureux et infiniment rares, la sérothérapie antidiphtéritique sauve chaque année des milliers d'enfants et qu'à Paris seulement la mortalité annuelle par diphtérie est tombée de 1400 à 400. Quel argument peut tenir contre de pareils chiffres. Tout au plus le souvenir des accidents (tout à fait exceptionnels) sus-énumérés et la notion de l'immunité seulement passagère conférée par l'injection de sérum rend-elle discutable l'emploi du sérum comme moyen préventif en dehors des hôpitaux d'enfants et des grandes agglomérations infantiles, et en cas de grande épidémie. Nous pensons avec Manquat et la plupart des médecins d'enfants qu'en dehors de ces cas il vaut mieux s'en abstenir, et mettre en œuvre les autres moyens prophylactiques (isolement, hygiène de la gorge et du nez, etc.)

TABLE ANALYTIQUE

TABLE ALPHABÉTIQUE ANALYTIQUE

S

SALICYLATES :

SÉRUM ANTIDIPHTÉRITIQUE 314

Spartéine :

T

U

W

ÉVREUX, IMPRIMERIE DE CHARLES HÉRISSEY

Précis de ✦✦✦✦✦✦✦✦✦
✦✦✦✦✦✦ Technique opé

PAR LES PROSECTEURS DE LA FACULTÉ DE MÉDE
Avec introduction par le Professeur Pau

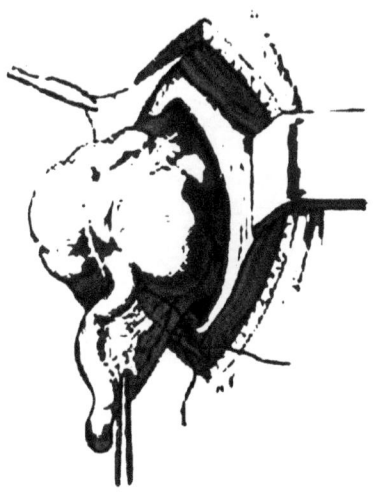

Ligature du méso-appendice.

7

Tête et
NORMA.

A. Sc
men,

appar
l'hom
DUVAL
rante
d'urg
VEAU.
rieur,
DEY.
tal d
R. Pr

Chaque
et illu
fig.,
nales.

Petite Chirurgie Pr

PAR LES DOCTEURS

Th. TUPPIER | **P. DE**
Professeur agrégé à la Faculté de Paris | Ancien Int
Chirurgien de l'hôpital Beaujon. | de

---

1 volume in-8° de 528 p., avec 307 figures, cartonné à

Précis de Manuel opér
Par L.-H. FARABEUF
Professeur à la Faculté de Paris, Membre de l'Acadén
Nouvelle édition, 1 vol. in-8°, avec 799 figures dans

Traité des
Maladies de l'Enfan

Deuxième Édition, revue et augmentée

PUBLIÉE SOUS LA DIRECTION DE MM.

J. GRANCHER	J. COMBY
Professeur à la Faculté de Paris	Médecin
Membre de l'Académie de médecine	de l'Hôpital des Enfants-Ma

volume grand in-8°. 112 fr.

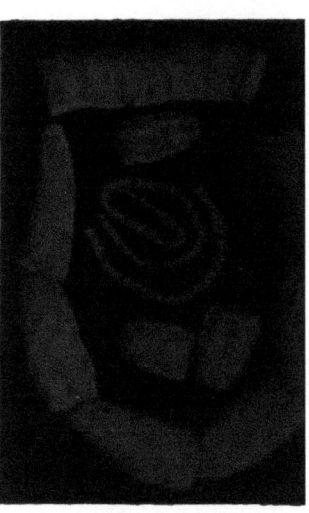

TOME I
vol. de 1060 pages, avec fig.
22 francs.

TOME II
vol. de 964 pages, avec fig.
22 francs.

TOME III
vol. de 994 pages, avec fig.
22 francs.

TOME IV
vol. de 1076 pages, avec fig.
22 francs.

TOME V
vol. de 1196 pages, avec fig.
24 francs

LEÇONS CLINIQUES
♦♦♦♦ sur la Diphtérie ♦♦
et quelques maladies des premières voi

Par A.-B. MARFAN
Professeur agrégé à la Faculté de Médecine de Paris
Médecin de l'Hôpital des Enfants-Malades

volume grand in-8°, de IV-488 pages, avec 68 figures dans le
texte . . . . 1.

Vient de paraître

SIXIÈME ÉDITION REVUE ET AUGMEI

 DU

Traité élémentaire ✦✦

✦✦✦ de Clinique Thérape

PAR

Le Dʳ Gaston LYON

Ancien chef de clinique médicale à la Faculté de méde

I vol. grand in-8° de 1700 pages, relié toile . . . . .

Vient de paraître

Formulaire Thérape

PAR MM.

G. LYON
Ancien chef de clinique
à la Faculté de Médecine.

P. LO
Ancien p
à l'École supérie

AVEC LA COLLABORATION DE

E. LACAILLE

Assistant à la Clinique médicale de la Faculté de l'Hôte

M. MARCHAIS | **Paul-Émile LEVI**
Anciens internes des hôpitaux de Paris.

QUATRIÈME ÉDITION REVU

I vol. in-18 tiré sur papier indien très mince, relié maroq

Vient de paraître

Les Médicaments u

PAR

Le Dʳ A. MARTINET

Ancien interne des hôpitaux de Paris

DEUXIÈME ÉDITION REVU

I volume in-8 de VIII-342 pages . . . .

Traité
Pathologie g

PUBLIÉ PAR

CH. BOUCHA

MEMBRE DE L'INSTITUT
PROFESSEUR DE PATHOLOGIE GÉNÉRALE A LA FACU

SECRÉTAIRE DE LA RÉDA

G.-H. ROGER

Professeur agrégé à la Faculté de médecine de

COLLABORATEURS

MM. ARNOZAN — D'ARSONVAL — BENNI — R. BLA
— BOURCY — BRUN — CADIOT — CHARRIÉ — (
CHAUFFARD — J. COURMONT — DEJERINE — I
DECAMP — MATHIAS DUVAL — FÉRÉ — GAUCI
.OUGET — GUIGNARD — LOUIS GUINON — J.-F. C
— HUGOUNENQ — LAMBLING — LANDOUZY —
LE GENDRE — LEJARS — LE NOIR — LERMOY
LUBET-BARBON — MARFAN — MAYOR — MENETI
PIERRET — G.-H. ROGER — GABRIEL ROUT
RAYMOND TRIPIER — VEILLEMIN — FERNAND W

CHARCOT — BOUCHARD — BRISSAUD

BABINSKI — BALLET — P. BLOCQ — BOIX — BRAULT — CHANTEMESSE
CHAUFFARD — COURTOIS-SUFFIT — DUTIL — GILBERT — GUIGNARD
GEORGES GUINON — HALLION — LAMY — LE GENDRE — MARIE
MATHIEU — NETTER — ŒTTINGER — ANDRÉ PETIT — RICHARDIÈRE
ROGER — RUAULT — SOUQUES — THOINOT — THIBIERGE — TOLLEMER

OUVRAGE COMPLET

TRAITÉ DE MÉDECINE

DEUXIÈME ÉDITION (*Entièrement refondue*)

PUBLIÉE SOUS LA DIRECTION DE MM.

BOUCHARD	BRISSAUD
Professeur à la Faculté de médecine de Paris,	Professeur à la Faculté
Membre de l'Institut.	Médecin de l'Hôpital

10 volumes grand in-8°, avec figures dans le texte.

TOME Ier

1 vol. grand in-8° de 845 pages, avec figures dans le texte . .

*Les bacteries. — Pathologie générale infectieuse.— Troubles de
la nutrition. — Maladies infectieuses communes à l'homme*

TOME II

1 vol. grand in-8° de 866 pages, avec figures dans le texte.

*Fièvre typhoïde. — Maladies infectieuses. — Typhus exanthématique et
éruptives. — Erysipèle. — Diphtérie. — Rhumatisme et
Scorbut.*

TOME III

1 vol. grand in-8° de 702 pages, avec figures dans le texte.

*Maladies cutanées — Maladies vénériennes. — Maladies de
cations.*

TOME IV

1 vol. grand in-8° de 680 pages, avec figures dans le texte. .

*Maladies de l'estomac. — Maladies du pancréas. — Maladies
— Maladies du péritoine. — Maladies de la bouche et du pharynx.*

TOME V

1 vol. grand in-8° de 913 pages, avec figures en noir et en
texte. . . . .

*Maladies du foie et des voies biliaires. — Maladies du rein et des
surrénales. — Pathologie des organes hématopoïétiques et des vais-
laires sanguines, moelle osseuse, rate, ganglions, thyroïde,*

BIBLIOTHÈQUE
d'Hygiène thérapeut

FONDÉE PAR
Le Professeur PROUST

Membre de l'Académie de médecine, Inspecteur général des S

Chaque ouvrage forme un volume cartonn
et est vendu séparément : **4 franc**

VOLUMES PARUS :

L'Hygiène du Goutteux (2ᵉ *édition*). — L'Hygièn
L'Hygiène des Asthmatiques. — L'Hygiène du S
Hygiène et Thérapeutiquo thermales. — Les Cu
— Hygiène du Neurasthénique (2ᵉ *édition*). — Hyg
minuriques. — Hygiène des Tuberculeux (2ᵉ é
giène et Thérapeutique des Maladies de la bouch
des Diabétiques. — L'Hygiène des Maladies du
giène du Dyspeptique. — Hygiène et Thér
Maladies des fosses nasales.

Traité d'Hygiène ✦ ✦ ✦ ✦

Par A. PROUST

Professeur à la Faculté de médecine de P
Membre de l'Académie de médecine.

Troisième Édition, revue et considérablemen

AVEC LA COLLABORATION DE :

A. NETTER   et   **H. BOU**
Professeur agrégé   Chef du laboratoire
Membre du Comité consultatif d'hygiène publique.   de mé

Ouvrage couronné par l'Institut et la Faculté de

1 vol. in-8° de 1240 pages, avec figures et cartes dans le tes

---

L'Alimentation et les R

Chez l'Homme sain et chez les M

PAR
Armand GAUTIER

Membre de l'Institut et de l'Académie de méde
Professeur à la Faculté de médecine de Pari

DEUXIÈME ÉDITION REVUE ET AUGMEI

1 vol. in-8°, avec figures, broché . . . . -

DIAGNOSTIC ET SÉMÉIOLOGIE
des MALADIES TROPI

PAR MM.

R. WURTZ ET A. THI

Professeur agrégé, chargé de Cours | Médecin-Major de
à l'Institut de Médecine coloniale | des
de la Faculté de Médecine de Paris. | troupes col

1 vol. gr. in-8°, de XII-544, pages avec 97 figures en no
en couleurs. . . . .

Cours de Dermatologie ex
par E. JEANSELME
Professeur agrégé à la Faculté de médecine de F
Médecin des Hôpitaux.

1 vol. in-8°, avec 5 cartes et 108 fig. en noir et en cou

Maladies des Pays ch
par le D' Patrick MANSON

Traduit de l'anglais par MM. GUIBAUD et B

1 vol. in-8° de 776 pages, avec 3 pl. hors texte et 113 fi

Le Paludisme ✦ ✦ ✦
✦ ✦ ✦ ✦ ✦ ✦ et les Mous
PROPHYLAXIE

PAR

André PRESSAT
Médecin de la Compagnie du Canal de Suez.

1 vol. grand in-8° de VIII-180 pages, avec 8 figures d
et 11 planches hors texte. . . . . · 6 fr

La Pratique ✦✦✦✦✦✦✦
✦✦✦✦✦✦✦ Dermatologic

Traité de Dermatologie appliquée

PUBLIÉ SOUS LA DIRECTION DE MM.

ERNEST BESNIER, L. BROCQ, L. JACQU

PAR MM.

AUDRY, BALZER, BARBE, BAROZZI, BARTHÉLEMY, BÉNARD, ████
BODIN, BRAULT, BROCQ, DE BRUN, COURTOIS-███
DU CASTEL, A. CASTEX, J. DARIER, DEHU, DOMINICI, W. ██████
L. JACQUET, JEANSELME, J.-B. LAFFITTE, LENGLET, L████
MERKLEN, PERRIN, RAYNAUD, RIST, SABOURAUD, MARCEL ███
THIBIERGE, TRÉMOLIÈRES, VEYRIÈRES.

Tome IV. Agénésie sourcilière.

*4 volumes reliés toile formant ensemble 38√0 pages, et █████
813 figures en noir et de 89 planches en couleurs. . . . ─█*
Chaque volume est vendu séparément.

TOME I. — 1 vol. avec 230 fig. et 24 planches ; ✦ ✦ ✦ ✦
Anatomie et Physiologie de la Peau. — Pathologie générale de la Peau.
logie générale des Dermatoses — Acanthosis nigricans à Écthyma.

TOME II — 1 vol. avec 168 fig. et 21 planches. . . . . .█.
Eczéma à Langue.

TOME III. — 1 vol. avec 201 fig. et 19 planches. . . .
Lèpre à Pityriasis.

TOME IV. — 1 vol. avec 213 fig. et 25 planches . ─
Poils à Zona.